普外科微创手术学

曹新福　主编

汕头大学出版社

图书在版编目（CIP）数据

普外科微创手术学 / 曹新福主编. - 汕头：汕头
大学出版社, 2019.1
ISBN 978-7-5658-3811-8

Ⅰ.①普… Ⅱ.①曹… Ⅲ.①显微外科学 Ⅳ.
①R616.2

中国版本图书馆CIP数据核字（2019）第029597号

普外科微创手术学
PUWAIKE WEICHUANG SHOUSHUXUE

主　　编：曹新福
责任编辑：宋倩倩
责任技编：黄东生
封面设计：蒲文琪
出版发行：汕头大学出版社
　　　　　广东省汕头市大学路243号汕头大学校园内　　邮政编码：515063
电　　话：0754-82904613
印　　刷：北京市天河印刷厂
开　　本：880mm×1230mm　1/32
印　　张：10.5
字　　数：262千字
版　　次：2019年1月第1版
印　　次：2019年1月第1次印刷
定　　价：60.00元
ISBN 978-7-5658-3811-8

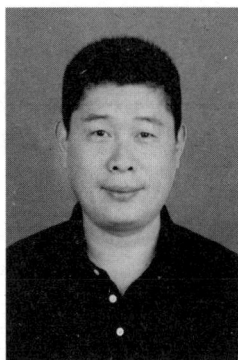

曹新福

男，汉族，中共党员，主治医师，肝胆胃肠血管外科主任。兼任中国微循环学会周围血管疾病专业委员会门脉高压学组专家委员会委员，山东省医学会普外科学会脾与门高压症学组委员会委员，济宁市医学会血管外科专业委员会委员，济宁市医学会疝与腹壁外科专业委员会委员，济宁市医学会胃肠外科专业委员会委员。2005年7月由青岛大学医学院临床医学系毕业。一直在山东省兖州市人民医院普外科工作，从事普外科临床工作十余年，致力于肝胆胃肠外科及血管疾病的诊疗。擅长肝癌、肝血管瘤、肝内外胆管结石、肝门部胆管癌、胆囊癌、壶腹癌、胰腺癌、门脉高压、脾功能亢进、食管胃底静脉曲张、胃癌、小肠肿瘤、间质瘤、结直肠癌、多发结肠息肉、上消化道穿孔、大隐静脉曲张等肝胆、胃肠、外周血管疾病的临床诊断与外科手术治疗。能常规开展腹腔镜下胆囊、阑尾、腹股沟疝、上消化道穿孔、脾功能亢进等疾病的手术治疗。主编及参编医学论著1部，发表专业论文多篇。

前　言

　　随着外科医师的积极探索、科技技术的进步及设备的改进,普外科出现了一些微创新技术、新方法。目前在普外科疾病的微创诊断与治疗中逐渐形成了以腹腔镜技术、内镜技术、胆道镜技术和介入技术为代表的四大微创技术,开辟了普外科的新天地,引领了普外科技术的迅猛发展。

　　近年来,微创外科手术越来越受到广大患者及医务工作人员的喜爱和重视,因为它在保证手术治疗效果的前提下最大可能地减少了手术创伤,最大限度地保护了患者的生理功能,提高了手术后患者的生活质量。目前,微创外科手术已经成为常规手术治疗不可缺少的组成部分,但是系统介绍普外科微创治疗的书籍却很少,因此,为了更好地总结国内外有关普外科微创手术治疗的经验,特编写了《普外科微创手术学》一书。

　　本书共分为13章。第1章全面系统地阐述了微创技术概论;第2～12章分别讲述了腔镜下甲状腺、乳腺、肝脏、胆道、胃部、小肠、结肠、直肠等部位疾病的微创手术及血管外科微创手术;最后一章对烧伤整形外科的微创治疗做了简单的介绍。为了便于读者理解和掌握,本书尽量做到了图文并茂,期望能对从事普外科和相关科室的医务人员有所帮助。

　　外科手术微创化的浪潮不可阻挡。最小的创伤、最好的美容效果、最佳的经济效益达到最佳的治疗目的是外科医师永恒的追求。微创新技术、新方法的出现将推动普外科进一步微创化发展。同时，我们也必须认识到发展过程中尚有许多的困难亟需解决，但只要有颗积极探索、不断进取的心，普外科的明天必定更加辉煌！

时间仓促，水平和经验有限，书中不妥之处，敬请各位同道批评指正。

曹新福
山东省济宁市兖州区人民医院
2018 年 11 月

CONTENTS

目　录

第一章	微创技术概论

第一节　外科微创学的概念和发展史

一、外科微创学的概念

以最微小的手术创伤为代价治愈患者一直是外科医师不懈的追求。微创观念由来已久，远在公元前4世纪，古希腊医学家希波克拉底（Hippocrates）就告诫医师"不要做的太多"，并且指出"自然是疾病的康复者，医师的责任只在于促进疾病的康复过程，而非阻拦这个过程"，这其中已经蕴含着深刻的微创观念。裘法祖认为，凡是能减少组织的手术损伤、有利于机体功能恢复的措施都应属于微创外科的范围。这种"微创"观念指导了一代又一代外科医师的实践。从基本的止血、缝合器械的不断改进到无菌、麻醉和输血技术的发现、发展，所有基于减少手术伤害的努力都极大地促进了外科手术的逐步完善。

20世纪80年代，现代微创外科的浪潮以腹腔镜胆囊切除术为契机在全世界范围内掀起，并迅速遍及外科学各分支及妇产科、眼科、五官科等诸多领域，对现代医学的发展走向有着深远影响。微创外科与外科微创化思潮已成为21世纪外科的新趋向。有学者指出当前微创的理念是：减少创伤量的总和。包括机械、生理、心理、精神上的不良刺激，因而覆盖整个围手术期；减轻剧烈的应激反应；调控创伤反应的过程；改善创伤愈合。自20世纪90年代初期开始，以腹腔镜为主要内容，包括腹腔镜、胸腔镜、脑室镜、宫腔镜、内镜、介入乃至基因治疗的微创技术临床应用日益广泛，基础研究水平逐渐提高。以腹腔镜外科为核心技术的微创外科随着微创外科观念的深入，而不断地扩展、深入，并与传统的开放手术外科融合，正在形成 21 世纪外科的新模式。

对外科微创学的概念尽管还未最终统一，但现在多数学者认为，现代外科微创学打破了传统学科界限，是包括内镜技术、腔镜技术、介入技术及 X 刀、γ 刀、高能聚焦超声技术等诸多具有微创特点技术的集合体。其含义可从以下三方面来理解：①创伤微小是局部与全身相结合的整体概念，手术患者应具有最佳的内环境稳定状态、最小的手术切口、最轻的全身炎症反应、最少的瘢痕愈合。②微创技术的远近期疗效不应低于传统手术。③微创的根本目的在于治疗疾病，具体的方式、方法并不重要。外科微创化的理论可以用"3W"原则为代表：在临床实践活动中，无论做何种手术（Whatever）、无论外科发展到何时（Whenever）、无论是外科哪个领域（Wherever），都要始终贯彻微创理念和使用微创操作技术。该原则涵盖了手术操作的规范化、器械的微创化、综合无血技术、整体治疗等重要的临床思维和方法，并突出强调两个观点，即外科微创化和微创技术应用的个体化。

狭义的"微创外科"，可以理解为依赖特殊器械来实现理想治疗效果的技术系统。而广义的微创概念则认为，任何有助于减少手术患者创伤总量的措施均应归属于微创外科的范畴，即"外科微创化"。相比之下，后者的涵盖范围更为广泛，更侧重以微创观念指导包括微创外科和传统外科在内的一切外科实践，在可能的范围内，将医源性创伤降至最低程度。当代的外科微创学正是研究以腹腔镜为代表的微创技术群作为手段，不断降低医源性创伤的一门科学。近 20 年来，外科微创学的应用已遍及外科、妇产科、五官科等诸多领域，并以惊人的速度向前发展。

二、现代外科微创学的发展史

20 世纪 80 年代，胆道外科与现代科技的结合掀起了当代微创外科的浪潮。由于外科微创学技术的发展方兴未艾，所以其范围尚未完全确定。但目前涉及外科微创学的技术大都不超出以下范围：内镜技术，腔镜技术，B 型超声、MRI 导向下的介入技术（无放射污染），放射介入技术（有放射性损伤），包括穿刺（引流）、灌注（栓塞）技术、成形术，其他技术（X 刀、γ 刀、高频聚焦超声技术，脑立体定向技术，机器人手术和虚拟技术等）。

（一）腹腔镜技术的发展

1987 年，Mouret 首次在电视监控下施行了腹腔镜胆囊切除术。2 年之后，在美国消化内科年会上播放了同一式式的录像，该技术以其先进的图像处理系统、鲜明的微创特征和良好的疗效引起学术界极大重视，随即各类微创化手术在世界各地相继蓬勃开展。以下通过回顾腹腔镜的发展史来了解现代外科微创学的发展历程。

1. 腔镜技术的起源及初步应用

20 世纪初，德国德累斯顿外科医师 Kelling 建议采用一种非手术治疗胃肠道出血的方法，即将空气注入腹腔，称其为"Lufttamponade"（空气填塞法）。他在犬身上进行了大量的实验，证明该方法安全、有效。但在人身上尚未能进行该实验。1901 年，为了观察 lufttamponade 对腹内器官的影响，Kelling 用 Nitze 发明的膀胱镜直接通过腹壁插入腹腔进行观察，并称其为"Koelioskopie"（体腔镜检查）。

虽然 Kelling 是用膀胱镜观察犬腹腔的第一人，但第一次在人身上使用这种方法的却是瑞典内科医师 Jacobaeus。1910 年，在 Jacobaeus 发表的一篇文章中，认为这种方法具有重要的意义，可用它来研究肝脏的膈面，Jacobaeus 没有在患者身上使用气腹，他主要对有腹水的患者进行这种检查，并感觉难以用腹腔镜方法来观察胃。Jacobacus 还首先使用"腹胸腔镜"这个词，至 1911 年他已进行了 115 例腹腔镜检查。这之后，腹腔镜检查法主要在欧洲迅速传播开来。1911 年，JohnsHopkins 医院的 Bemheim 在美国第一次介绍了腹腔镜，他将直肠镜通过腹壁小切口插入上腹部，并借助耳鼻喉镜检查了胃前壁、肝脏及膈肌的一部分。为了使腹腔镜更好地应用于诊断，人们对腹腔镜及其应用技术进行了不断的改进。1918 年，O. Goetze 介绍了一种使用安全的自动气腹针。美国人 Orndoff 于 1920 年设计了锥形套管针以方便穿刺。瑞士的 Zollikofer 在 1924 年利用二氧化碳来造气腹。德国胃肠病学家 HeinzKalk 设计了一种 135°视角的窥镜，1929 年，他率先提倡在腹腔镜检查中运用双套管针穿刺技术，这为手术腹腔镜的发展开辟了道路，他用腹腔镜作为诊断肝脏和胆囊疾病的方法；1951 年，他发表了有 2 000 多例腹腔镜检查经验的专题论文。他还成功地使内科诊断腹腔镜标准化。1939 年，匈牙利人 Veress 介绍了一种弹簧注气针，可以安全地做成气胸来治疗肺结核，此注气针只经过一些小的改进便成为沿用至今的造气腹的气腹针。

第一位以腹腔镜施行外科手术的是普外科医师 Fervers，他于 1933 年报告了在腹腔镜下使用活检装置和烧灼法松解腹内粘连。由于他用氧气造气腹，当接通电流时他可看到腹内爆炸时所发出的闪光并听到爆炸声。在这之后至 20 世纪 80 年代初，腹腔镜技术在多个学科领域中得到发展和完善。

1934 年，JohnRuddock 介绍了带有活检钳及单极电凝的腹腔镜系统，1936 年德国的 Boesch 第一个用腹腔镜单极电凝技术进行输卵管绝育术，这一时期，腹腔镜技术在数个国家中逐步得到发展。在美国，从 20 世纪 40 年代早期至 60 年代末，腹腔镜事实上被搁置，然而大多数医疗中心仍在进行后穹隆镜检查。欧洲在 Palmer 和 Frangenhcim 的影响下，继续进行着腹腔镜的实践。1962 年，Palmer 普及了腹腔镜单电极电凝输卵管绝育术，该手术虽然很有效，但出现了一些邻近器官被灼伤的并发症。Frangenheim 在 1936 年也使用了腹腔镜电热法输卵管绝育术。由于单电极电凝引起较多并发症及死亡，在后来被双电极电凝及机械方式绝育术所取代。

在手术腹腔镜方面，两个重要的发展出现在 20 世纪 50 年代。1952 年，Fourestier 制造出冷光源玻璃纤维照明装置，该装置于较低温度下在腹内提供了明亮的照明，而不会造成热灼伤。另一个是 Hopkins 设计出柱状石英腹腔镜，这种腹腔镜的光传输能力是过去的 2 倍，图像更清晰，现代腹腔镜外科所用的硬质内镜就是在此基础上发展而来的。

在手术腹腔镜的发展过程中，德国基尔的 KurtSemm 设计了众多的腹腔镜器械并改进了许多技术，如自动气腹机（1963）、新颖的热传递系统（1973）、Roeder 打结法（1978）、冲洗装置等。运用这些器械及技术 KurtSemm 设计了一系列的腹腔镜手术以替代传统的开腹手术，如可用于处理异位妊娠的缝合术、内凝固输卵管绝育术、输卵管切开术、卵巢切除术、输卵管松解术、肿瘤切除术、网膜粘连松解术、肠缝合术、异位内膜凝固术、肿瘤活检及分期、子宫穿孔修补术等。KurtSemm 在 1980 年进行了第 1 例阑尾切除术，还设计了腹腔镜手术模拟器来训练腹腔镜手术技术。但在当时，KurtSemm 的腹腔镜于术并未得到医学界的普遍认可。

至 20 世纪 70 年代末 80 年代初，大多数普外科医师仍然忽视了腹腔镜外科存在的必要性，但腹腔镜在外科的使用价值正逐渐展现出来。1979 年，德国的 Frimberger 第一个在猪身上完成了腹腔镜胆囊切除术。英国泌尿外科医师 Wickham 于 1983 年首先提出微创外科（minimally invasive surgery，MIS）的概念。1985 年，德国的 ErichMuhe 使用 KurtSemm 的仪器设备及他自己设计的手术腹腔镜第一个在人身上实施了胆囊切除术。这些都为现代腹腔镜技术及其他外科微创技术的大发展奠定了基础。

2. 现代腹腔镜技术的发展情况

20 世纪 80 年代初，随着电子内镜与电视的结合，给腹腔镜于术方式带来革命。1987 年，法国里昂医师 Mouret 在一位妇女身上完成了世界上第 1 例电视腹腔镜胆囊切除术。另一位医师 Dubois 在与 Mouret 接触并看过他的手术录像后，立即开始了动物实验，在 1988 年完成了他的第 1 例临床腹腔镜胆囊切除术，并于次年发表相关论文。Perissat 在法国波尔多也开展了腹腔镜胆囊切除术。

不久腹腔镜胆囊切除术在世界范围引起极大震动，腹腔镜外科成为最具活力的领域，短时间内各种腹腔镜手术相继出现。例如，食管切除术（Buess，1989）、高选择性迷走神经切断术（Dubois，1989）、肝肿瘤切除术（Reich，1991）、胃部分切除术（Goh，1992）。另外，还有胃－空肠吻合术、脾切除术、肾上腺切除术、经胆囊管－胆管造影术、胆总管切开取石及置 T 管术、肝转移病灶切除术、结肠切除术、疝成形手术等。1996 年，腹腔镜手术第一次通过互联网进行直播。近 5 年来绝大部分普外科范围的手术均已在腹腔镜下做过尝试，腹腔镜在外科已达到"无所不在"的程度。

我国腹腔镜技术起步较晚，但发展迅速。1980 年，郎景和等人在国内首次发表《腹腔镜在妇科临床诊断上的应用》。1991 年，荀祖武等完成我国第 1 例电视腹腔镜胆囊切除术。至 1993 年，张爱容等完成我国第 1 例电视腹腔镜妇科手术并积累经验 40 例。到目前为止，我国估计已完成腹腔镜手术数量达 40 多万例，1995 年成立了全国性腹腔镜外科学组，促进了腹腔镜技术的推广与发展。

（二）其他外科微创学技术的发展

除腹腔镜技术外，其他外科微创学技术也得到了长足的进步。近年来，各种内镜、腔镜、介入及物理、化学等微创技术已涉及外科、妇产科、耳鼻喉科及许多内科分支（如消化内科、心血管内科、神经内科等）。内镜微创外科的常用技术有纤维胃镜下的各种手术、纤维十二指肠镜下的各种手术、纤维输尿管肾盂镜下的各种手术等；腔镜微创外科的典型手术有腹腔镜下的各种手术、宫腔镜下的各种手术、脑室镜下的各种手术、关节镜下的各种手术等；导管介入微创外科的常用技术有动脉瘤内隔绝术、动脉狭窄内支撑术、颈动脉狭窄内支架术、冠脉造影及支架术、癌肿动脉栓塞术、静脉插管肝内门腔分流术等；物理微创外科的常用技术有 γ 刀手术、X 刀手术、超声聚能刀手术、微波刀手术、射频刀手术等；化学微创外科的常用技术有无水乙醇注射、电化学治疗等。这些技术的应用不但大大降低了医源性创伤的程度，减少了并发症的发生率，而且提高了许多疾病的治愈率，降低了伤残率和病死率。可以认为，微创医学是 21 世纪医学发展的趋势。

第二节　外科微创学的优缺点

　　虽然外科微创技术的应用已经使传统的外科手术方式受到重大冲击，但外科微创学并不会改变外科学的实质，或是改变治疗的基本原则。它是建立在以人为本的思想基础上的、对传统外科学进行技术上和观念上的革命。目前的微创手术只是有创手术走向无创的一个过渡阶段，它将不断发展，创伤将进一步减小，最终可能被基因、物理、化学等治疗手段所取代。不久的将来，腹腔镜胆囊切除术很可能由于技术进步而成为历史。在可预见的将来，电脑机器人手术与虚拟技术、三维可视立体技术、多媒体通信技术等将是微创外科的发展趋势。因此，外科微创学的优缺点仅是从目前的技术水平进行讨论。

一、外科微创学的优点

　　外科微创学发展到今天，与传统外科手术相比具有显而易见的优点。由于外科微创学体系建立在现代生物－心理－社会－医学模式基础上，所以其医学目标、医疗主体和医疗模式均有别于传统的外科学体系。外科微创学作为微创医学的分支，学问性质是以微创理念和微创人文思想为指导，以人为本、以患者为主体，以现代临床医学上最先进的微创技术为核心手段，以相对独立器官（微观）和人与医学（宏观）为对象，以外科基本原则为基础，辅以人文、心理学及所有对患者有益的手段和方法，以达到恢复健康的目的。其中，微创医学方法主要用于解决以尽可能小的创伤诊断和治疗疾病的问题；微创人文思想则是体现在调整心态和扶正内心的问题。微创医学包括微创理念和微创技术两部分内容。微创医学包含微创诊断学、微创治疗学和微创人文学三项内容。

微创理念贯穿于整个疾病诊断治疗的全过程；微创理念的建立、不断强化和融会贯通的运用是系统实施微创技术（微创手术、微创操作）的基础。现阶段，在医疗技术形式上，较为完整的微创技术方法（微创手术）主要包括内镜外科技术、腔镜外科技术、介入超声技术、介入放射技术，以及微创化外科技术等基本技术。微创技术实施过程中，应以微创理念为指导，在最短的时间内以最小的创伤为代价帮助患者预防、治疗疾病，恢复身心健康。

微创医学不等同于具体微创技术，微创医学是一个整体化观念，指整体上最大限度地减少医疗过程中诊断和治疗对患者的各种损伤。微创，具有相对概念，是有一定前提条件的。但是，努力创造条件、追求尽可能小的损伤则是永恒的。因此，微创医学理论系统是一个开放系统，不是一成不变的。在理论上，微创医学的概念、定义、内涵、范畴、特点等都将在不断的临床实践、研究、探索中得到发展和进一步完善。在微创理念指导下以先进的微创技术为手段实施的微创手术与传统手术相比，具有创伤更小、并发症更少、恢复时间更快、更符合美学要求等特点，因此满足了患者的要求，受到了患者的欢迎。

二、外科微创学的局限性和应用误区

外科微创学的优点和成绩是有目共睹的，但我们同时也要看到微创手术也是有局限性的。微创手术入路及整体损伤不容忽视。有学者指出，理想的外科治疗应使患者具有最佳的内环境稳定状态、最小的切口和最轻的全身反应。现阶段的微创技术尚不能完全满足上述标准。微创手术并不意味着手术风险或手术技巧要求的降低，更不意味着无创。事实上，尽管微创入路损害程度小于传统外科入路，其对患者整体损伤仍不容忽视，包括手术入路对组织固有的破坏和手术并发症两大方面。例如，腹腔镜手术建立气腹时所形成的腹腔间隔综合征对机体内环境稳定有严重影响：膈肌抬高、肺顺应性下降及静脉回流障碍等会造成心、肺功能不全；腹膜对 CO_2 吸收则会加重高碳酸血症和低氧血症；由于肾脏受压和肾灌注不足，患者可出现少尿、水肿等；内环境紊乱还包括心钠素的降低，肾上腺素和血管紧张素水平升高，以及酸碱、水、电解质失衡等。由于机体的代偿，上述病理生理改变一般无显著的临床意义，但时伴有脏器基础病变的患者可能威胁较大，已有 CO_2 气腹造成患者急性肾衰的个案报道。另外，微创手术造成的并发症也同样不可忽视。

虽然近年来随着技术不断成熟，并发症发生率已大大降低。但较低的发生率并不意味着危害性的降低。例如，腔镜手术并发症临床特点有别于传统手术，值得重视：①可出现特有并发症，如与穿刺针有关的意外、腹腔镜肝切除时的 CO_2 气栓等。②损害相似，但病变特点不同。腹腔镜胆囊切除时胆道损伤往往位置较高，且有坏死炎症等复杂情况，修复难度很大。③并发症相同，但危害程度不同。腹腔镜的术中副损伤（胆和肠管）往往由于不在监视器画面内，故不易发现，及至术后情况严重时才引起重视，危害更大。④最为重要的是，微创技术的个别并发症发生率高于传统外科。据统计，腹腔镜胆囊切除术的胆道损伤发生率3倍于开腹手术。即使不出现明显的并发症，微创操作有时也会带来较重的失血和组织损伤。对多数患者来说，气腹针对腹壁的损害很小。但对于门静脉高压患者，由于其腹壁侧支血管丰富，若伴有凝血机制障碍则更会造成止血困难，增加失血量。大量的腹腔镜手术操作利用电凝和电切功能，研究表明，电力热能损伤肝脏，腹腔镜胆囊切除时术后可出现肝转氨酶升高。腹腔镜技术使术者在很多狭窄空间内的操作游刃有余，但是微创与显露的矛盾并未完全解决。如在切除较大的脾脏时用微创器械搬动巨脾甚为不便，虽辅以体位调整，但狭窄的脾周间隙暴露仍不理想，加之脾脏质脆，血运丰富，往往造成较多出血或周围组织损伤。现有的腹腔镜器械对肝硬化的肝脏断面止血效果不佳，此类肝切除术往往伴有较大量失血。更具普遍性的是，许多微创手术时间都显著长于传统手术，长时间的全麻对患者全身情况的影响显然不可忽视。这说明由于条件限制，微创手术在临床应用中还存在很大局限性。

外科微创学的另一缺点是人为造成的，即少数临床医师无视微创手术的适应证，任意扩大微创手术的应用范围，使一些患者未能达到减少创伤、缩短治疗时间的目的，甚至由于微创技术的滥用和适应证的任意扩大，导致不应有的损伤出现，给患者的身体、精神和经济都造成沉重负担。例如，胆管狭窄的扩张支架治疗是当前很常用的但又是滥用的一个项目。有人从文献上检索大量的胆道支架的资料，术后 3 年通畅率只有 25％，因而提出支架不宜用于预期寿命 2 年以上的良性狭窄。在胃癌治疗方面，目前认为对于超过 T3N2 的进展期胃癌不宜行腹腔镜下胃癌根治术，而应行开腹手术。因为对于这类病例的肿瘤整块切除和 D3 淋巴结切除在腹腔镜下很难完成。盲目的、无选择的、无技术准备的开展进展期胃癌的腹腔镜胃癌根治术可能导致胃癌外科治疗的失败，严重影响疗效。采用关节镜活检关节附近的原发性骨肿瘤和骨囊肿可使关节外的病变扩展至关节内。

三、外科微创技术在临床应用中应注意的问题

（一）树立微创观念，动态把握微创的概念和技术

微创或无创治疗是外科医师追求的理想境界，但微创治疗应强调疾病整体治疗的观念，即促进患者心理、精神及社会协调、适应能力的康复，而不应盲目追求切口小以致显露不充分造成副损伤，也不应片面追求速度快而造成医源性损伤或病变探查不彻底。目前认为，外科微创化从整体上理解应该包含两个方面：一是手术工具、途径和技艺的改进，将医疗介入给患者带来的损伤减少到最低程度；二是在器官、组织、细胞和基因调控的不同水平干预人体对重大创伤的反应，使其更趋向"微创"。此外，微创技术是动态发展的，在目前认识范围和科技背景下的微创技术，随着科技的进步，可能成为定型手术，得到推广；也可能通过长期的临床实践检验受到质疑而被淘汰。外科医师不仅要树立微创观念，而且要将微创贯穿于临床实践的始终，并在实践中不断发展和完善微创技术。这是对当代外科医师的基本要求，也是任何

一名外科医师应具备的基本素质。

（二）选择合适的手术适应证，不要任意滥用"微创"概念

微创技术作为"生物－心理－社会"新型医学模式的一种具体体现，朝着更加以人为本的"人性化"方向发展，强调保护患者的正常组织和恢复病变组织的生理功能。微创外科作为一种理念，可以指导所有外科手术；而且作为一种新兴技术，微创技术已成为当今外科领域中诊疗疾病不可或缺的重要手段，其适应证不断扩大，恰当地运用微创技术，可以显著减少手术创伤，降低手术并发症。但具体微创技术的应用，却是有其适应证的。目前已经应用或具有应用前景的各种外科微创技术，能否真正取得与传统手术相似或更佳的疗效，在广泛应用于临床之前，必须进行认真、反复的实验研究，严格掌握适应证，在有条件的医院审慎进行并取得成熟的经验后，才能逐步推广应用，而不能无根据地滥用。微创外科是外科医师不断追求的目标和努力的方向，而且微创外科本身也在不断发展。当前微创技术的开展需要根据患者的实际情况，考虑到需要和可能，积极而细致地开展有适应证的微创手术。当然，随着微创技术的不断进步，许多目前微创手术的禁忌证在将来都可能成为微创手术的适应证。例如，腹腔镜技术应用之初，急性胆囊炎、胆总管结石都是腹腔镜的禁忌证，但随着技术的成熟，这些疾病已成为腹腔镜的适应证。这就要求外科医师不断学习，时时更新自己的观念，掌握正确的微创手术适应证。

（三）有重点地逐步推广微创技术，促进微创技术的普及

当前，微创外科发展极不平衡。尽管我国微创外科近年来已引起了世界各国广泛的关注，并已在许多领域成绩斐然，但由于仪器设备的滞后和以往认识的不足，与欧美等发达国家的微创外科发展仍存在较大的差距；而在我国的不同地区、不同医院的条件和对相关技术的掌握程度又千差万别。因此，我国外科的微创治疗应组织有条件的医院，制订培训内容，建立严格的技术操作规范，在不断积累经验的基础上，考虑到需要和可能，对国外许

多成熟的微创操作技术积极稳妥地借鉴；在临床实践中不断总结经验，改进技术，经过严格的科学研究的评价后才能加以推广；以提高治愈率、减少并发症和改善患者的生存质量为目标，更好地为患者服务，不能一味地片面追求微创手术而放弃传统手术，以微创的益处牺牲疾病治疗的远期疗效。

（四）建立微创手术的标准化程序，进行严格的培训和资质认证

微创外科将是21世纪持续的热点，以高新技术手段为媒介的微创外科，对外科医师提出了更高的要求。在微创手术中为了减少创伤，对病变部位需要通过特殊设备和特殊技术才能有效显露，而且手术操作是在一个狭小的空间内使用特殊的器械完成的。显然，微创并不是意味着手术危险性的降低和操作容易。因此，正确认识微创手术、具备扎实的基础知识和良好的传统手术技能、熟悉并灵活运用各种器械、耐心慎重地进行大量临床实践至关重要。从长远的观点看，外科疾病的诊疗可能与其他疾病的诊疗一样，从大体、细胞、分子水平走向基因水平，进入高科技工具使用的微创手术时代。微创手术也应当像传统手术一样，在手术方式、手术步骤等方面实行"标准化"，目前已有部分成熟的微创手术达到了这一要求，但许多手术的操作尚不统一。这就意味着未来的外科医师不仅需要得到传统外科学的训练，更需要掌握扎实的现代高科技知识并不断进行知识结构的更新，树立敏锐的思维能力和创新意识，经过更加严格的岗前培训和资质认证，才能有效地开展微创手术。

（五）不断加强微创技术的基础和应用研究，促进外科微创学的不断发展

微创技术是一门新兴技术，需要坚实的理论依据做支撑。目前，微创技术在外科领域的应用大多处于起步阶段，由于受到昂贵的设备、较高的技术要求及外科学传统观念等因素的限制，临床尚不能广泛推广应用。同时在诸多领域有关微创的基础研究刚刚起步，目前开展的有限病例的微创治疗或将微创治疗与传统手术相结合能否真正取得与传统手术相同、相似或更佳的疗效，尚

需运用循证医学方法对大量病例进行综合评价，客观分析其可行性、安全性、近期和远期效果。这些都需要深入研究，并进行细致、长期的观察和科学的总结。这就要求深入进行基础研究，以增加外科微创学发展的后劲。

第三节 外科微创学的应用

时至今日，外科微创学已形成完善的学科体系。微创技术在所有手术学科中得到了应用，各种微创术式层出不穷。现就其中较为成熟的技术按其应用领域进行总结。

一、微创胆道外科

腹腔镜胆道手术是微创技术在普外科中应用最成功也是开展最多的手术。腹腔镜胆囊切除术的手术病死率低于 0.2%，总的并发症发生率低于 1%，已是目前治疗胆囊结石的首选术式。在过去20 年里，内镜和腹腔镜技术的发展，彻底改变了胆道结石症的治疗方法。

目前，逆行胰胆管造影（ERCP）及内镜乳头括约肌切开术（EST）、内镜下胆道球囊扩张术和内支撑术等在微创诊治胆道结石、胆道梗阻方面显示了其广阔的应用前景。此外，腹腔镜下胆管造影、胆总管切开探查及取石等已相继开展，也有关于腹腔镜肝内胆管结石伴狭窄治疗、腹腔镜经十二指肠乳头括约肌成形术等报道。这表明微创外科技术在胆道外科领域有了进一步的发展。但由于特殊病例的存在和操作者技术水平不平衡等因素，腹腔镜胆道手术仍存在一定的并发症发生率，尤其是胆道损伤的发生率要高于开腹手术。

二、微创肝脏外科

腹腔镜肝脏外科最初用于诊断性检查和肝活检。1991 年，Reich 等首次报道腹腔镜肝部分切除术以来，在肝脏肿瘤、创伤、囊肿等肝脏外科疾病治疗方面应用越来越广。目前，腹腔镜手术主要用于：肝实质裂伤深在 1～3 cm 的轻、中度肝外伤的治疗；位于肝表面的囊肿开窗手术；位于Ⅱ、Ⅲ、Ⅳa、Ⅴ、Ⅵ段（即肝边缘）的肝癌和肝血管瘤的切除，要求肿瘤直径不超过 10 cm，且未与周围组织粘连。近几年来，临床医师对腹腔镜肝切除术在技术上进行了各种创新和尝试：手助腹腔镜肝切除既发挥了腹腔镜微创的特点，又恢复了外科医师的触觉，方便了操作，使断肝切肝技术大为提高，手术时间和出血量均明显减少，增加了手术的安全性。但是，腹腔镜肝脏手术较开腹肝脏手术风险大，费时较多，还缺少专门的腹腔镜切肝器械，有些肿瘤切除的根治性尚存在一些争议，其普及还需要克服不少困难。除了腹腔镜下行肝脏手术外，经皮肝动脉插管化疗栓塞、B 超或 CT 引导下的穿刺/注射、射频、冷冻、激光及微波、高功率聚焦超声及局部适形放疗（X 刀或 γ 刀）、腹腔镜下射频、电刀烧灼等治疗肝癌的技术也显示了其微创的优势，极大地丰富了微创技术在肝脏外科的应用。

三、胰腺外科

微创技术用于急性胰腺炎的治疗主要有 3 个方面：腹腔镜胆囊切除、逆行胰胆管造影和括约肌切开治疗胆石性胰腺炎；腹腔镜探查、坏死组织清除、引流治疗坏死性胰腺炎；腹腔镜手术治疗胰腺炎后的假性囊肿。微创外科技术的发展已几乎可以取代过去所有的重症胰腺炎的外科治疗。对轻、中度胆石性胰腺炎，早期行括约肌切开或腹腔镜胆囊切除常可取得较好疗效，缩短病程。对重度胆石性胰腺炎，应在胰腺坏死及急性炎症控制后再行胆石症的确定性治疗。对重症胰腺炎，可行腹腔镜探查、清除坏死组织、腹腔灌洗和引流。对急性胰腺炎后期的胰腺假性囊肿，可行腹腔镜假性囊肿胃或空肠内引流术。对不能切除的胰腺肿瘤，用腹腔镜技术可以完成肿瘤分期，或行胆肠转流手术。卢榜裕 2003 年报告了国内首例腹腔镜胰十二指肠切除术。继之少数几个中心亦开展了该项技术，国内已有约 20 例文献报告。然而该技术毕竟属于复杂腹腔镜手术，操作难度高，并发症发生机会多。手术时间和费用仍高于传统手术，有待于手术技术及器械的进一步完善。

四、脾脏外科

脾脏外科微创技术主要包括腹腔镜脾切除、脾部分切除及脾切除同时行贲门周围血管离断术治疗门静脉高压症。腹腔镜脾切除主要用于治疗各种血液病，比较多见的是血小板减少性紫癜。手助的腹腔镜脾切除技术，使操作难度降低、安全性增加、手术时间缩短，并使切除较大脾脏成为可能。由于近年来对脾脏功能的深入认识，在外伤性脾破裂时，有医师开始探索部分脾切除技术，以保留脾脏功能。对于浅表的脾脏外伤，还可以在腹腔镜下进行缝合或用纤维蛋白胶止血。

五、胃肠外科

当前几乎所有的胃肠手术都可进行腹腔镜操作，包括近、远端胃大部分切除术，全胃切除术，胃癌根治术，胃迷走神经切断术，阑尾切除术，溃疡穿孔修补术，管状吻合器肛垫悬吊术，治疗病态肥胖的腹腔镜胃转流或胃束缚术，治疗胃—食管反流性疾病的腹腔镜胃底折叠术等。经口经胃壁腹腔镜手术是近年正在探索的新型手术方式，是将治疗性胃镜经口放入胃内，冲洗胃腔后用胃镜所带的特殊器械做胃壁造口，然后将胃镜经胃壁造口伸入腹腔，用经胃镜治疗孔带入的器械完成阑尾切除、胆囊切除等手术。切除的标本随胃镜经口腔取出。腹壁不留任何手术切口。相对于普通的腹腔镜技术来说，这种术式更为微创。这项技术目前正在动物实验阶段，其进入临床有待于器械设备的改进和技术的不断成熟。在结、直肠手术方面，微创技术已比较成熟，如腹腔镜全直肠系膜切除术和低位、超低位吻合术治疗下段直肠癌，比传统的开腹术更安全、可靠和损伤小。手助腹腔镜手术可大大地提高结肠切除术的可能。

六、甲状腺外科

1986年，Gagner报告了首例内镜甲状旁腺切除术，标志着内镜颈部手术时代的开始。继之出现了经胸壁或腋窝入路，以及经颈前或锁骨下小切口入路内镜辅助的甲状腺切除技术。胸壁入路内镜甲状腺切除术是将操作套管置于胸壁，颈部无手术切口。因此，美容效果十分理想。由于该术式需要广泛分离胸壁皮下组织，以建立手术空间。这种术式目前尚缺少前瞻性、随机对照的研究。内镜辅助的甲状腺切除术是在颈部前方做约1.5 cm小切口，在5 mm内镜引导下，用特制的细小器械完成甲状腺切除手术。美容效果亦十分理想。Miccoli报告579例内镜辅助甲状腺切除资料。所选病例包括各种甲状腺结节、甲状腺功能亢进症，以及低度恶性甲状腺癌，手术成功率98.8%。并发症主要是喉返神经麻痹（1.3%）、甲状旁腺功能低下（0.2%）和出血（0.1%）。甲状腺恶性肿瘤是否适合内镜甲状腺切除仍是有争议的问题。但有资料表明，内镜甲状腺手术在某些较小的乳头状癌病例是可行、安全的，而且中央颈淋巴结清扫也是可行的。术后超声检查、血清甲状腺球蛋白水平等表明，内镜辅助的手术效果与常规手术并无差别。

七、疝外科

1982年由Ger首先报道。腹腔镜疝修补术因其具有创伤小、术后疼痛轻、恢复快及复发率低等优点而逐渐得到人们的认可，可分为经腹膜外腹股沟疝修补术、腔内置网腹股沟疝修补术、完全腹膜外腹腔镜疝修补术。

八、血管外科

近年来兴起并得到广泛应用的腔内隔绝术治疗胸腹主动脉瘤和胸主动脉夹层动脉瘤是典型的微创外科手术，并获得了很好的疗效。这种方法还可以用于假性动脉瘤和动静脉瘘的治疗。经皮球囊导管血管成形术、支架置入术是目前治疗局段性髂动脉、股动脉、肾动脉等动脉狭窄、动脉硬化闭塞症的首选方法，疗效确切。国内用此方法治疗布－加综合征取得了丰富的经验。这种方法已经推广应用于冠状动脉、颈动脉、肠系膜动脉、胫腓动脉狭窄的治疗。使用激光、机械、光化学能对动脉硬化斑块的旋切使得这一方法更近完善，血管镜和血管内超声为这一方法提供了进一步的安全保证。低频高能超声治疗动脉栓塞及斑块是一种新的治疗方法，对数周内较为新鲜的动脉血栓是一种安全有效的微创治疗方法，目前正在对治疗下肢深静脉血栓、颅内血栓、肺动脉血栓进行临床应用研究。在腹腔镜下可以完成腹主动脉－股动脉旁路术、髂股动脉旁路术、主动脉内膜切除术、肠系膜下动脉移植术、腹主动脉瘤修补术等手术。

第四节 微腔镜外科

一、概述

微腔镜设备和技术的快速发展已导致了相应一些术语的混乱。微腹腔镜技术、微腔镜术、针状腔镜术以及微创外科通常认为是同义词。这里我们所指的微腔镜术并不特指身体的某个部位，因此，特定的部位需要特定的词汇，如微腹腔镜技术或微胸腔镜术等等。广义的微腔镜外科指任何使用直径小于 5 mm 的腔镜设备进行操作的过程。

二、微腔镜外科的优点和使用限制

微腔镜外科有许多潜在的优点。美容上的改进是一个较早就被认识到的优点。最近进行的一项有关 50 名患者的随机前瞻性研究中，对微腹腔镜胆囊切除术和常规腹腔镜胆囊切除术进行了比较，应用类比评分发现前者在美容评分上有适度的提高。一些学者报道在微腔镜手术以后局部根本没有瘢痕。因为套管针的尺寸很小，因此切口不需要缝合，从而减少了感染的机会，并且套管针部位发生癌的可能性也很小，但目前尚无可信的数据加以证实。

微腔镜外科也增加了外科医师手术的灵活性，因为尺寸很小，外科医师可以在损伤很小的前提下，选择一定的部位插入额外的套管针，从而可以增加手术野的暴露和可见度。

更多的关注集中于微腔镜手术减少术中和术后的疼痛的可能性上。最近一个在26名患者中进行的随机双盲试验表明，微腹腔镜技术比常规腹腔镜在减轻术后疼痛上有明显的优越性。尽管本研究的患者数量较少，并且转为常规腹腔镜的比率较高，但是它却显示了微腹腔镜手术的优点。另一个回顾性研究表明，使用微腹腔术的患者术后应用镇痛药的需要下降了70％。

微腔镜设备的小尺寸以及手术疼痛的减轻已减少了患者全身麻醉的比率，从而扩大了其手术范围。许多使用微腔镜的诊断和治疗性操作可在局麻时应用或在不应用静脉镇静剂的情况下进行。尽管没有进行直接的比较，某些诊断过程不使用全麻当然也就降低了医疗费用。虽然减少费用是微腔镜外科的另一个潜在的优点，但是对此还需要进一步的验证。

当然，微腔镜外科也有其使用受限的因素。尽管图像质量已经有了很大程度的提高，与传统的柱状透镜内镜相比，其在视觉与深度觉都有一定的降低。操作中需要反复改变摄像机（自标准的10 mm内镜转为微腔镜）也使手术时间延长。一回顾性研究显示，微腹腔镜的胆囊切除术手术时间延长20％，而其他研究也显示了微腹腔镜手术时间的延长。

器械设备的高价格也限制了微腔镜外科的应用。有很多类型的一次性以及重复使用的微腔镜设备，其具有不同的价格。尽管和常规腔镜设备相比，其单位费用相当，但是微腔镜器械较为脆弱，其维护以及置换成本较高；另外，因其较精细，故使用时也需非常小心。尽管与早期的类型相比已有所改进，但是这些器械对较厚、有炎症的组织仍然钳夹得不够牢固。目前还没有与微腔镜器械相匹配的钉、钳以及超声切割设备。

三、设备

现在许多厂家可以提供微腔镜设备。这些设备直径从1.9 mm

到 3.3 mm 不等，并且有不同的视角范围。

大部分的微腔镜使用纤维光学技术。尽管这一技术提高了光的传导性以及折射率，但是和柱状透镜相比，图像的清晰度和视野深度下降。最近新型的微腔镜对这一问题进行了不断的改进，许多都具有 50 000 像素的成像能力。另外，其手术设备也不断增多，大多数厂家都可以提供重复使用和一次性的套管针、微腔镜钳、分离器、剪刀、钝性牵拉器以及吸引设备。最近，微腔镜的针状设备也已经问世。

四、诊断性微腔镜术

由于微腔镜技术的痛苦小以及麻醉要求低，使得其可应用于普通外科的许多领域。尽管其刚刚起步，但是这一技术的使用却提高了诊断的准确性，并且减少了一些不必要的诊疗手段的实施。

（一）局麻下微腹腔镜技术

尽管本章重点介绍的是微腹腔镜技术在普外科的应用，但是值得一提的是妇科医师在微腹腔镜技术中所做的贡献。由于设备的微小化，几乎可以使微腹腔镜成为体格检查的一种常规工具，就像耳镜和检眼镜一样。在局麻下实施微腹腔镜是从 1990 年开始的，并且取得了可喜的成果。尤其是在慢性盆腔疼痛、不孕不育的诊断上，微腹腔镜技术显示了很好的患者耐受性和效率，这些资料在其他文献中有详尽的总结。

诊断性微腹腔镜技术对普外科医师也有很大的帮助，特别是在肝脏疾病的诊断上。在无引导或超声引导下行肝穿刺活检，有近 25% 患者的肝硬化被漏诊。因而，许多医师转向腹腔镜下肝活检来提高诊断率。最近一个随机的研究表明，微腹腔镜技术和常规腹腔镜术在诊断肝硬化的准确性以及并发症发生率上基本相当，但微腹腔镜技术却在患者意识清醒状态下实施，因而患者恢复快，预后也相对较好。

（二）创伤

微腹腔镜技术在评估钝性腹部损伤中所发挥的作用也越来越

受重视。诊断性腹腔灌洗术创伤小，并且能够提供快速、特异的诊断，从而可以减少一些不必要的检查和手术。一个前瞻性、随机的多中心研究表明，局麻下微腹腔镜技术对钝性腹部损伤诊断的特异性为90％，DPL为88％（两者的敏感性均为100％）。另一研究也显示了微腹腔镜技术对钝性腹部损伤诊断的有效性。然而，还需做其他一些研究来比较微腹腔镜技术和CT扫描的有效性，因为目前CT检查在上述情况下应用得比微腹腔镜更为广泛。

（三）急性腹痛

尽管有相当多的资料支持微腹腔镜技术在慢性盆腔疼痛和不育的应用价值，但在慢性腹痛应用的资料却不多，并且存在争议。一些学者认为微腹腔镜技术对右下腹痛的诊断准确性太低，而不推荐常规使用；然而一些学者却称其有较好的诊断价值。很明显，微腹腔镜技术在急性腹痛的应用上还需进一步的研究。另一个较为关注的热点领域是重症监护室的应用，在那里，常规诊断性腹腔镜检查已经应用得很普遍。

五、治疗性微腔镜术

由于设备的不断改进，微腔镜手术将会应用于更多的领域。这里仅限于讨论一般的普通外科手术，因为有相关的文献资料支持。需要指出的是，大部分手术尽管能够安全实施，但是缺乏与常规腔镜手术进行对比的严格的前瞻性研究。

（一）微腹腔镜胆囊切除术

施此手术时，需使用一个10 mm的脐部切口和三个肋缘下微切口，一个标准的直径为10 mm 30°腹腔镜联合使用微腔镜设备来分离胆囊管以及动脉。上述结构分离以后，摄像机转为使用微腹腔镜，并且通过脐部切口，使用标准的5 mm钛夹对胆囊管和动脉进行钳夹、离断。完成后，摄像机再转为使用标准的10 mm腹腔镜，并且使用微腹腔镜器械使胆囊从胆囊床上分离。最后，摄像机重新转为使用微腹腔镜，并且通过脐部切口取出切下的胆囊。

微腹腔镜胆囊切除术是应用最广泛的微腹腔镜手术，在一些前瞻性研究中已显示了可喜的结果。一些研究表明，微腹腔镜胆囊切除术和常规腹腔镜胆囊切除术相比，在术后疼痛和美容上有轻度的改善，但手术时间却没有明显的差异。另一个对 60 名患者的回顾性研究表明，微腹腔镜于术与以前的一些数据相比，在患者术后镇痛要求以及瘢痕评分上有相似的改善，但手术时间却延长 20%。一个对行微腹腔镜胆囊切除术的 50 名患者进行的独立研究表明，该手术在术后疼痛和对美容的主观评价上有较大的改善。

（二）微腹腔镜胃底反折术

患者取仰卧位，双腿分开，外科医师站立于其双腿中间。于脐部置入 10 mm 套管针，上腹部开 4～5 个微切口。用 45°的 10 mm 腹腔镜以及一些显微器械分离胃－食管连接部。为了游离胃底，摄像机移向微切口，通过脐切口使用超声凝血器分离、切除胃短血管。于微腹腔镜可视下，经脐部切口行 Penrose 引流，外套围住食管的远端来游离胃－食管连接，并且以利于暴露膈脚部。如果有裂孔病，可用微腔镜吻合器使用 0 号丝线予以缝合修补。通常行 180°的胃外套，前面用 2-0 丝线进行固定。许多学者报道该术式疗效好，但是由于患者数量少，目前尚缺乏长期随访以及对照研究资料。

（三）微腹腔镜腹股沟病修补术

有学者使用一个 10 mm 脐切口和两个旁正中微切口在腹膜外进行该手术。通过脐部切口，使用球状分离器对腹膜外组织进行分离。使用微分离器对病囊进行分离，通过 10 mm 套管置入聚丙烯补片，在微腔镜可视下将补片展开盖于病缺损处。同样，在可视下，经过脐部套管用标准的 5 mm 钉对补片进行固定。也有人使用微腔镜器械经腹壁进行该手术。迄今，仅有 30 余例患者一经微腔镜在腹膜外行腹股沟病修补术的报道，其疗效很好且无并发症的发生。然而，其随访时间短，并且没有和常规的腹腔镜术进行对照研究。

（四）微腹腔镜阑尾切除术

手术使用 12 mm 的脐部套管和 2 个下腹部微切口。先通过脐部套管使用 10 mm 的腹腔镜，找到阑尾后，使用微分离器在阑尾系膜上开一个小窗。接着使用微腹腔镜，并且通过脐部套管使用线状切割钉切断系膜和阑尾。将阑尾放入袋中，在微腹腔镜可视下通过脐部套管取出。有多个关于该手术成功的报道，但是患者数量均有限，并且缺少大量对照研究。

（五）微腹腔镜脾切除术

患者取右侧卧位，脐部置入 10 mm 的 45°腹腔镜，左上腹部做三个微切口。利用微腔镜器械游离脾脏上的附着组织，手术时保留部分附着于脾脏上的脾肾韧带以利于操作。有学者发现，利用这些精细的微设备进行该手术时，提拉这些保留韧带可以减少对脾脏的损伤。脾门游离以后，镜头移至其中的一个微切口，利用线状切割钉切断脾门。最后将脾脏放入袋中，切碎取出。为治疗血液系统疾病，有学者已经成功实施了多例此手术。但是，目前还没有大量关于此手术的报道。

（六）微腹腔镜肾上腺切除术

患者取右侧卧位，通过脐部切口放置 10 mm 的 45°腹腔镜，上腹部再做 3～4 个微切口。有学者使用经腹手术入路。由于重力作用，肝脏和脾脏将会移向中线。使用显微器械分离后腹膜和肾上腺的外侧缘，轻轻向头部牵拉肾上腺，同时沿内侧下缘分离肾上腺。若有需要，微腹腔镜可以移至其中的微切口，这样可以通过脐部切口钳夹动脉旁支。肾上腺静脉也以同样方法予以钳夹。最后将肾上腺放入袋中取出。有学者已经成功实施多例此手术，效果良好，但是尚缺乏大量的对照研究。

（七）微腔镜颈部手术

近年来，有学者使用微腔镜对一些患者进行了甲状腺切除术和甲状旁腺切除术。上述两手术的步骤相似。患者取仰卧位，伸展颈部，使用局麻，取胸骨切迹上缘中线处长约 5 mm 的切口，沿着颈阔肌，插入 5 mm 套管针，并用丝线荷包缝合予以固定。使用标准的 5 mm 30°的腔镜头部钝性分离颈阔肌下间隙，重点在颈部手术部位的周围进行分离。此间隙分离成功以后，在颈部外侧插入 2～3 个 3 mm 套管，距离胸乳突肌中线约 1 cm。垂直分离带状肌肉组织，使用腔镜钩向外侧牵拉并烧灼。若需要，可转为使用微腔镜来改善可视性，可以使外科医师在最适合的任何角度进行分离。然后沿甲状腺外侧缘进行分离，需仔细辨别喉返神经。若欲行甲状腺腺叶切除，摄像机转为使用微腔镜，使用 5 mm 的解剖刀分离甲状腺组织。若行甲状腺旁腺切除术，需对切除的腺体进行游离，腺体的蒂部用 5 mm 的钛夹子以双重钳夹，在可视下，标本置入小袋（通常为灭菌手套的指套），通过 5 mm 的套管取出。颈部的腔镜下内分泌腺手术已经越来越普遍，并且有多种不同的手术方法，如电视辅助下无气手术以及上述的完全腔镜手术方法等。有学者使用完全腔镜的手术方法对不到 20 例的原发性甲状腺功能亢进患者实施了手术，疗效满意。然而，目前仍缺乏其和常规甲状腺切除术相比较的前瞻性研究。

六、总结

目前越来越多的领域已经开始应用微腔镜外科技术，如小儿外科的腹股沟疝修补术及幽门肌切开术，有多个关于胸外科和神经外科的病例应用微腔镜手术的报道。总之，微腔镜外科有许多潜在的优点，包括美容上的改进、疼痛减轻、麻醉需要减少以及费用的下降。微腔镜外科在诊断和治疗上的成功应用，为其潜在优势提供了有力的事实根据，但其技术优点还需要有更多病例的前瞻性对照研究进行证实。微腔镜外科最终能否被接受，还取决于对这些资料的分析以及和常规腔镜外科比较后的结果。

第二章　腔镜下甲状腺手术

第一节　腔镜甲状腺手术应用解剖

甲状腺解剖结构复杂，且与重要的神经血管相毗邻，因此腔镜甲状腺手术容易导致副损伤。掌握甲状腺解剖以及与其周围结构的解剖关系，是成功开展腔镜甲状腺手术的基本要求。

一、甲状腺的位置及其毗邻

甲状腺呈"H"形，分为左、右侧叶和连结两侧叶的峡部。侧叶呈锥状，适对第5～7颈椎平面，其上端和下端分别称为上极和下极，上极较尖小，而下极较平整。有时侧叶的下极可伸至胸骨柄的后方，称为胸骨后甲状腺。甲状腺峡位于第2～4气管软骨的前方。甲状腺的前面，由浅入深有皮肤、浅筋膜、颈筋膜浅层、舌骨下肌群及气管前筋膜。侧叶的后内侧邻接喉与气管、咽与食管以及喉返神经等；侧叶的后外侧与颈动脉鞘及鞘内的颈总动脉、颈内静脉和迷走神经，以及位于椎前筋膜深面的颈交感干相邻。当甲状腺肿大时，如向后内方压迫，可出现呼吸、吞咽困难和声音嘶哑；如向后外方压迫交感干时，可出现 Horner 综合征，即瞳孔缩小、上睑下垂、面部无汗等。

二、甲状腺的被膜

在甲状腺表面有两层纤维组织膜，紧贴腺体表面者称甲状腺真被膜，该膜的纤维束伸入腺实质内；甲状腺真被膜的外面是甲状腺假被膜，其在侧叶的内侧以及峡部的后面延至环状软骨和气管软骨环的环骨膜，构成甲状腺悬韧带，使甲状腺紧贴在甲状软骨和气管软骨环的前面和两侧。因此，当吞咽时，甲状腺可随喉部活动而上下移动，据此可鉴别此处肿块是否来自甲状腺。在真、假被膜之间，充填有疏松结缔组织、血管、神经及甲状旁腺。喉返神经行走于假被膜之外，所以，如在真、假被膜之间进行甲状腺手术时可避免损伤喉返神经。

三、甲状腺血管与周围神经的解剖关系

甲状腺血液供应主要来源于甲状腺上、下动脉。这两支动脉分别起源于颈外动脉和甲状颈干。喉上神经与喉返神经是迷走神经的分支。

（一）甲状腺上动脉与喉上神经

甲状腺上动脉起自颈外动脉起始部的前面，伴喉上神经外支行向前下方，至侧叶上极附近分为前、后两支。前支沿侧叶前缘下行，分布于侧叶前面，并有分支沿甲状腺峡的上缘与对侧支吻合；后支沿侧叶后缘下行，与甲状腺下动脉的升支吻合。喉上神经是迷走神经的分支，在舌骨大角处分为两支：内支伴喉上动脉穿甲状舌骨膜入喉，分布于声门裂以上的喉黏膜；外支伴甲状腺上动脉行向前下方，在距侧叶上极约 1 cm 处与动脉分开，弯向内侧，分支支配环甲肌及咽下缩肌。甲状腺次全切除术结扎甲状腺上动脉时，应紧贴腺的上极进行，以免伤及喉上神经外支等。

（二）甲状腺下动脉与喉返神经

甲状腺下动脉起自锁骨下动脉的甲状颈干，沿前斜角肌内侧缘上行，在颈动脉鞘与椎血管之间弯向内下，近甲状腺侧叶下极再弯向上内，至侧叶后面分为上、下两支，分布于甲状腺、甲状旁腺、气管及食管等。喉返神经是迷走神经的分支。左喉返神经勾绕主动脉弓，右喉返神经勾绕锁骨下动脉，两者均上行于气管与食管之间的沟内，至咽下缩肌下缘、环甲关节后方进入喉内，称为喉下神经，其运动支支配除环甲肌以外的所有喉肌，感觉支分布于声门裂以下的喉黏膜。左喉返神经行程较长，位置较深，

多行于甲状腺下动脉的后方；右喉返神经行程较短，位置较浅，多行于甲状腺下动脉前方。两者入喉前都经过环甲关节后方，故甲状软骨下角可作为寻找喉返神经的标志。喉返神经通常行经腺鞘之外，多在甲状腺侧叶下极的后方与甲状腺下动脉有复杂的交叉关系。因此，施行甲状腺次全切除术时，应远离甲状腺下极结扎甲状腺下动脉，以免伤及喉返神经。

第二节　腔镜甲状腺手术径路

经过 15 年的发展，腔镜甲状腺手术的径路多种多样，五花八门，大致可分为颈部小切口手术和颈部无瘢痕手术。前者主要有微创腔镜辅助甲状腺切除术（minimally invasive video-assisted thyroidectomy，MIVAT）和胸骨切迹径路。该类径路优点是主操作孔与病灶较为接近，故无须过多的游离皮瓣，创伤轻；缺点是颈前皮肤仍留下小的切口疤痕。后者包括锁骨下径路、胸骨前径路、乳晕径路、腋窝径路、腋—乳联合径路、颈后径路等。该类径路优点是其切口不在颈部，美容效果佳；缺点是操作孔与病灶位置较远，故需较多的游离皮瓣，创伤大。下面就其操作要点及优缺点分别做一介绍。

一、腔镜辅助手术（MIVAT）

在胸骨切迹上方做一 15～20 mm 水平切口（图 2-1），在颈阔肌下分离，纵向切开颈白线，用两或三个传统手术小拉钩牵引，从皮肤切口置入 5 mm 腹腔镜，在其监视下用 2 mm 内镜器械或传统器械进一步操作。该术式不需要皮下充气，主要使用传统手术器械完成，相对容易掌握，而且创伤小，较传统手术美观；缺点是颈部仍留有小的手术瘢痕，且肿块不宜过大（直径一般小于 35 mm）。

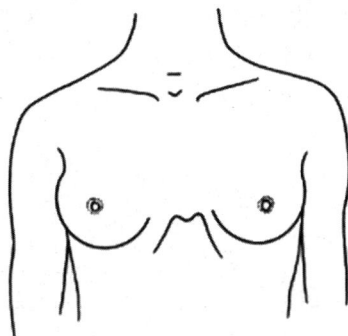

图 2-1 MIVAT

二、胸骨切迹径路

在胸骨切迹上方做一 10 mm 切口，钝性分离至颈阔肌深面，插入 10 mm Trocar 并固定，注入 CO_2 气体。置入腹腔镜，在其监视下，左右颈部另外穿刺 2 个小 Trocar（图 2-2），送入微创器械进行操作。该术式创伤小，外观较传统手术美观；缺点是需要皮下充气维持操作空间，且完全镜下操作难度较大，手术时间较 MIVAT 及传统手术长，而颈部仍留有瘢痕，美容效果与 MIVAT 无明显差别，目前应用较少。

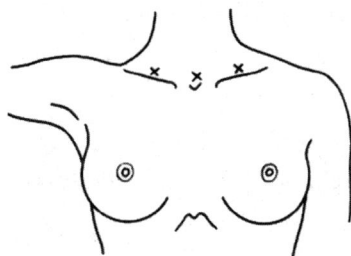

图 2-2 胸骨切迹路径

三、锁骨下径路

在肿瘤侧锁骨下做一 $10\sim15$ mm 切口，为主操作孔，沿颈阔肌深面游离后，在颈阔肌平面下穿过 2 条 Kischer 钢丝，提起固定于一"L"形提拉装置上,建立手术空间;于对侧锁骨下及肿瘤侧颈侧部,分别穿刺 2 个 5 mm Trocar(图 2-3),进行操作。该径路不需过多游离皮瓣,且颈部无瘢痕,但切口位置仍然较高,目前应用已较少。

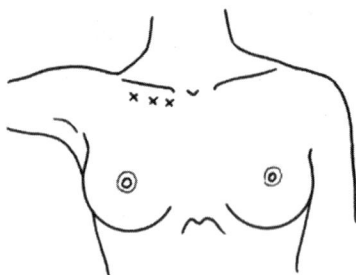

图 2-3 锁骨下路径

四、乳晕径路

于胸骨前、双乳头连线中点处作一 10 mm 纵形切口作为观察孔,左右乳晕上缘分别作 5 mm、10 mm 切口作为操作孔。用大弯分离钳或特制皮下分离棒向肿物方向分离,潜行扩张皮下间隙至颈前部,两外侧至锁骨中线。正中切口内置入 10 mm Trocar,充入 CO_2 气体,压力维持在 6~8 mmHg。置入腹腔镜,在其监视下于左右两侧切口内分别置入 5 mm、10 mm Trocar。置入分离钳及超声刀,继续游离建立皮下隧道。游离范围上至舌骨,两侧至胸锁乳突肌内侧缘。该径路切口非常隐蔽,美容效果极佳,而且适合于单双侧手术,适用范围广;缺点是距病灶较远,需要大面积游离皮瓣,创伤较大。

五、胸骨前径路

如同锁骨下径路,传统的胸骨前径路距病灶较近,美容效果并不令人满意。我们对胸骨前径路进行了改进,改善其美容效果的同时,尽量减轻创伤。观察孔位于胸骨切迹下约 10 cm,长约 10 mm,操作孔分别位于左右乳头上方约 5 cm 处,分别为 5 mm、

10 mm（图 2-4），皮下隧道的建立和维持方法同乳晕径路。此法是在乳晕径路的基础上做了改进，减小了手术创伤，缩短了手术时间，并最大限度地保证了美容效果，易于被患者接受。缺点是对于某些患者切口仍然不够隐蔽，且不适合于瘢痕体质的患者。

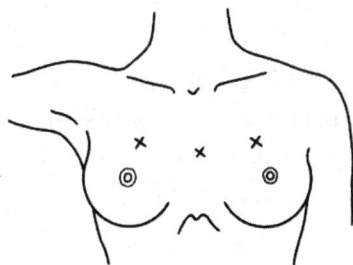

图 2-4　胸骨前路径

六、腋窝径路

悬吊肿瘤侧上肢，暴露腋窝。腋窝处取一 30 mm 切口，沿胸大肌筋膜浅层颈阔肌下分离至甲状腺，穿刺 12 mm Trocar，缝线固定。注入 CO_2 气体，压力 6 mmHg；送入腹腔镜，在其监视下于该操作孔下方穿刺 2 个 5 mm Trocar（图 2-5），用以送入抓钳、超声刀、剪刀等腹腔镜器械。游离皮下间隙，建立皮下隧道至颈部。该径路最大的优点是切口非常隐蔽，美容效果极佳；其主要缺点是处理对侧病灶较困难，尤其是处理对侧甲状腺的上极，故仅适合于单侧病变；又由于操作器械间距较小，手术难度较高，应用受到限制。

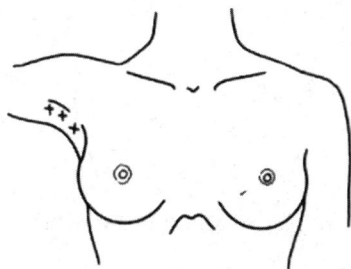

图 2-5　腋窝路径

七、腋-乳联合径路

主要有腋-双乳联合径路和双侧腋-乳联合径路。前者分别在双侧乳晕及患侧腋窝做 5 mm 切口，钝性游离皮下腔隙，分别置入长度为 20 cm 的 5 mm Trocar（图 2-6）；充入 CO_2 气体维持手术空间；中间乳晕戳口为观察孔，两侧戳口为操作孔。标本经扩大后的腋窝切口取出。后者在双侧乳晕处各做 12 mm 切口，在两侧腋窝分别做 5 mm 切口（图 2-7），钝性游离皮下隧道后置入相应口径 Trocar，充入 CO_2 气体维持手术空间，压力 5～6 mmHg；一侧乳晕戳孔为观察孔，其余均为操作孔。切除肿块置入标本带中自乳晕戳孔取出。两种方法均可行双侧甲状腺切除，且瘢痕隐蔽，美容效果较好。缺点是皮下游离范围较广，创伤较大。

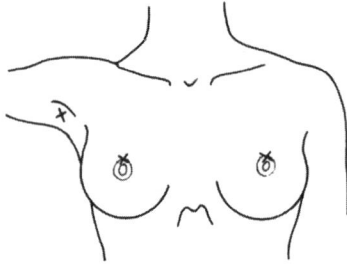

图 2-6　腋-双乳联合路径

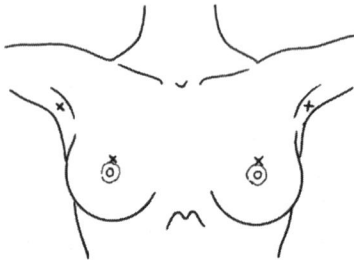

图 2-7　双侧腋-乳联合路径

八、其他径路

以上介绍的径路是文献报道中最常用的。除此之外，一些新奇的手术径路已经或正在被设计出来，并可能在不远的将来应用于临床。如颈后入路，经乳突与颈后线间作一 3～4 cm 切口完成手术，切口被头发遮盖。再比如真正的无瘢痕甲状腺手术——经自然孔道腔镜手术（NOTES），已经在尸体上被证实是可行的，可能不久将应用于临床。此外，机器人已经被应用于腔镜甲状腺手术，使其更加准确、精细和先进。该手术主要通过腋窝径路实施。随着机器人设备的普及，该术式也将在世界范围内得到推广。

上面介绍的这些径路均有其优缺点，没有一种径路是金标准。根据文献报道和我们的经验，最佳手术径路的选取是根据疾病情况、患者的意愿、医师的经验、医院设备条件等综合权衡之后做出的，前提条件是手术的安全性和有效性，在此基础上追求最大限度地减轻手术创伤，缩小或隐蔽手术瘢痕，以达到美容目的，不能片面追求美容和微创而将治疗效果忽略，这是本末倒置的。

第三节　甲状腺良性疾病腔镜手术

1997 年，Huscher 等报道了首例腔镜甲状腺手术。此后，腔镜甲状腺手术以其美观、恢复快、术野清晰等优点在世界范围内逐渐流行推广。在甲状腺良性疾病的治疗中，腔镜手术取得了良好的临床效果。下面以乳晕径路为例做一介绍。

一、适应证和禁忌证

（一）适应证

（1）甲状腺腺瘤。

（2）甲状腺囊肿。

（3）结节性甲状腺肿（单个或多个，最好直径≤5 cm）。

（4）孤立性的毒性甲状腺结节。

（二）绝对禁忌证

（1）有严重的心、肝、肺、肾等主要脏器功能不全，全身情况差，不能耐受麻醉及手术者。

（2）难以纠正的严重凝血功能障碍。

（3）既往有颈部放射治疗史。

（4）巨大的甲状腺肿块（直径＞5 cm）。

（5）甲状腺功能亢进（Ⅲ度）。

（6）恶性肿瘤发展快、有广泛淋巴结转移。

（三）相对禁忌证

（1）颈部既往有手术史。

（2）甲状腺炎。

（3）甲状腺功能亢进（Ⅱ度以下）。

二、术前准备

除常规的血常规、凝血功能、心电图检查和胸片检查外还应选择以下检查。

（1）甲状腺功能检查。

（2）甲状腺超声。

（3）颈部CT。

（4）甲状腺细针穿刺细胞学检查。

（5）同位素扫描。

（6）声带活动功能检查。

三、手术方法

（一）麻醉

一般采用气管插管全身麻醉，胸骨切迹径路也可采用颈丛麻醉。

（二）体位

手术体位与传统手术类似，头不必过分后仰，使颈部皮肤松弛，以利于充气制造空间。手术开展初期，应在皮肤消毒前在颈部手术区标记结节所在位置、双侧胸锁乳突肌、胸骨上切迹、甲状软骨及套管位置，以利于确定皮瓣剥离范围和术中肿块定位。

（三）手术空间的建立及维持

详细内容见图2-8。

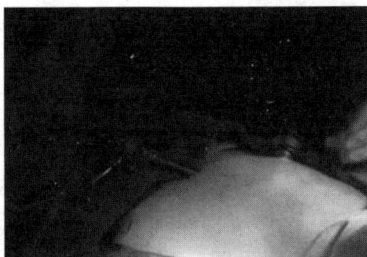

图 2-8　Trocar 放置

四、手术步骤

(一)腔镜甲状腺结节切除术

适用于甲状腺单个孤立的良性结节。建立手术操作空间后，纵行切开颈白线。分离病灶侧颈前肌群与甲状腺之间的疏松间隙，显露甲状腺及肿块。病灶侧甲状腺前肌群是否切断，应视病灶大小、位置而定。上极肿块、较大肿块，为了便于显露，可切断患侧部分甲状腺前肌群，也可以用丝线贯穿缝合舌骨下肌群并经皮肤引出，在体外通过牵拉丝线来牵开甲状腺前肌群，显露术野。暴露患侧甲状腺，寻找到肿块后，用无创伤抓钳提起正常甲状腺组织，沿肿块边缘用超声刀边分离边凝切，直接将肿块及周围部分腺体切除。甲状腺肿块切除后，置入标本袋中，由 10 mm 戳口取出。若肿块为囊性，也可将囊液抽尽后取出。送快速病理检查。冲洗手术野，确切止血后，缝合颈前肌群和颈白线。创面放 5 mm 引流管。通过挤压尽量排空皮下气体后，关闭切口。

(二)腔镜单侧甲状腺大部切除术

对甲状腺多发或较大的结节则需行甲状腺大部切除术。建立手术操作空间后，纵行切开颈白线。分离病灶侧颈前肌群与甲状腺之间的疏松间隙至胸锁乳突肌内侧，并切断颈前肌群。可以用两根丝线牵开胸锁乳突肌，以利于肿块显露。在患侧甲状腺下极钝性分离游离出甲状腺下血管和喉返神经，远离喉返神经，用超声刀切断血管。接着从下外侧至上游离甲状腺，同法处理甲状腺中静脉。然后将甲状腺向上内侧翻转，游离并显露甲状腺上极血管和喉上神经，紧贴甲状腺上极用超声刀凝固切断甲状腺上血管。处理血管时也可用钛夹夹闭后切断。在整个过程中要注意对喉返神经、喉上神经和甲状旁腺的辨认和保护。然后离断悬韧带和甲状腺峡部，用超声刀切开甲状腺，切除甲状腺前侧大部分，保留后侧少量甲状腺组织。标本送入标本袋从 10 mm 切口取出，送快速病理检查。冲洗手术野，确切止血后，缝合颈前肌群和颈白线。创面放引流管。通过挤压尽量排空皮下气体后，关闭切口。

（三）腔镜双侧甲状腺大部切除术

操作同单侧甲状腺大部切除术，处理完一侧甲状腺再处理另一侧。

五、术后处理

（1）观察生命体征变化、发声和吞咽情况。

（2）备气管切开包。

（3）引流管放置 1～2 天。

（4）术后 2～3 天可以出院。

（5）随访。

六、并发症及防治

根据文献报道，腔镜手术并发症与传统手术无明显差别，甚至少于传统手术，较常见的并发症有以下几种。

（一）皮下气肿和高碳酸血症

如果 CO_2 注入压力过高，可造成广泛而且严重的皮下气肿，甚至纵隔气肿，进而影响患者的呼吸、循环功能。一般来说，术中 CO_2 压力控制在 6～8 mmHg，是较为安全的，不会对患者的生理功能造成较大的影响。尽量缩小皮下游离面积，手术完成后应尽量挤出皮下积气，以防皮下气肿的发生。

（二）出血

由于甲状腺本身血供丰富，尤其是甲状腺功能亢进症时，血管充血扩张，增多增粗，出血更易发生。术中应充分暴露手术区域，保持术野清晰。在甲状腺大部切除时，应首先处理下内侧的甲状腺下极血管和外侧的甲状腺中静脉，这是减少和防治术中出血的关键。

（三）喉上、喉返神经损伤

由于腔镜的放大作用，术中可清楚地辨认喉上、喉返神经，只要处理甲状腺血管时远离神经，则可减少或避免喉上、喉返神经永久性损伤。大多喉上、喉返神经损伤是牵拉造成神经水肿所致，待炎症消退后可以恢复。

（四）甲状旁腺损伤

甲状旁腺位于甲状腺背侧被膜外，位置深，难以清晰显露，多因过于追求病灶的扩大切除，甲状腺背侧被膜保留不足而导致误伤，主要见于甲状腺病灶位于腺体深部的病例；也有报道是术中超声刀的热力损伤引起；多表现为一过性低钙血症，一般不需特殊处理；经术后静脉及口服补充钙剂，3个月内症状消失。术中应保证超声刀距离甲状旁腺足够的距离，防止热损伤。

（五）甲状腺功能减退

术中甲状腺组织切除过多或残留腺体的血液供应不足可导致甲状腺功能减退。因而，在切除甲状腺腺体时，需保留腺体背面5 mm厚的甲状腺组织，使残留部分有拇指末节大小。另外，在结扎甲状腺动脉时，应保证残留甲状腺腺体有相应的血液供给。术后一旦发生，应口服甲状腺素片控制甲状腺素水平。

（六）中转开放手术

文献报道中转率0～13%不等，中转原因主要有术中出血、肿块过大、冰冻切片示恶性肿瘤，另外还有局部粘连、喉返神经显露困难、淋巴结转移等。总体上腔镜甲状腺手术对技术熟练的腔镜医师是安全的，但手术指征仍须严格把握，并随时做好中转手术的准备。

七、甲状腺良性疾病腔镜手术的评价

甲状腺良性疾病腔镜手术不仅达到了同传统手术完全相同的治疗效果，而且具有美观，术中出血少，术后恢复快、并发症少、住院时间短等的优点。因而腔镜下甲状腺切除术集治疗和美容为一体，安全可行，具有广阔的发展前景。

第四节　腔镜辅助甲状腺癌手术

甲状腺癌患者年轻女性较多，术后生存时间也比较长，同时出于提高生活质量的要求，甲状腺癌患者也希望颈部美观。腔镜甲状腺癌切除术最早由 Miccoli 等于 2002 年报道。多宗大样本研究表明，对于低度恶性的甲状腺乳头状癌，MIVAT 及完全腔镜下手术是安全有效的，其并发症发生率、术后 5 年生存率等方面与传统手术无明显差别。现对腔镜辅助甲状腺癌切除术做一介绍。

一、适应证

目前认为较小的低度恶性的甲状腺乳头状癌，即 45 岁以下、没有淋巴结肿大、没有肿瘤局部侵犯的患者可行腔镜甲状腺癌切除术。

二、禁忌证

（1）既往颈部有手术或放疗史、甲状腺炎。

（2）有严重的心、肝、肺、肾等主要脏器功能不全；全身情况差不能耐受全麻。

（3）难以纠正的严重凝血功能障碍。

（4）恶性肿瘤发展快、有广泛淋巴结转移。

三、术前准备

术前应仔细进行全面体检，注意有无肺、肝的转移。术前诊断未明确，核素扫描为无功能结节的甲状腺病变，或有颈淋巴结肿大的，在术前需作细针穿刺细胞学检查。应做好术中快速病理检查准备。

四、手术方法

（一）麻醉

气管插管全身麻醉。

（二）体位

患者取仰卧位，颈部无须垫高。

（三）手术径路

以 Miccoli 采用的胸骨切迹上小切口途径为例介绍。

五、手术步骤

（一）操作空间的建立

于胸骨切迹上 2 cm 处做一长约 1.5 cm 水平切口，切开皮下脂肪与颈阔肌，切开时应仔细操作以避免任何微小的出血。纵向切开颈白线至少 3 cm。用 2 个常规拉钩维持操作空间，一个拉钩牵起带状肌，也可以使用悬吊技术将胸锁乳突肌向外侧牵开以扩大手术空间，另一个拉钩协助显露甲状腺腺叶（图 2-9）。经皮肤切口用常规手术器械游离带状肌与甲状腺之间的间隙，置入 5 mm 30°腹腔镜。在腔镜视野下用直径 2 mm 的器械操作。

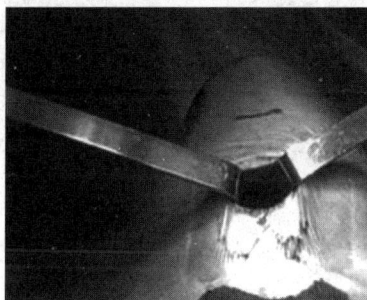

图 2-9　牵开切口

（二）结扎主要甲状腺血管

喉返神经尚未显露前，避免电凝（单、双极）至关重要。可用施夹器以小血管夹止血。首先游离出甲状腺中静脉，用小血管夹夹闭甲状腺中静脉后离断，显露甲状腺上极。向下牵拉甲状腺腺叶，将喉上神经向外侧牵开，用小血管夹夹闭甲状腺上动静脉后离断。在大多数手术中，喉上神经外侧支很容易鉴别，可避免损伤。夹闭并切断甲状腺下血管，显露气管前外侧面。

（三）暴露喉返神经与甲状旁腺

向内上方牵引甲状腺腺叶，用剥离器轻轻推开甲状腺床的筋膜。喉返神经一般位于甲状腺气管沟内。由于内镜的放大作用，很容易发现甲状旁腺。处理靠近喉返神经的血管时，可用施夹器以小血管夹止血。通过这种方法，将喉返神经及甲状旁腺从甲状腺游离。

（四）切除甲状腺

取出内镜和拉钩，用常规血管钳小心地将腺体上部移至切口外（图 2-10），在腺体上极轻轻牵引可将腺体完全取出。这时手术操作同开放手术一样是在直视下进行的。结扎小血管，离断 Berry 韧带，将腺叶从气管游离（图 2-11）。再次检查喉返神经，避免损伤是非常重要的。将峡部从气管游离切断。同法处理对侧甲状腺腺叶。标本取出后用大量蒸馏水浸泡冲洗手术空间，创腔放引流管，缝合颈白线和颈阔肌（图 2-12），切口用皮下缝线缝合或用皮肤胶粘合。

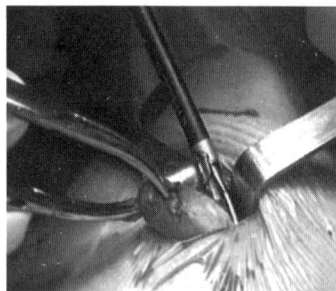

图 2-10　提出肿块

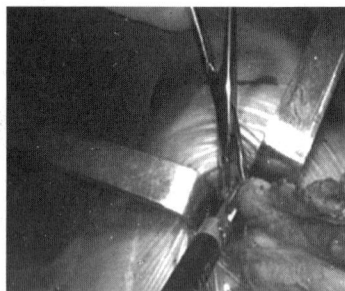

图 2-11　切除肿块

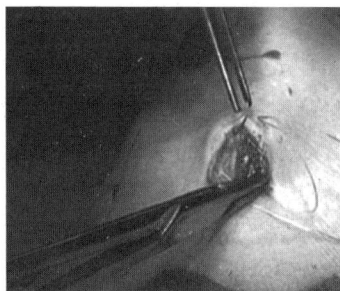

图 2-12　缝合颈白线

六、术后处理

（1）全麻患者清醒后即可改为半卧位。

（2）术后 24 小时内严密观察有无创口出血和呼吸困难等并发症。床边常规放置气管切开包。

（3）术后 1～2 天拔除引流管。

（4）监测血钙水平，如发生低钙血症，经静脉或口服补充钙剂。

（5）监测甲状腺素水平，如出现甲状腺功能减退，需口服甲状腺素片替代治疗。

对于甲状腺恶性肿瘤是否适用于腔镜手术的问题，目前仍存在很大争议，争议的焦点是甲状腺癌进行腔镜甲状腺手术的切除范围是否能够达到开放手术要求、腔镜手术过程是否会引起肿瘤的播散和手术后患者的生存时间是否会受到影响。有学者主张，在腔镜甲状腺切除术发展成熟到有足够的信心清除沿颈动脉分布的淋巴结之前，不宜应用于处理恶性肿瘤。目前 MIVAT 仍主要限于低度恶性的甲状腺乳头状癌，但相信随着技术的进步，经验的积累，其应用范围将逐渐拓宽。

第五节　腔镜甲状旁腺手术

Gagner 于 1996 年首次报道内镜下甲状旁腺切除术，随后陆续开展起来。与传统手术相比，腔镜甲状旁腺手术不仅疗效相同，且具有很好的美容效果。足够的手术操作空间、腔镜的放大作用和超声刀确切的凝血功能及无热传导效应，为腔镜甲状旁腺手术的成功开展提供了保证。

一、适应证

甲状旁腺功能亢进，术前诊断为甲状旁腺腺瘤者。

二、禁忌证

（1）合并巨大结节性甲状腺疾病者。

（2）甲状腺、甲状旁腺及颈部手术史者。

（3）颈部放射史者。

（4）凝血功能障碍者。

（5）病态肥胖及内科治疗有效者。

三、术前准备

腔镜甲状旁腺手术的术前准备基本同传统手术，术前需行 ^{99m}Tc 甲状腺区扫描，颈部 CT 与高清晰度 B 超定位，以及血钙和甲状旁腺素（Para thyroid hormone，PTH）等检查。

四、麻醉方法

采用全身麻醉方法。

五、手术方法

（1）体位、操作空间的建立和维持同腔镜甲状腺手术。

（2）沿颈白线纵行分离带状肌，向一侧牵引。辨清甲状腺峡部，根据术前的定位游离患侧甲状腺腺叶。

（3）显露白色的颈血管鞘，到达甲状腺的后外侧方。切开甲状腺后部与气管间联系的筋膜。

（4）甲状腺上极很容易向前方牵开，检查上甲状旁腺。再由甲状腺腺叶自外侧向中间游离，显露下极，检查下甲状旁腺。显露甲状旁腺肿瘤。

（5）甲状旁腺腺瘤血管用超声刀离断，边切边凝切除病变腺瘤。

（6）切除标本置入塑料袋中取出，并立即行冰冻切片检查。

（7）冲洗创腔，仔细止血，放置引流管。

（8）缝合带状肌，免缝胶带粘贴切口。

术中分离甲状旁腺时应非常小心，一旦甲状旁腺被膜破裂，高功能性细胞就有可能外溢，从而导致腺瘤细胞自体种植和甲状旁腺功能亢进复发。探查时应注意检查常见异位甲状旁腺位置。术中可监测甲状旁腺素水平，以判断肿瘤是否完全切除。

六、术后处理

术后 24 小时内严密观察有无创口出血和呼吸困难等并发症。床边常规放置气管切开包，吸引器，给氧装置。术后第二天查血钙浓度，一般来讲术后第二天血钙下降至正常水平以下，这时需补充钙制剂，数天后血钙可完全恢复正常水平。术后 5～10 分钟 PTH 可下降至术前值的 50％以下，一个月后 PTH 可降为正常。

第三章

腔镜下乳腺癌手术

第一节　乳腺癌腔镜腋窝前哨淋巴结活检术

腋窝淋巴结清扫（ALND）曾经是乳腺癌手术的重要组成部分，它可为乳腺癌做病理分期、预后判断和治疗选择提供信息和资料；但是 ALND 后常产生上肢水肿等并发症。故当保乳治疗方法兴起后，如仍一味对全部患者采用 ALND 是不合理的。因此前哨淋巴结活检（SLNB）开始成为保乳手术后的一种最小手术方法。

前哨淋巴结活检（sentinel lymph node biopsy，SLNB）是近十余年来早期乳腺癌应用保乳手术替代根治性手术后，在乳腺癌治疗中的一个重大进步，应用微创活检技术，准确确定淋巴结状况，与经典的根治性手术相比，对淋巴结无转移的患者可免除腋淋巴结清除的创伤或术后腋窝放疗所带来的并发症。

前哨淋巴结的定义是原发肿瘤向淋巴管或淋巴结引流的第一个或数个淋巴结。前哨淋巴结阴性时，其他淋巴结有跳跃性转移的机会很少，约 5%～10%。临床上前哨淋巴结活检的技术在有经验的团队中已经相当成熟，有很高的成功率及较低的假阴性率。但该技术需要外科、影像诊断科、核医学科及病理科的密切合作。然而在初开展此项工作时，为了提高活检的成功率，需要有完整的训练曲线，在确保熟练掌握此技术后逐步作为临床应用，以替代腋淋巴结清除术。

前哨淋巴结目前已是早期浸润性乳腺癌的标准治疗方式。2009 年 ST. Gallen 早期乳腺癌辅助治疗的专家共识，支持该方法的适应证是除了炎性乳腺癌以外所有临床腋淋巴结阴性的早期浸润性乳腺癌。如果临床有可疑肿大淋巴结并在超声引导下进行细针或空芯针穿刺活检、经细胞学或组织学检查阴性及临床 N_0 患者需新辅助化疗前都可以作前哨淋巴结活检。

一、前哨淋巴结的操作

前哨淋巴结活检时均需应用示踪剂，包括蓝染料和核素标记物。蓝染料包括专利蓝和异疏蓝。国内较多应用亚甲蓝，核素示踪剂推荐使用^{99m}Tc 标记的硫胶体，标记核素强度 $0.5 \sim 1.0$ mCi/$0.5 \sim 2.0$ mL。该示踪剂对患者及医务人员均是安全的，不需要特别防护。两种示踪剂均有较高的成功率，但亦有一定的假阴性率。如二者联合应用则成功率更高。

二、示踪剂注射部位

由于肿瘤周围的皮下、乳晕下有较丰富的淋巴管，故示踪剂可注射于肿瘤表面的皮内或皮下，乳晕皮内或皮下，以及肿瘤周围的乳腺实质内，其成功率相似。但如果乳房外上象限已进行过活检时，常干扰腋部的淋巴回流而使活检失败。核素示踪剂注射时间一般要求在术前 $3 \sim 18$ 小时，采用皮内注射可以缩短到术前30 分钟。在应用核素示踪剂时可以在术前先作淋巴显像，有助于确定腋窝以外的前哨淋巴结，但对腋窝前哨淋巴结的检出并非完全必要。应用染料示踪剂可在术前 $5 \sim 10$ 分钟时注射。一般常注射于乳晕下，用量为 1 mL，注射后进行局部按摩，增加局部的压力，促进淋巴引流达区域淋巴结。

三、前哨淋巴结的意义

术时包括蓝染淋巴结，蓝染淋巴管直接指向的淋巴结，或同位素注射后任何一个放射计数达到最高计数值 10% 或以上淋巴结，或在手术时发现任何有可疑的淋巴结均应予以评估。前哨淋巴结数一般为 $2 \sim 3$ 枚，15% 患者可以检测出 4 枚以上前哨淋巴结。前哨淋巴结的假阴性率为 $10\%\sim15\%$ 。如找到多枚前哨淋巴结时假阴性率为 4.3% 。两种方法联合检测时为 8.7% ，单用染料法时可达 17.7% 。

四、术中淋巴结的确认

前哨淋巴结活检需要在术中正确判断淋巴结有无癌细胞转移。如有转移者则必要时可一次完成腋淋巴结清除术，推荐使用的方法有冰冻外切片病理组织学和印片细胞学检测作为术中诊断的检测方法。术后分子诊断技术则较病理组织学技术更为快速简便。目前已在一些有分子诊断技术条件的医院开展。术后病理组织学诊断仍是诊断的金标准。推荐可将淋巴结沿长轴切成 $2\,mm$ 厚的组织块，对每个组织块进行逐层或连续切片用 HE 染色。病理切片不常规推荐应用免疫组化染色。如无连续切片条件者应将淋巴结沿长轴切开，每个组织块切一个层面作 HE 染色。

五、前哨淋巴结转移类型的判定标准

淋巴结的部位不影响诊断，转移灶可位于淋巴结内、突破淋巴结包膜或侵犯淋巴结外。一般前哨淋巴结转移可以有以下几种情况。①宏转移：淋巴结内有大于 $2\,mm$ 的转移灶，常标记为 pN_1 （SN），此类情况下非前哨淋巴结的转移机会较高，最多可达 50% ，建议作腋淋巴结清除术。②微转移：淋巴结内转移灶大于 $0.2\,mm$ ，但小于 $2.0\,mm$ ，常记录为 pN_1mi 或 pN_1mi （sn）。单个转移灶为微转移的患者接受保乳治疗时可以不推荐腋淋巴结清除，其他情况下的处理同宏转移。但如作腋清扫时可导致 15% 患者分期提高，7% 患者改变辅助治疗方案。③ITC：单个肿瘤细胞或最大径 $\leqslant0.2\,mm$ 的小簇肿瘤细胞，单张组织切片不连续或接近连续的细胞簇少于 200 个细胞，称 ITC （个别细胞），记录为 PN_0 （it）或 PN_0 （it）（sn）。如使用分子技术（RT-PCR）检出组织学阴性淋巴结的微小转移灶标记为 PN_0 （molt）或 PN_0 （molt）（sn）。此类患者如作腋清扫可有 4% 患者分期提高，但不接受腋清扫者的腋窝复发率无明显改变，也不推荐常规腋清扫术。

六、乳腺癌 SLN 活检取代腋淋巴结清扫的大型临床试验

NSABPB32 共入组 5 600 例患者，已于 2004 年 2 月结束入组，随访期为 10 年。入组的标准为临床腋窝淋巴结阴性、可手术的浸润性乳腺癌患者，要求术前有原发灶的明确病理诊断。排除标准包括腋窝淋巴结已接受活检，原发肿瘤溃疡、红肿、皮肤侵犯、胸壁侵犯，多中心肿瘤，乳腺其他恶性肿瘤，隆胸或假体植入术后，以及既往用过化疗、放疗、内分泌治疗等的患者。该实验主要目标是比较 SLN 阴性的患者和阳性患者不同手术方式的预后，免疫组化发现 SLN 微转移的预后，SLN 活检在不同研究者中的成功率、敏感度和假阴性率。同时比较两组的并发症和患者的自我评价。

由美国外科医师协会组织的 Z0010 试验针对 T_1、T_2、N_0、M_0 乳腺癌，接受保乳手术、SLN 活检、髂脊骨髓穿刺，已结束入组，共 5 539 例患者入组。SLN 活检阳性或失败者行腋清扫。SLN 阳性者亦可进入 Z0011 试验；SLN 活检阴性者不再行腋清扫。然后进行放疗和全身辅助治疗。该研究主要目标是比较两组的总生存率；次要目标为 HE 染色的诊断价值，SLN 阴性患者无远处转移生存率和腋窝复发率，免疫组化发现 SLN 微转移的预后，骨髓微转移的预后。

Z0011 试验针对 T_1、T_2、N_0、M_0 乳腺癌，接受保乳手术、SLN 活检，SLN 阳性患者随机分为腋清扫组和无腋清扫组。2 枚或 2 枚以上 SLN 阳性者、淋巴结结外浸润的患者被排除。研究主要目标是比较两组的总生存率和并发症。

尽管上述前瞻性临床研究的主要观察终点，也就是生存率的比较均未报告，需一定时间的随访；但是，初步的分析已经显示；腋窝前哨淋巴结活检技术能够准确判断淋巴结状态，相比传统的腋淋巴结清扫术，该技术显著降低了手术并发症。

第二节　乳腺癌腔镜腋窝淋巴结清扫术

腋窝淋巴结清扫是乳腺癌改良根治的重要组成部分,为完成腋窝淋巴结清扫以及乳腺原发灶的切除,常需巨大的手术切口以及助手长时间的拉钩配合,不但费时费力,还影响美观。腔镜腋窝淋巴结清扫术可改变开放腋窝淋巴结清扫的手术方法,缩小手术切口,改变腋部伤口对腋窝及上肢功能的影响,是乳腺外科的重要进展之一。

一、解剖要点

腋窝分四个壁。①前壁:由胸大小肌、锁骨下肌和锁胸筋膜构成。②外侧壁:由肱骨结节间沟、肱二头肌短头和喙肱肌组成。③内侧壁:由前锯肌及其深面的上4个肋与肋间隙构成。④后壁:由肩胛下肌、大圆肌、背阔肌与肩胛骨构成。其间主要由脂肪组织、淋巴组织以及神经血管组织填充。乳房约75%的淋巴引流经此流向腋窝淋巴结,因此多数情况下乳腺癌的转移部位首先是腋窝淋巴结。因此,腋窝淋巴结清扫是乳腺癌手术的重要环节。腋窝清扫时要求完整切除腋窝中淋巴结,由于淋巴结散布在腋窝脂肪组织之中,因此腋窝清扫只有将脂肪组织一并清除才能确保手术的彻底性。腔镜手术的前提条件是要有足够的操作空间,通过溶脂吸脂技术吸除脂肪组织后充入CO_2,即可建立充分的操作空间,为腔镜手术提供了条件。

二、手术适应证

(1) 乳腺癌适合保乳手术者。

(2) 腋窝无明显肿大融合的淋巴结。

(3) 肿瘤位于乳房内上、外下或内下象限,采用横切口进行改良根治时腋窝显露困难者。理论上所有的可手术乳腺癌均可采用腔镜进行腋窝淋巴结清扫,但如果肿瘤位于外上象限,所选术式为改良根治术,较小切口即可完成开放条件下的腋窝清扫,此时如进行腔镜下腋窝清扫则不能使患者获得更多的益处。

三、术前准备

术前1天进行同侧腋窝及乳房的皮肤准备，包括：刮尽腋毛以及乳晕周围的体毛，手术区域表面皮肤包括腋窝和乳房的皮肤清洁；确定好病灶的位置并在体表做好标记。

四、手术步骤

（一）手术体位及麻醉

患者仰卧，气管插管全麻，患侧上肢外展90°，手术床要求能控制侧偏角度，患侧垫高15°～30°。有足够强度的头架固定上肢。术前标记肿块位置、胸大肌外缘及腋窝边界。麻醉以气管插管全麻为宜。

（二）手术入路和器械选择

确定 Trocar 放置的位置，Trocar 入口选择的原则为：隐蔽或术后疤痕不明显，有利于手术操作，应尽量选择在乳房切除、保乳手术切口内，或选在术毕可用于放置引流管的位置。为避免术中操作器械的相互影响，Trocar 之间的距离大于 5 cm。

观察镜采用 10 mm 或 5 mm 的 30°镜有利于增大手术视野，方便手术操作；采用螺纹 Trocar 有利于固定，避免 Trocar 随着手术操作上下移动。手术中的分离切割、止血，主要用电凝钩操作，处理较大血管时也可使用超声刀。吸脂时采用带侧孔的有手柄的金属吸头。

（三）溶脂与吸脂

溶脂液配制：灭菌蒸馏水 250 mL＋注射用生理盐水 250 mL＋2％利多卡因 20 mL＋0.1％肾上腺素 1 mL，配成 521 mL 的溶脂液。

溶脂吸脂方法：采用较粗长针头经腋窝由浅入深注入溶脂腔，在皮下及较深脂肪层内均匀浸润。包括喙锁筋膜深面、背阔肌前缘、腋静脉下方的脂肪间隙。溶脂液注射总量在 300～500 mL 左右。溶脂液注射 10～20 分钟后再开始吸脂，吸脂时为防止损伤重要结构，需避免吸引头侧孔朝向腋静脉、胸背及胸长神经。吸脂过程中可结合腋静脉的体表投影及背阔肌的解剖位置确定吸引头进入的长度和深度。

（四）操作程序及术中注意事项

主要操作同"同全腔镜乳腺癌改良根治术"中的"腔镜下腋窝淋巴结清扫术"。

五、术后处理

腔镜下腋窝淋巴结清扫术不是一单独的手术，可能是保乳手术或改良根治术的一部分，因此其术后处理同遵循保乳手术或改根治手术的处理原则。

第三节　乳腺癌腔镜内乳淋巴结切除术

在乳腺癌根治术后有一部分病例出现内乳区的复发，同时Turner-Warwick 应用核素[198]Au 注入乳房，经追踪发现乳房的淋巴结引流 75％到腋部淋巴结，25％到内乳淋巴结，因而在 20 世纪 50 年代后期起开展了很多的包括内乳淋巴结清除的扩大根治术。复旦大学附属肿瘤医院在总结 2 000 余例扩大根治术后，病理分析内乳淋巴结的转移率为 15％，病灶位于乳房内侧或中央部，尤其是临床ⅡB 或Ⅲ期的病例，有腋淋巴结转移时内乳淋巴结转移率较高，其内乳淋巴结转移率可达 25％。术后随访资料比较了根治术与扩大根治术的疗效，在临床Ⅰ、Ⅱ期病例无差别。在Ⅲ期同时伴临床腋淋巴结有肿大，病理证实有转移的患者，此组患者应用扩大根治术的疗效较好。扩大根治术目前不是作为常规的手术方式，而是选择性用于部分Ⅱ、Ⅲ期尤其病灶位于乳腺中央或内侧，同时伴有腋淋巴结肿大的病例（图 3-1）。

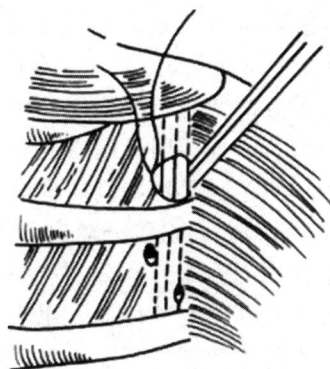

图 3-1　分离内乳血管

　　内乳淋巴结的清除有两种手术方式：① 胸膜内扩大根治术——Urban 创用的方法，手术将第 2、3、4 肋软骨及其周围第 1～4 肋间内乳血管及其周围淋巴结、胸膜一并清除，用阔筋膜张肌修补胸膜缺损，术后必须放置胸腔引流管。② 胸膜外扩大根治术（即 Margottini 手术）——手术时切除第 2、3、4 肋软骨，将其下方内乳血管及淋巴结清除，保留胸膜，该方式由于术时未进入胸腔，因而不需要修补胸膜及置胸管，减少了术后肺部并发症。

　　临床Ⅱ、Ⅲ期病灶，尤其位于乳房中央及内侧者适合此手术方式。此手术方式可以了解内乳淋巴结有无转移，因手术清除了内乳淋巴结，对内乳淋巴结可能有转移者术后避免内乳区的放射治疗。同时该手术亦可以作为术后分期的指标。

　　年老体弱或有呼吸道及心血管系统并发症者不宜行此手术。亦有在根治术或改良根治术后用放射治疗代替内乳淋巴结的清除。

　　手术可采用全麻或硬膜外麻醉，体位及皮肤准备同根治术或改良根治术。

　　内乳淋巴结清除常在根治术或改良根治术同时进行，内乳淋巴结可与根治术或改良根治术的标本整块切除。亦可先切除乳腺及腋淋巴结，以后再做内乳区的清除。

　　在做改良根治术时，可在胸大肌内侧部，将第 1～4 肋软骨表面的胸大肌切开，暴露第1～4肋间。术时先在第2肋软骨上缘于胸骨旁将肋间肌切开，切口约1.5～2 cm，直达胸横筋膜。将胸横筋膜切开，即可见其下方的脂肪组织，内乳血管即位于其中。用小纱布或棉花球将脂肪组织推开即可暴露内乳血管。一般静脉在内侧、动脉在其外侧，注意轻柔地解剖。将血管先少许提起，然后用蚊式钳沿血管深面分离，将血管分离出。有时此肋间隙很窄，或在分离时因肋间血管或内乳血管的分支破裂而有出血时，不要盲目钳夹或分离，否则容易损伤乳内血管主干，或损失胸膜引起气胸。可先用纱布将该肋间隙压迫止血，以后再由下而上逆行操作时解剖出血管。血管分离出后用丝线穿过结扎，然后切断。

在第4肋间胸骨缘外侧同样切开肋间外肌及肋间肌后，可看到胸横肌的筋膜，该筋膜略呈银白色，可在此筋膜层表面分离。因内乳血管即在该筋膜的表面，如将胸横肌切开容易损伤胸膜。用示指进入肋间隙在胸横筋膜表面，在第4肋软骨后方进入分离，应用手指指腹，推开肋间隙，推的方向是有内向外，手指进入后先分离胸骨后方再向外侧推，要轻柔，手指推开到达第4肋上缘后，可以用骨剪先切开肋软骨的外侧部，用巾钳轻轻将肋软骨提起，将肋软骨的骨膜剪开，然后再将肋软骨与胸骨的连接部切断。在第4肋软骨切断后，可解剖出乳内血管下端。第4肋间内乳血管的位置通常在偏内侧，贴近胸骨缘的脂肪组织内，予以分离，结扎后切断，再结扎。第4肋软骨切断后暴露的空间较大，操作较为方便。用同样的手法在第2、3肋软骨后方分离，再予以切断。第2肋软骨后方，内乳血管位于胸膜表面。该处已无胸横肌，在推胸膜时容易损伤而引起穿孔。有学者的经验是用示指在第2肋骨后方稍做推开后，指尖向上方顶，在第1肋间处见到手指后将表面胸内筋膜顶出，再将第2肋软骨剪断。这样第2、3、4肋软骨连同其深面的内乳血管及淋巴结可以做整块的切除。

肋软骨切除后缺损一般不必做修补，可将游离的皮瓣在肋软骨切缘的下缘及下一肋骨的上缘做固定，同时肋软骨下缘常有肋间血管的小分支，在该处与皮瓣固定后亦可防止术后的出血。

　　内乳淋巴结清除，目前临床应用较前为少，由于治疗概念的改变，同时放射治疗的技术不断改进，术后应用放射治疗代替了内乳淋巴结的清除。但如病灶位于乳房中央或内侧部，尤其是临床二、三期的患者，仍有一定的意义，可了解内乳淋巴结有无转移，同时提高肿瘤的局控率。

　　意大利 Yeronesi 在 20 世纪 70 年代首先开展了乳房象限切除术（联合放疗）治疗早期乳腺癌；随后美国 Fisher 又开展了广泛切除肿块（联合放疗）的方法。经过 20 年的随访证实了保乳手术可替代根治术治疗早期浸润性乳腺癌，至今保乳手术已经成为外科治疗早期乳腺癌的最佳选择。

　　但是必须倡导保乳治疗的规范化，要具备三个必要条件：①应具备技术和设备。②了解保乳手术的特点，患者要明确保乳意图。③患者有条件接受术后放疗及影像学随访。

第四章

腔镜下肝脏手术

第一节 概 论

在 1987 年腹腔镜胆囊切除术问世以前，世界上就已经有了腹腔镜肝脏脓肿引流术、腹腔镜肝脏活检术等报道，但作为高难度的腹腔镜肝切除术（laparoscopic hepatectomy，LH），1991 年 Reich 等才首次报道对肝脏良性病变成功施行腹腔镜局部肝脏切除术。我国首例腹腔镜肝脏切除术于 1994 年由周伟平等报道，有学者 2003 年报道 20 例 LH，也有学者在 2004 年报道了 27 例 LH，到 2003 年初全世界约有 460 余例腹腔镜肝脏切除术报道。某学者在 2005 年报道应用腹腔镜彭氏多功能手术解剖器（laparoscopic Peng′s multifunction operative dissector，LPMOD）刮吸手术切肝法 54 例。目前，腹腔镜肝脏切除手术已从起初的局部切除向较大范围的解剖性肝叶切除发展，但由于肝脏复杂的解剖结构、丰富的血供以及没有理想的断肝工具等原因，较大范围的腹腔镜肝脏切除手术例数仍不多。2002 年 Lancet 杂志报道 2 例腹腔镜活体肝移植左肝外叶供肝的切取，手术分别历时 6 小时和 7 小时。2 例腹腔镜活体肝移植左肝外叶切取的成功，并顺利被用于受体移植，标志着 LH 在目的和功能上的深刻演变，即由单纯切除病变肝组织，到切取正常肝组织并且保证其功能的完好而移植于受体，这种变化可能会带动其他领域腹腔镜技术功能上的变革。

目前已开展的腹腔镜肝脏手术还有肝囊肿开窗引流术、腹腔镜肝脏肿瘤局部治疗术、腹腔镜肝动脉灌注泵埋置术、腹腔镜肝动脉结扎术、腹腔镜肝脏疾病的诊断、肝外伤的评估和治疗等。

一、腹腔镜肝脏肿瘤局部治疗术

主要适合于中晚期不能手术切除或患者不愿意接受手术切除的原发性或继发性肝癌，可以达到缓解症状，延长生存时间，提高生活质量的目的。具体方法包括腹腔镜射频消融术（laparoscopic radio frequency ablation，LRFA）、腹腔镜微波固化术、腹腔镜激光介导治疗、腹腔镜肝癌冷冻治疗，以及应用乙醇、高温生理盐水等腹腔镜下注射治疗等。腹腔镜肝脏肿瘤局部治疗术具有直观、准确、损伤小、恢复快等优点。

二、腹腔镜肝动脉灌注泵埋置术

导管一般置于胃十二指肠动脉。优点是局部组织化疗药物浓度高，不良反应轻，创伤比开腹埋泵小。目前临床上应用于腹腔镜探查后明确原发性肝癌不能切除或多发性转移性肝癌不能手术切除的病例。腹腔镜肝动脉灌注泵埋置常联合应用腹腔镜肝脏肿瘤局部治疗术。

三、腹腔镜肝动脉结扎术

适用于肝动脉造影显示肝固有动脉及肝左、右动脉走向正常，无替代肝动脉和迷走肝动脉；肝动脉插管化疗效果欠佳或导管无法进入肝固有动脉；肿瘤局限于肝脏一叶，无严重肝硬化；无门静脉癌栓、严重的食管静脉曲张，无肝外转移的肝癌患者。

四、腹腔镜门静脉插管术

在腹腔镜下离断肝圆韧带，并拉出腹腔，在肝圆韧带内找到闭塞的脐静脉，通过扩张使其相通，送入导管并固定。经药泵注入亚甲蓝，在腹腔镜下证实亚甲蓝进入肝脏后，将肝圆韧带送入腹腔并固定药泵。

五、腹腔镜肝脏疾病的诊断

腹腔镜技术用于不明原因肝脏疾病的诊断是很有价值的。腹腔镜下可清楚地观察肝脏大小、外形、色泽、质地，以及肝脏病变的类型、程度及范围，并对可疑病变组织及肝脏组织进行一处或多处活检，同传统的超声、CT、磁共振成像（magnetic resonance imaging，MRI）或肝脏血管造影等辅助检查相比其诊断特异性和敏感性大大提高。Vargas 等进行了 1794 例各种肝病患者的腹腔镜检查，诊断正确率达 91%。腹腔镜技术可以弥补经皮肝穿刺活检定位不准确、诊断率不高的不足。

六、腹腔镜肝外伤的评估和治疗

对生命体征平稳，但仍需探查的肝外伤患者，可以采用腹腔镜探查。对肝脏表面较小的撕裂伤，出血已停止，可不予特殊处理，吸尽积血，放置引流即可；对裂口较深、较大的肝外伤者可行腹腔镜下缝合修补，但必须排除可能同时存在的空腔脏器破裂、穿孔。

总之，我国的腹腔镜肝脏外科（特别是在腹腔镜肝脏切除手术方面）尚处于经验积累的阶段，除少数医院已经有较多的 LH 病例报道外，LH 尚未被广泛应用，在某些方面和国外有一定的差距。但在国内开展 LH 较多的医院，无论在病例选择、手术范围、手术时间、术后恢复及术后并发症的发生率上与国外先进水平相比无显著差别。相信随着腹腔镜肝脏切除手术经验的不断积累，以及腹腔镜下切肝器械的不断改进，我国的腹腔镜肝脏外科水平必将走在世界的前沿。

第二节　腹腔镜肝囊肿开窗引流术

既往对有症状的肝囊肿患者可通过经皮穿刺抽吸加无水乙醇注射或行开腹囊肿去顶、开窗引流治疗。经皮穿刺抽吸法效果差、复发率很高；而开腹行囊肿去顶、开窗引流治疗虽然可以有效降低复发率，但创伤大。腹腔镜肝囊肿开窗引流术兼有两者的优点，即效果确切，创伤小。腹腔镜术中切除尽量多的囊壁并送活检，是治疗表浅、单发肝囊肿的主要原则。对于多发性肝囊肿，不管是行开腹肝囊肿开窗引流还是行腹腔镜手术，其治疗效果不佳，容易复发。

一、适应证和禁忌证

（一）适应证

腹腔镜肝囊肿开窗引流的适应证应该严格掌握。

（1）单发性大于 5 cm 有症状的囊肿。

（2）多发性、表浅、较大的有症状的囊肿。

（3）经乙醇等其他非手术治疗疗效不佳的囊肿。

（4）囊肿巨大压迫肝实质，引起肝实质萎缩明显，有影响肝功能的倾向。

（5）有其他伴随腹部疾病（如胆囊结石等）需腹腔镜手术，肝囊肿手术指征可适当地放宽。

（6）患者的条件适合腹腔镜手术。

（二）禁忌证

（1）其他原因的肝脏囊性病变。

（2）弥漫性肝囊肿。

（3）与胆管相通的交通性肝囊肿。

（4）合并出血、感染等并发症的肝囊肿。

（5）肝囊性腺瘤。

（6）小的无症状的肝囊肿。

（7）位置深或位置不佳（如第Ⅷ段）、估计腹腔镜器械无法触及的肝囊肿。

二、术前准备

除常规的腹腔镜术前准备外，术前 CT 可明确囊肿的大小、位置，并与其他囊性病变鉴别，如棘球蚴病、囊性腺瘤。

三、手术步骤

（一）操作孔的布局

患者仰卧位，全身麻醉成功后，脐上 10 mm 切口，气腹针建立气腹（12～15 mmHg），置入 10 mm Trocar 及 30°镜探查腹腔、盆腔。根据病变部位，患者体位改为头高脚低，右侧或左侧 30°仰卧位。病变在右肝者，剑突下 5 mm 切口，直视下置入 5 mm Trocar 作为主操作孔。右腋前线平脐处或右锁骨中线置入 5 mm Trocar 作为副操作孔。

（二）明确囊液性质

显露拟行手术的囊肿，用穿刺针抽取囊液，以明确所抽取的液体的性状。单纯性囊肿的液体应为淡黄色的透明液体、水状；若发现囊液为血性、浑浊、或有胆汁则表示有并发症，不宜做开窗手术；若囊液黏稠、黏液状，则为肿瘤性，不能作开窗引流术。

（三）切开囊肿

选择囊肿在肝表面上最浅表的部位，切开囊壁，把吸引器头插入囊腔吸除囊液。单纯性囊肿腔内应光滑，若有赘生物或乳头样突起，应取活体组织做冷冻切片检查。千万不要把囊腔内壁表浅的血管、胆管切开，以免引起大出血或胆瘘。

（四）切除囊壁

助手用抓钳提起囊壁，术者用电刀直接切除部分囊壁，以敞开囊腔，切除囊壁行冷冻切片或常规切片检查。对多发囊肿可多次切开，对互相相连的囊肿可切开相连的囊壁。对切开的囊壁应用电凝仔细止血，并放置腹腔引流管一根。

（五）切口处理

缝合 10 mm 切口，结束手术。

四、术后处理

（1）术后 1～3 天抗感染、补液治疗。

（2）术后 6 小时进半流质饮食，下床活动。

（3）术后根据引流情况，拔除引流管或带管出院。

第三节　腹腔镜肝脏切除术概论

一、腹腔镜肝脏切除手术方式

（一）气腹与非气腹技术

在腹腔镜手术空间的显露上，有两种技术可供选择，即气腹和非气腹。气腹技术将合适的气体（通常是 CO_2）注入腹腔以获得工作空间；非气腹技术是利用腹壁提拉装置提升腹壁以营造腹腔内手术空间。一般认为：气腹技术可能会出现气栓并发症，而非气腹技术手术空间暴露略差。目前国内大多数医院以应用气腹技术为主，非气腹技术应用于手助 LH 较多。有研究表明：选择正确的手术体位、腹内气压控制小于 12 mmHg、避免损伤大的肝静脉和持续监测生命体征及呼气末 $PaCO_2$ 是预防气体栓塞的关键。在允许的条件下，将气腹与非气腹技术有机地结合起来，可能对促进腹腔镜肝切除术的发展起到更好的作用。

（二）腹腔镜肝切除术术式

1. 腹腔镜肝切除术（LH）

即狭义的腹腔镜肝切除术，技术难度高于手助式腹腔镜肝切除术或腹腔镜辅助的肝切除术。目前已报道在腹腔镜下能分离第一、第二和第三肝门，也能完成腹腔镜解剖性右半肝或左半肝切除术。

2. 手助式腹腔镜肝脏切除术

相对于开腹肝切除术，手助式腹腔镜切肝术也是一种创伤较小的切肝方法。它是在 Hand-port、LapDisc 或 Omniport 手助装置或自制辅助装置的辅助下完成肝切除，兼有传统开腹手术与腹腔镜手术的优点，具有能用手暴露、触摸、牵拉、分离，出血容易控制，易于取出肝标本等优势。手术创伤相对腹腔镜肝切除术大，在复杂的腹腔镜肝手术中仍有一定的优势。手助腹腔镜肝切除术可以成为扩大手术范围研究的过渡手术，缺点是手助装置昂贵，影响视野的显露。

3. 腹腔镜辅助的肝切除术

首先在腹腔镜下分离一定的组织，如相关的肝周韧带等。然后在距病灶体表附近作一合适长度的切口，借用腹腔镜的照明，使用常规器械和腹腔镜器械，完成肝脏肿瘤的切除或肝叶的切除。该术式优点是切口相对小，操作方便，不需特殊器械，手术时间短，气腹时间短，适合于浅表的局部肝脏肿瘤的切除或左肝外叶的切除。

二、适应证

腹腔镜肝脏切除术的适应证必须既具备腹腔镜手术指征，又具备传统开腹肝脏切除术指征。从目前国内外开展的腹腔镜肝脏切除术的情况分析，腹腔镜肝脏切除术主要受肝脏病变部位、范围和肝功能限制。

（一）分类

腹腔镜肝切除术从病变的性质而言，主要适应证包括肝脏良性病变和恶性病变两大类。

1. 良性病变

（1）肝血管瘤：①有明显症状的肝血管瘤。②与恶性肿瘤难鉴别的血管瘤。③无症状且大于 8 cm 的肝血管瘤。④随访期间明显增大的血管瘤。⑤某些特殊部位的血管瘤。

（2）与恶性肿瘤难以鉴别的局灶性结节性增生。

（3）外科引流无效或与肿瘤难鉴别、必须手术切除的肝脓肿。

（4）必须手术切除的多发性肝囊肿。

（5）肝细胞性腺瘤。

（6）能完整手术切除的肝包虫囊肿。

（7）肝内胆管结石。

（8）血流动力学稳定的、需手术切除的、局部的肝外伤。

（9）其他需肝脏切除的良性疾病。

2. 恶性肿瘤

（1）原发性肝细胞性肝癌。

（2）胆管细胞性肝癌。

（3）转移性肝癌，或需同时手术切除的原发性恶性肿瘤。

（4）其他需肝脏切除的恶性肿瘤。

由于我国肝内胆管结石发病率较高，目前肝内胆管结石由弥漫性向局限化、早期化、区域化发展，并且肝内胆管结石患者往往具有良好的肝功能储备。原发性肝细胞性肝癌虽然发病率高，但我国80%左右的肝细胞性肝癌伴肝硬化，并且发现时80%左右已属晚期，不宜手术切除。因此，区域化的肝内胆管结石病是我国开展腹腔镜解剖性肝脏切除术的主要适应证，也是我国LH的特点。

腹腔镜肝脏切除术治疗肝内胆管结石的技术难点和要点：肝内管道结构由于结石及炎症影响，往往发生炎症性改变，有时血管和胆管非常难鉴别，但又必须明确鉴别，因为血管离断前必须结扎，胆管必须开放，经开放的肝内胆管开口取石、生理盐水冲洗，以免残留结石。肝断面的胆管开口可以加以缝扎，以防术后胆瘘因此必须具备良好的腹腔镜下缝扎技术。

腹腔镜肝脏切除术治疗恶性肿瘤的技术难点在于准确判断安全的切除范围。由于腹腔镜术中无法用手触摸肿块，难以准确判断安全的切除范围。近年来腹腔镜超声的应用，对判断肿瘤的切除范围有很大的帮助，它可以清楚地显示肿瘤的边界和大血管的关系，指导肝切除的范围，避免主要肝脏管道的损伤，发现术前B超、CT等检查遗漏的病变；并且腹腔镜超声对于肝脏肿瘤的可切除性判断也有很大的作用。同开腹手术一样，腹腔镜肝切除术治疗恶性肿瘤，其切除边缘一般要求距离肿瘤边缘2 cm，这样才能达到根治的目的。腹腔镜肝切除术治疗恶性肿瘤的近期疗效是肯定的，其远期疗效目前还缺乏大宗病例长期随访的验证。

（二）病变大小和位置

进行LH的理想适应证是肝脏病变比较小，主要局限于左外叶，以及肝脏的前面及外周（Ⅱ～Ⅵ段）。由于第Ⅶ、Ⅷ段肝脏位于膈顶部，腹腔镜下显露困难，腹腔镜操作器械无法弯曲，达不到操作部位，要对这些部位的病变实施切除难度极大，可以通过体位的改变来显露手术视野，如左侧卧位可以较好地显露出第Ⅶ肝段；助手用肺叶钳托起肝脏可以较好地暴露肝短静脉。国外有通过胸腔镜切除位于肝脏第Ⅶ、Ⅷ段的病变，但仅为个案报道。

腹腔镜肝切除术的适应证从病变大小和位置而言，应满足以下条件。

（1）病变位于 Couinard Ⅱ、Ⅲ、Ⅳ、Ⅴ、Ⅵ段的患者是腹腔镜肝切除的最佳适应证，病灶位于半肝范围内。

（2）病变大小以不影响第一肝门和第二肝门的解剖为标准，良性病变最好不要超过 15 cm，恶性肿瘤不超过 10 cm。

（3）患者肝功能要求在 Child-Pugh 分级 B 级以上，剩余肝脏能够满足患者的生理需要，并且其他脏器无严重器质性病变。

（4）最好无上腹部脏器疾病手术史；或者有手术史，但上腹部粘连不影响肝脏手术的解剖。

三、禁忌证

腹腔镜肝脏切除术的禁忌证需结合患者的一般情况和肝功能储备，肝脏病变的性质、范围、程度、位置进行综合评估。主要的禁忌证有以下几种。

（1）病变侵犯下腔静脉或肝静脉根部。

（2）肝癌合并肝内转移、门静脉癌栓、肝门淋巴结转移或肿瘤边界不清。

（3）腹腔内粘连严重、或严重肝硬化、门静脉高压症，为相对禁忌证。

（4）肝功能要求在 Child-Pugh 分级 C 级，或有其他重要脏器功能不全。

（5）肝脏病变过大，需超过半肝切除为相对禁忌证。

（6）影响第一、第二肝门暴露和分离。

（7）心肺功能无法耐受气腹者可改用非气腹腹腔镜肝脏切除术。

需要指出的是，腹腔镜肝切除的部位并不是绝对的，术者可以根据自己的经验、技术特点，通过改变体位、器械辅助等方法扩大腹腔镜肝脏切除术的适应证。

四、腹腔镜肝脏切除器械

肝脏血运丰富，术中出血难控制；腹腔镜下肝门血流阻断较为困难；没有理想的腹腔镜下切肝工具是制约腹腔镜肝脏切除术发展的三大因素。因此发展腹腔镜肝脏切除术除了要熟练掌握腹腔镜技术和传统肝脏切除术技术以外，必须要有理想的切肝工具。理想的标准应该是高效、价廉、实用、易推广。高效的腹腔镜切肝工具应该具有解剖、分离、电凝、吸引、无烟或少烟等功能特点。目前，临床常用的腹腔镜切肝工具有以下几种。

（一）超声刀（CUSA）

利用高频超声振荡使肝组织崩裂破碎，而较致密的结缔组织如血管、胆管等保留，并暴露出来。然后用电凝、血管夹夹闭或腔镜直线切割闭合器（Endo-GIA）离断。在国外，超声刀分离加血管夹夹闭管道是腹腔镜肝脏切除术最常用的方法。CUSA 止血无烟、效果较好，但无解剖、分离、吸引功能，并且价格昂贵，对伴有肝硬化的切肝速度十分缓慢。我国的肝癌患者多数伴有肝硬化，即使是高功率的超声刀也难以振碎硬化的肝组织，因此，使用超声刀切肝有一定的局限性。

（二）氩气凝血器

利用氩激光的高能光束可在肝切面表层形成 3 mm 厚的焦痂而达到止血目的。但它没有解剖、分离肝内管道结构的功能，也没有吸引功能，并且价格昂贵难以推广应用。

（三）高压水刀

利用高压的生理盐水通过小的喷头（直径为 20 μm 或 70 μm）产生的强大冲击力粉碎肝组织来进行分离，可保留细小管道，便于分别处理。同 CUSA 一样无解剖、分离、吸引功能，并且价格昂贵，对合并有肝硬化的肝组织分离困难，高压水喷可以产生碎屑飞溅，影响视野，目前临床应用报道不多。

（四）微波凝固后切肝

微波凝固原用于肝脏肿瘤的局部治疗，之后用于开腹与腹腔镜肝脏切除。原理是在腹腔镜引导下，先将微波天线插入拟定切线的肝组织，调节微波功率，打开开关，10～20 秒钟后，固化至肝组织发白冒烟，即可拨出天线，再刺入邻近肝组织且两针间距为 1～1.5 cm，待拟定切线全部固化后再分离肝脏组织。理论上微波可凝固 3 mm 以下的管道，可减少肝断面的出血、减少手术操作。优点是固化后肝组织出血少，不需阻断肝门，手术野清楚；缺点是无解剖、分离、吸引功能，并且凝固的肝组织较厚，术后遗留过多的坏死组织，有引起继发感染的可能。此外，微波天线插入肝组织较为盲目，有刺伤深部大血管的可能。有学者研制了能与腹腔镜相配套的微波天线进行腹腔镜下固化切肝，切面出血少，能清楚地显示出较粗的血管。但目前大多数学者对微波凝固法持保留的态度。

（五）结扎速高能电刀（LigaSure™血管封闭系统）

LigaSure™血管封闭系统是目前世界上最新型的止血设备，其工作原理是使血管壁的胶原融合从而使血管封闭，可以封闭 7 mm 直径以下的血管和组织束，无须事先分离。有研究表明其在大血管封闭或肝叶、脾切除中，有明显的优越性，术时无需作任何结扎，减少操作，节省手术时间。缺点是无解剖、分离、吸引功能，并且价格昂贵。目前临床应用的经验较少，需更多的前瞻性研究。

在临床的实践过程中，我国腹腔镜外科手术医师在积累大量开腹肝叶切除经验的基础上，结合腹腔镜手术的特点，也自制了一些切肝器械。

（六）电动旋吸刀

有学者自制的电动旋吸刀对分离切线肝组织极为有利，分离时不但可离断切线肝组织，同时可吸出碎渣，遇到管道时结合其他方法处理管道，尤其适用于气腹下腹腔镜肝切除。与微波刀结合使用，优点更为突出。

（七）LPMOD

LPMOD 是在彭淑牖教授研发的专利手术器械－彭氏多功能手术解剖器（Peng′s multifunction operative dissector，PMOD）基础上进行改制而成的，它专供腹腔镜手术使用。LPMOD 集刮碎、推剥、钝切、吸引、电凝五大功能于一体，能清楚地解剖出肝内的管道结构，根据管道的粗细不同，予以电凝或钳夹处理。损伤血管机会少，对肝硬化者切肝速度不影响。LPMOD 能进行肝切除手术的各种操作，如肝周韧带的分离，肝断面肝组织的刮吸，血管的电凝和切断；烟雾、血液的吸引，因此手术中不需频繁更换手术器械，从而大大缩短了手术时间。此外，LPMOD 在价格上明显优于其他几种切肝器械。作为国内自行研制的腹腔镜切肝器械，LPMOD 显示了其不可比拟的优越性，有广阔的应用前景。

五、腹腔镜肝脏切除辅助技术

（一）术中超声定位

术中超声定位对于术中判断肝脏病灶的位置、大小、数量；肝脏血管、胆管的位置、走向有较好的作用，有利于术中随时调整切除范围及手术策略。已有国外研究报道认为术中超声定位在腹腔镜恶性肿瘤切除术中有较好的指导作用。术中超声定位对于腹腔镜解剖性肝脏切除手术或腹腔镜活体供肝切取手术都将会起到重要的作用。

（二）术前血管预处理

因肝脏有肝动脉和门静脉双重血供，一些手术医师在腹腔镜手术前对肝脏肿瘤血管进行预处理，减少腹腔镜手术中的出血。林建华等报道于腹腔镜手术前 1 小时数字减影下经股动脉插管入肝动脉，造影后超选择至肿瘤的供血动脉，用吸收性明胶海绵行动脉栓塞。也可联合应用经 B 超引导穿刺肿瘤的供血门静脉，并加以栓塞，然后在腹腔镜下行肿瘤切除术，取得了一定的效果。

（三）腹腔镜直线切割钉合器（Endo-GIA）

可用于较粗管道的离断，如左右肝蒂、肝静脉等。使用时一定要严格遵循操作规则，确保 Endo-GIA 的钉仓前缘超过血管时方可切断，否则会引起大出血。缺点是费用昂贵、不能改变方向，必须明确具体管道后才能使用。

六、手术操作要点

对于腹腔镜肝脏切除手术具体操作要点，我们的体会如下文所示。

（一）操作孔的位置

操作孔的位置一般根据需要切除肝脏病变的位置而定，以便于手术操作、互不影响为原则。操作孔的合理布局非常重要，关系到手术是否能顺利完成。我们腹腔镜肝叶切除一般应用四孔法。病变在右肝者主操作孔取剑突下，病变在左肝者主操作孔取左锁骨中线肋缘下，副操作孔与主操作孔、腹腔镜孔保持一定距离，以免影响主刀的操作。两个副操作孔也不宜太靠近，以免操作时互相干扰。两个副操作孔距离一般约 5 cm，取出标本时切口可取两者的连线。

（二）手术区域的暴露

手术区域的清楚暴露对整个手术过程非常重要。首先，术中患者的体位非常重要，正确的体位有助于肝脏的暴露，方便手术操作。如左侧卧位可以较好地显露出第Ⅶ肝段；一般病变位于右肝者取头高足低 30°、左侧 30°侧卧位；病变位于左肝者采用头高足低 30°、右侧 30°侧卧位。术中可以根据切除病变的部位灵活改变体位。助手在手术野的暴露中可以用纱布做成的"粽子"或使用肺叶钳、伞形拉钩等器械通过推、压、托等操作协助手术野的暴露，如处理位于肝脏脏面的病变时，助手用器械将肝脏托起，能较清楚地暴露第一肝门结构。

（三）切肝

我们使用自行研制的 LPMOD 切肝，肝包膜及表浅的肝组织（距肝表面 5 mm 以内）用 LPMOD 刀头的圆弧面电凝切割，有助于减少出血。对深部肝组织，应用 LPMOD 沿切线逐层刮碎、吸除肝组织后，暴露其中的血管、胆管，然后用血管夹予以结扎、离断。由于肝内的大血管、胆管较肝组织坚韧，在刮扒过程中都能完整保留。在刮扒过程中术者的手感很重要，在遇到管道结构时会有一种受阻的感觉，此时应轻轻刮吸，解剖处理其中的管道。在切肝过程中，肝切线的两侧需保持一定的张力，助手可用两把肺叶钳牵引两侧的肝包膜或轻轻推移两侧的肝组织来保持张力。

（四）大血管、胆管的处理

在刮扒肝组织的过程中遇到较大的血管、胆管，刮扒方向应改变为与管道平行，继续刮扒，刮碎管道周围的肝组织，显露 1 cm 左右长度，近端用可吸收夹或钛夹夹闭，远端用钛夹夹闭后离断。这样处理大血管可以有效减少出血，降低二氧化碳进入血管形成气体栓子的风险。

（五）创面的处理

对创面的处理主要是止血、防止胆瘘。对于细小血管的出血以及创面的渗血应用 LPMOD 高功率电凝止血（功率为 120 W）。用电刀头轻轻接触肝脏创面加以电凝止血，同时用 LPMOD 的吸引功能迅速吸除渗血及烟雾，保持手术视野的清晰。在腹腔镜半肝切除术中，肝中静脉分支出血的止血较为困难。在这种情况下，切不可盲目电凝，可吸尽创面渗血后，寻找出血点，用钛夹钳夹止血，也可用纱布压迫止血。因此腹腔镜半肝切除术中切线应偏离肝正中线 1～2 cm，以避免损伤肝中静脉（在开腹半肝切除术中沿肝正中线断肝，肝中静脉或其分支破裂出血，可用 prolene 缝线加以修补）。肝叶或肝段切除后肝断面应该用生理盐水冲洗，确认无出血和胆瘘后，可用生物蛋白胶涂布。

第四节　彭氏多功能手术解剖器和刮吸手术解剖法

一、彭氏多功能手术解剖器的工作原理

彭淑牖教授发明的 PMOD 和刮吸手术解剖法革新了传统外科手术操作系统，是我国具有独立知识产权的外科手术器械（图 4-1）。该项目获得了包括国家科技发明二等奖（2001 年）在内的多项奖励，同时被列入卫计委十年百项成果推广计划，全国总共有 30 个省市累计超过 500 家医院应用该手术方法。在国际上，美国、德国、法国、智利及印度、沙特、香港等多家医院都在应用，包括 Surgery 杂志主编 Sarr 教授、国际肝胆胰外科学术委员会主席 Belghiti 教授等多位国际知名教授都对该项技术给予了高度评价，并获得欧盟 CE 及美国 FDA 认证证书。

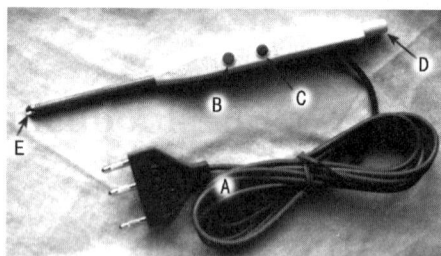

图 4-1　PMOD

A. 电刀线及插头；B. 电切按钮；C. 电凝按钮；D. 吸引器接口；E. 电刀头

PMOD 在切割分离过程中同步吸引，使创面保持清晰，其刀头之圆弧面可用于推剥分离，易于形成适当的平面（图 4-2）。刮吸的目的在于分辨、显露管道结构，钝切是为分离创造条件，最终进行分别处理。刮吸法实现了分辨、分离和分别处理肝内管道的三分技术。刮吸法在直视下层状分离，逐步推进，同时吸除渗血及随时电凝止血，故能较好地保持创面平整、干净，显然有利于深部管道结构的显露及血管分支走向的辨别，可有效防止损伤需保留的血管、胆管，避免不必要的健康肝段或肝叶的切除。

PMOD 集刮碎、钝切、吸引、电凝、推剥五大功能于一体，手持PMOD 就能完成除缝合外的各项手术操作，包括肝周韧带的分离，肝内管道结构的准确解剖。临床实践证实：PMOD 断肝止血效果可靠，术中出血少；损伤血管、胆管机会少，对肝硬化者切肝速度不影响；并且能大大缩短手术时间，提高手术质量；同时减少了患者的医疗费用。在电凝时产生的烟雾和创面的血液、胆汁、肿瘤组织随时被吸引，有利于手术人员的身体健康，被称为"环保电刀"。

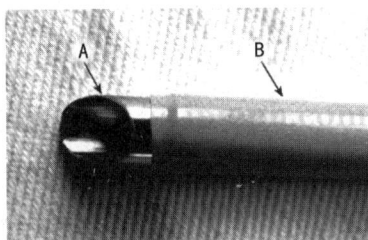

图 4-2　PMOD 尖端圆弧面
A. PMOD 尖端圆弧面；B. 绝缘套管

二、刮吸手术解剖法操作要领

（1）PMOD 和普通电刀有很大差别，习惯用普通电刀的手术者，开始使用 PMOD 时由于后面接吸引器可能有一定的不适感，经过几次手术实践之后就能适应。习惯使用 PMOD 后，将对它爱不释手。

（2）靠近血管、胆管等重要的管道附近解剖时，如解剖第一肝门分离左肝蒂或右肝蒂的肝动脉或门静脉（图 4-3），分离肝静脉和肝短静脉时，电凝功率一般在 40～60 W 左右即可（图 4-4）。使用时，吸引器始终处在运行状态。通常情况下不使用电凝或电切，只有用刀头之圆弧面推剥分离显露管道结构后，才对 3 mm 以下的血管进行电凝止血。

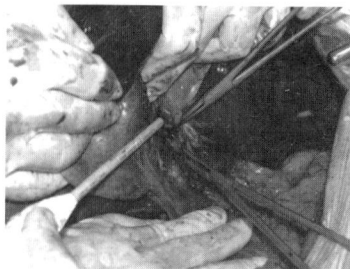

图 4-3 应用 PMOD 解剖（解剖左肝蒂）

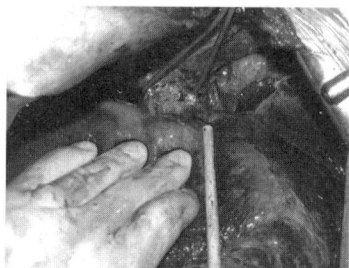

图 4-4 应用 PMOD 解剖第二肝门

（3）在断肝时，电凝功率开至 120 W。一般情况下，在不通电的情况下对切线上的肝组织进行刮吸或推剥，只有在分离显露肝内管道结构后，才对肝段面或者 3 mm 以下的血管进行电凝止血，电凝时应该应用电刀尖对管道的一小段进行电凝，使之形成较长的焦头，这样可以防止继发性出血。若电刀头被焦痂堵塞，应及时用探条疏通，刀头周围用干纱条擦干净即可。

三、腹腔镜彭氏多功能手术解剖器的研制

由于 PMOD 集刮碎、钝切、吸引、电凝、推剥五大功能于一体，手持 PMOD 就能完成除缝合外的各项手术操作，这对腹腔镜肝脏切除术更加重要。结合目前还没有理想的腹腔镜肝脏切除手术器械，所以彭淑牖教授等对彭氏多功能手术解剖器（PMOD）进行改造，设计出一种专供腹腔镜手术使用的 LPMOD（图 4-5）。大量的临床实践证实：LPMOD 仍具有 PMOD 的强大优势，在腹腔镜下能进行肝切除手术的各种操作，如肝周韧带的分离，肝切线的刮吸，血管的电凝和切断，手术中不需频繁更换手术器械，从而大大缩短了手术时间。在应用上，唯一的区别是腹腔镜手术中吸引器一般处在关闭状态，当电凝产生烟雾影响手术视野后，启动吸引器进行吸引。另外，LPMOD 在价格上明显优越于上述几种断肝手术器械，因此 LPMOD 与其他切肝器械相比，显示了其不可比拟的优越性。为使 LPMOD 使用时更加灵活，避免 LPMOD 使用时间长时刀杆引起的热膨胀，建议使用时应用 12 mm Xcel 螺

纹套管微创穿刺器。该穿刺器优点有：①不需要在术中加转换帽，因此可以适应 LPMOD 刀杆的热膨胀。②较好的保持气腹。③由于有一定的空间，可以更精确地应用 LPMOD 解剖、分离。④器械进出鞘管阻力减少。⑤消除器械障碍。⑥提高腹壁固定性，避免鞘管滑脱。

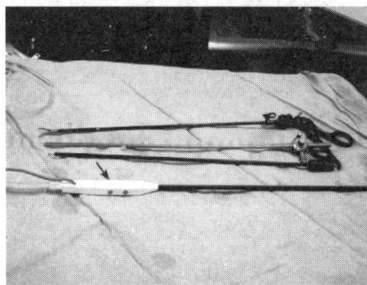

图 4-5　LPMOD（箭头所示）

第五节　腹腔镜肝脏切除术应用解剖

肝脏借助于其周围的韧带固定于腹上部，左、右两侧各有三角韧带和冠状韧带（图 4-6），前方有镰状韧带，下方有肝胃韧带、肝十二指肠韧带，在背面则有肝脏裸区的结缔组织、下腔静脉韧带和下腔静脉将肝脏固定于腹上部膈下区（图 4-7）。肝脏手术时，常需切断肝周的韧带，使肝脏能充分游离，必要时还需切断肝脏与下腔静脉间的结缔组织和肝短静脉，使肝脏只有主要的肝静脉与下腔静脉相连。

肝脏不同于其他的器官，它处于内脏循环与体循环连接的枢纽位置上，故有接受内脏循环进入的"门"，通常称之为肝门或第一肝门；亦有肝静脉血流出的通道，外科临床上称之为第二肝门；尚有肝右下后静脉汇流至下腔静脉的部位，有时亦称之为第三肝门。

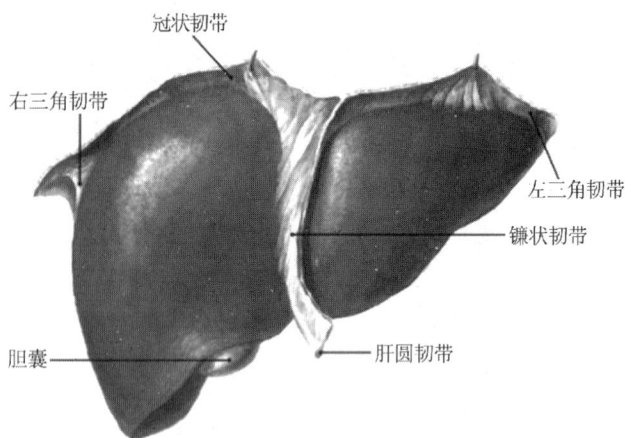

图 4-6　肝脏及其周围韧带（前面观）

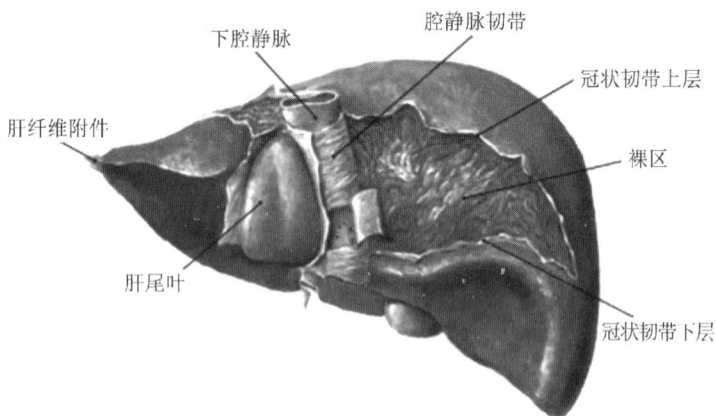

图 4-7　肝脏及其周围韧带（后面观）

一、第一肝门

肝的脏面较凹陷，有左纵沟（由静脉韧带裂和肝圆韧带裂组成）、右纵沟（由腔静脉沟和胆囊窝组成）和界于两者间的一条横沟，三条沟呈"H"形。肝动脉、门静脉、胆管、神经及淋巴管经肝脏面的横沟出入肝实质，肝横沟即是肝门或第一肝门，但临床上通常所指的肝门，则其范围要广些，包括其两端的两个矢状位的纵沟，右边为右切迹，左边的为左矢状裂，其前部为脐静脉窝，后部为静脉韧带窝。故肝门在外观上为一"H"形的沟，其前缘为肝方叶，后缘则为尾状叶和尾状突。在肝门处，一般左、右肝管在前，肝固有动脉左、右支居中，肝门静脉左、右干在后。左、右肝管的汇合点最高，紧贴横沟（距肝门横沟约 2～4 mm）；肝门静脉的分叉点稍低，肝固有动脉的分叉点最低，一般相当于胆囊管与肝总管汇合处的水平（图 4-8），但在实际临床工作中所遇到的解剖关系比这些典型的解剖要复杂得多。

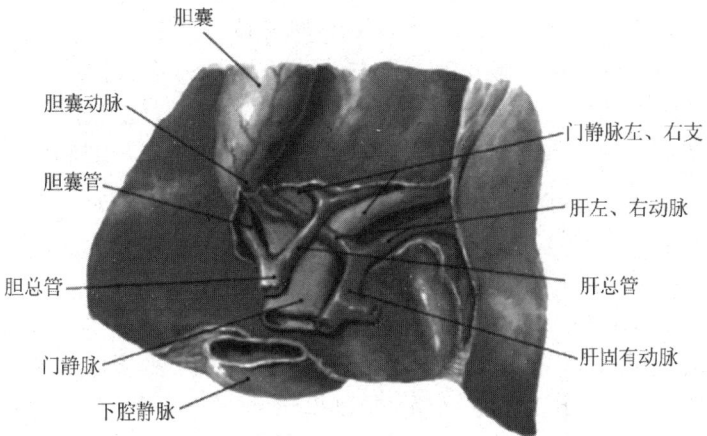

图 4-8　肝脏第一肝门

出入第一肝门的胆管、肝动脉、门静脉、淋巴管、神经等结构，被肝十二指肠韧带包绕形成肝蒂，肝蒂的右缘形成小网膜孔的前界，向上延续于肝门。肝蒂内，胆总管位于前方的右缘，胆总管的左侧有肝固有动脉及其分支，胆总管的左后侧有肝门静脉。

肝十二指肠韧带上的管道结构，在未进入第一肝门之前，解剖学上变异很多，特别是肝动脉和肝外胆管的变异，有的变异可能直接影响手术的进行。然而在手术前除了胆道造影和选择性血管造影的显示之外，又难于做到准确的估计，故只有依靠手术时对解剖学知识的熟悉和细心的解剖辨认。肝十二指肠韧带上肝动脉的解剖学变异是较多的，无论在其起源、行程、互相关系上都可能有变化。肝固有动脉变异较常见：来源于肠系膜上动脉、腹主动脉、胃左动脉等的异位起始肝固有动脉约为 4％～5％；而肝固有动脉缺如，分别由不同来源的肝左动脉和肝右动脉入肝脏者约有 15％～20％。肝左动脉在肝十二指肠韧带内的行程虽比较恒定，但亦有 20％以上的例子来源于胃左动脉的迷走肝左动脉，国内的资料约占 18％，此时肝左动脉便在肝胃韧带上而不在肝十二指肠韧带内。肝右动脉的解剖变异更为常见，约有 25％的人肝右动脉是异位起始，而起源于肝固有动脉或肝总动脉的肝右动脉，在其行程和相互关系上亦可以有多种变异。异位起始的肝右动脉中，以来源于肠系膜上动脉的迷走肝右动脉占多数，约为 8％～12％，此时的肝右动脉行走于胰头的后方，斜行至门静脉后方，在胆总管的右后侧经胆囊三角进入肝横沟的右端，因而在肝十二指肠韧带左右缘均可以扪到肝动脉搏动。肝右动脉自肝固有动脉分出后，多是经肝总管后方进入胆囊三角走向肝门横沟右端，然而也有约 10％～20％行经肝总管的前方进入胆囊三角。

　　肝蒂内胆管的解剖学变异是常见的，有时可增加肝脏手术的困难甚至发生误伤胆管和带来严重并发症。胆囊管的解剖变异、副肝管等在肝脏外科手术时也应加以注意。

　　出入于第一肝门处的胆管、肝动脉、门静脉等，可以有众多的解剖学变异，有些变异在外科上非常重要，但往往在手术前不能预知，只能靠手术中的解剖与观察，其中以胆管的变异最为常见而极为重要，因为不慎误伤主要的胆管时，可发生非常严重的后果。肝动脉在肝门处的解剖变异虽然亦较常见，但手术时可借动脉搏动将其辨别，肝门区的动脉侧支交通甚丰富。门静脉的位置和分支均比较恒定，管径粗，手术中易于识别。肝动脉与肝胆管支在肝内的伴行关系密切，并且分支至胆管壁，成为胆管周围血管丛，在肝硬化、胆道梗阻、肝胆管慢性炎症等情况下，肝动脉支扩张、数目增多，胆管周围血管丛增生，常是造成手术中大量出血的原因。

预防误伤肝门部结构的唯一的可靠方法是细致地判别任何一个有疑问的结构，不可轻易地切断任何尚不肯定的组织。这一点，在腹腔镜肝脏手术中特别重要，因为腹腔镜手术中失去了手触摸的感觉，只能凭腹腔镜的放大作用直视下观察胆管的解剖、血管的搏动和血管结扎后肝脏的血供情况加以辨别。术中胆道造影对胆管的辨别非常重要。

二、第二肝门

在肝的膈面腔静脉沟的上部，有肝左、中、右静脉出肝并进入下腔静脉，称第二肝门，被冠状韧带的上层覆盖。第二肝门是肝静脉血离肝汇入下腔静脉的区域，包括腔静脉窝及其上端向左扩展的横行沟。从后面观，第二肝门与第一肝门相隔很近，其间尾状叶的尾状突将下腔静脉与门静脉隔开。尾状叶的大小，决定下腔静脉与门静脉间的距离。肝静脉位于肝裂内，接受不同范围的肝组织回流血液，流向第二肝门，在下腔静脉沟上缘处汇入下腔静脉，肝静脉在肝脏表面上并无明显的解剖标志。第二肝门的肝外标志线在正常情况下是沿着镰状韧带向上后方的延长线，此线正对着肝左静脉或肝左、中静脉合干后进入下腔静脉处。当手术需显露第二肝门时，按此标志线切开镰状韧带、冠状韧带及左三角韧带进行寻找即可。

在第二肝门处，除有肝右、肝中、肝左静脉或肝左、中静脉共干（国人合干者约 46%）开口于邻近下腔静脉窝的上口外，有时还有左、右后上缘支肝小静脉和副肝中静脉。肝静脉的压力低、管腔大而且壁薄。肝静脉与门静脉在肝内呈插指状关系。肝右、肝中静脉的直径一般在 1 cm 以上，肝左静脉稍小于 1 cm。肝左、中静脉共干一般长 1 cm，其他各肝小静脉管径一般小于 0.5 cm。下腔静脉窝是一纵沟，后面是开放的，在上端有下腔静脉韧带（Mukuki 韧带）将下腔静脉与肝脏固定，肝右叶切除时，需要将下腔静脉韧带切开才能将肝右静脉显露。

（一）肝右静脉（right hepatic vein，RHV）

肝右静脉位于右叶间裂内。右叶间裂是由肝横沟的右端横向右行，止于肝右缘的中份。肝右静脉一般有上后支、下后支、前支和右上缘支。有时下后支直接开口于下腔静脉，约占 19％，并且管腔粗大，直径粗的有时可达到 1.8 cm，故又有人称之为肝后静脉或腔旁静脉。肝右静脉的位置深，其肝外的行程短，故为肝外科手术时的难点和危险部位。Nakamura 及 Tsuzuki 对 83 例肝脏的肝静脉系统进行了观察，将肝右静脉的组成分成三类：Ⅰ类为粗大的肝右静脉，细小的肝后静脉或肝背静脉，占 38.6％；Ⅱ类为中等大小的 RHV 和中等管径的肝后或后下静脉，管腔直径可从 0.5 cm 至 1.0 cm，占 37.3％；Ⅲ类为 RHV 短而小，引流肝脏后段，而引流肝后下段者为一粗大的肝后或后下静脉，最粗的管径可达 1.8 cm，占 24.1％，此种情况下，结扎肝右静脉并不影响肝脏后下区的静脉血回流。后下静脉主要是引流右前叶和右后叶下段的血液。肝右静脉多有一主干，但主干可能很短，在肝内的分支很早。这提示在肝外解剖分离肝右静脉时可能遇到困难，而断端的处理也不能用一般的血管结扎法，应该用无创性血管钳部分钳夹下腔静脉壁后，用 4-0 prolene 线缝合，而在腹腔镜术中，可用血管夹结扎代替缝扎。

（二）肝中静脉

肝中静脉位于肝脏的正中裂内，接受左、右肝来的血液，肝中静脉多数情况下与肝左静脉共干后汇入下腔静脉。肝中静脉的位置不深，沿 Cantlie 线分离肝组织，切断一些细小的管道分支之后，便可达肝中静脉的前面。肝中静脉的属支，可以分为来自左侧及右侧的属支，左支组通常有上、下两支，有时还有中支，右支组通常有上、中、下三支。肝中静脉在进入下腔静脉之前，常与肝左静脉合干（约占 60％），合干的长度约为 0.95 cm，合干多开口于下腔静脉的左前壁（61.7％）或左侧壁（36.2％）（图 4-8）。日本 Nakamura 和 Tsuzuki 测量肝中静脉与肝左静脉合干至下腔静脉的平均长度为（1.0±0.5）cm，此种解剖学关系在施行扩大肝右叶切除术时必须十分注意，以防因过度切除损伤肝左静脉所带来的严重后果。此外，尚有约16%的人，肝中静脉不与肝左静脉合干而直接汇入下腔静脉。

（二）肝左静脉

肝左静脉的近侧部分位于左叶间裂内，引流肝左外叶的全部和左内叶的一部分血液。肝左静脉的属支有上支、中支、下支、右支和左上缘支。上支常为肝左静脉属支中最大的一支，位于左外叶上、下段之间；中支位于左外叶上、下段之间，参与肝左静脉干的合成；下支位于左叶间裂内，门静脉左干矢状部的前面，较细，又称左叶间肝小静脉。左上缘支或称浅支，位于左外叶上缘内，汇入肝左静脉根部附近。

三、第三肝门

肝静脉系统除了肝右、肝中、肝左（或共干）三根粗大的肝静脉开口邻近下腔静脉窝的上口外，还有肝短静脉或肝小静脉开口于下腔静脉窝内的下腔静脉，组成肝后或肝背静脉系统，主要是引流肝尾状叶和肝右后叶的一部分，其数目和大小不等，就其管径大于1 mm有一定的临床意义者而言，平均约共14支（Nakamura&Tsuzaki），其中有较重要外科学意义者是尾叶静脉和肝右后静脉。肝右后静脉，数目为1～8支，据其汇入至肝后下腔静脉的部位，可分为上、中、下三组，其中以下组最为重要，管径常最粗，当有粗大的肝右后静脉时，肝右静脉的口径便较细，反之，若肝右后静脉较细时，则肝右静脉较粗，两者间有互相消长的关系。大口径的肝右后静脉主要是右后下静脉，该静脉引流范围主要为CouinardⅥ肝段和Ⅶ段下部。有时右后下肝静脉直径可达1.8 cm，引流右肝的后下段，直接汇入下腔静脉，此时结扎肝右静脉并不影响右肝后下段血的回流。肝后下静脉是否存在和其管径的大小，可以借助于术中B型超声检查来确定。在下腔静脉的左侧，有1～2支较粗的肝短静脉是引流尾状叶的静脉。肝右后下静脉和尾状叶静脉出肝处，亦有称之为"第三肝门"。

四、肝门分级概念和临床意义

肝脏是一节段性器官，各段有其独立的血液供应和引流渠道，因而每一个功能上独立的肝段，都有它自己的"门"，这便是肝门分级的基本概念，此概念是肝内不同部位病变治疗方法的基础。

根据肝胆管的分级，第一级肝门即是相当于肝横沟的左、右端，从该处胆管和血管出入至左、右半肝，在左、右侧肝脏之间并无重要的结构相沟通。第二级肝门相当于第二级肝管分支部，如右侧支分为右前或右后肝管。第三级肝门则相当于 Couinard 肝段（共9段），是肝脏外科所划分的最小的功能单位。根据此肝门分级的概念可以做到较为理想的功能性肝切除术，并设计一系列的肝切除手术方法，以达到最大限度地保存功能性肝组织。

（一）左半肝肝门（左肝蒂）

将连接肝左内叶与左外叶间的肝组织桥切断，钩起肝方叶下缘，便可以显露肝门横沟的结构和脐静脉窝。在该处，门静脉左干居于横沟和脐静脉窝内，肝左动脉位于门静脉左干下方偏前方处，左肝管位于门静脉左干横部与肝方叶之间，位置较深。门静脉左干分为横部、角部、矢状部和终末部，矢状部位于脐静脉窝内。肝左动脉到左肝的分支多经门静脉左干的浅面进入肝内的相应叶和段，从肝外起源的肝左内叶动脉（肝中动脉）多经门静脉左干横部的浅面，前行至矢状部内侧深入肝内。肝左动脉的分布范围限于左半肝：约65%分布于整个左内叶及左外叶，约21%分布于左外叶及左内叶上半，约15%只分布于左外叶，其余的部分是肝右动脉或异位起始的肝中动脉分布。肝左动脉还分支至尾状叶的左段。横沟内的左肝管由坚实致密的结缔组织包绕，位于门静脉左干的上方，为肝方叶所掩盖，位置较深，左外叶肝管绝大多数是在门静脉矢状部或角部的深面通过。左肝管的位置比较恒定，平均长度为1.3～1.7 cm，无左肝管者少见。规则型的左肝管是由左外叶上、下段胆管与左内叶胆管汇合后而成，只占38.5%，而其他的汇合上的变异较多；内叶的段肝管可能汇合至外叶的上段或下段胆管支，此时，肝左外叶切除术可能损伤内叶的胆管，造成术后的胆汁漏及感染。左肝管尚接受尾状叶的胆管，尾状叶胆管可有1~4支，但最常见的是3支，即尾状突胆管、尾状叶右段胆管、尾状叶左段胆管。尾状突胆管一般开口于右肝管系统，尾状叶左段胆管开口于左肝管系统，而尾状叶右段胆管则可以开口于左肝管或右肝管。

解剖分离左侧肝门结构是肝脏和肝内胆管手术时常采用的途径。由于肝门横沟处的结构并非终末支，所以认识一些特殊类型的解剖学变异有重大意义。最常见的肝门横沟处肝管汇合的变异：约20%的人，右前叶上段肝管或右后叶下段肝管汇入肝左管，此时肝左叶切除常致损伤右侧的肝管。门静脉左干的分支虽然比较恒定，但据国内的资料约有6%由门静脉左干起始部发出右前门静脉或其上段的分支。左侧起源的门静脉支有时很粗大，位于肝管的前方，并可合并有肝管狭窄，此时在处理上便非常困难，而肝左叶切除时容易损伤通向右侧的血供。

（二）右半肝肝门（右肝蒂）

肝门横沟的右端为右半肝肝门，由于有胆囊颈和胆囊管的掩盖，手术时显露不如左侧那样清楚，但当切断胆囊管将胆囊颈牵开之后，便可得到充分显露。在右侧肝门处，右肝管最高，位于上前方，门静脉右干位于下后方，两者之间为肝右动脉。约78%的人，肝右动脉离开肝门横沟之前，分成右前肝动脉支和右后肝动脉支，另外尚分出尾状叶右段支，有时亦可分出左内叶上段组支、左内叶动脉支等，约有28%的人，肝右动脉分布至肝左内叶。门静脉右干常见的是在肝门横沟右端进入肝实质前分成右前叶门静脉支和右后叶门静脉支，此种构型，约占75%。右前门静脉支走向右前上方，朝着胆囊窝的方向，右后门静脉支在肝门横沟右端深入肝内，进入肝右切迹内。在约5%的人，右侧的前、后门静脉支直接从分叉部发出，使肝门的门静脉分支成三叉形，则无门静脉右干。

约半数的人，由右前肝管和右后肝管汇成右肝管，右肝管比较短，平均长度为 0.8～0.9 cm。另有半数的人则为变异，最常见的为右前肝管开口的变异，肝门处的三叉型肝管汇合较常见，此时则无右肝管。右前肝管是肝总管和右肝管向上的延续，在肝门处探查和分离比较容易；右后肝管自分出后，便向肝脏深入，绕过右前门静脉支的深面，进入右切迹，故在肝门处显露右后肝管甚为困难，亦不易达到目的。肝内右侧肝胆管结合方式的解剖学变化较大，如右前段或后段肝管可越过肝中裂与左侧肝管汇合，而左肝管却趋向至肝门右方与前段肝管汇合形成肝总管，在这种情况下，左肝叶切除术有损伤右侧段肝管的可能。约三分之一的人，有胆囊下肝管，行胆囊切除术时有将其损伤和发生术后胆汁漏的危险。

由于右侧肝门的位置较深，肝门内的一级管道分支行程短，解剖上变异较多，若伴有局部病理改变的影响时，手术处理上比解剖左侧肝门结构更困难。

第二、三级肝门多位于肝实质内，一般不能在肝门横沟内显露。通过第二、三级肝门的肝动脉、门静脉、胆管属于终末分支，包裹在一共同的纤维鞘内，关系比较恒定（图 4-9）。

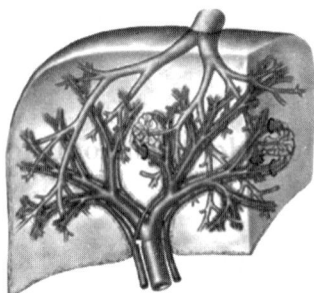

图 4-9　肝段 Glisson 系统与肝静脉的关系

五、肝脏解剖和肝脏手术切除术统一名称

在国际上有两种常用的肝脏解剖和肝脏外科手术名称。一组主要是在美国通用的，以 Healey 和 Schroy 提出的肝脏解剖为基础；另一种则是以 Couinard 提出的肝脏解剖为基础，主要在欧洲国家应用。两者之间的主要区别是：Healey 和 Schroy 是以肝动脉

和胆管系统在肝内的分布作为解剖命名的依据，将肝脏分为：两个半肝、四个区和八个段。而 Couinard 则是以门静脉作为划分解剖的依据，将肝脏分为两个半肝、四个扇区和八个段（图 4-10）。Couinard 将八个段按顺时针方向标以 Ⅰ → Ⅷ 的罗马数字。此后，Couinard 对肝内解剖又做了进一步的研究，并在 1989 年发表了肝脏Ⅸ的报道。由于以上两种解剖命名的依据不同，所以，可能会引起使用中的混淆。为解决肝脏解剖和各类肝脏手术存在名称不统一的问题，1998 年 10 月，在瑞士波恩举行的国际肝胆胰协会（International-Hepato-Pancreato-Biliary-Association，IHPBA）学术委员会特别组建了一个命名委员会。2000 年 5 月在澳大利亚的布里斯班举行的世界肝胆胰会议上，学术委员会讨论通过了命名委员会提交的一组完整的新名称，并将新名称命名为 The Brisbane 2000 Terminology of Liver Anatomy and Resections。2000 年 10 月在武汉举行的"第六届全国肝脏外科学术会议"期间，中华外科学分会肝脏学组部分专家一起探讨我国肝脏解剖和肝脏手术名称应与国际新命名的术语统一，以便和国际接轨。在求同存异的原则下，一致同意 IHPBA 的"肝脏解剖和肝脏手术切除统一名称"的解释。

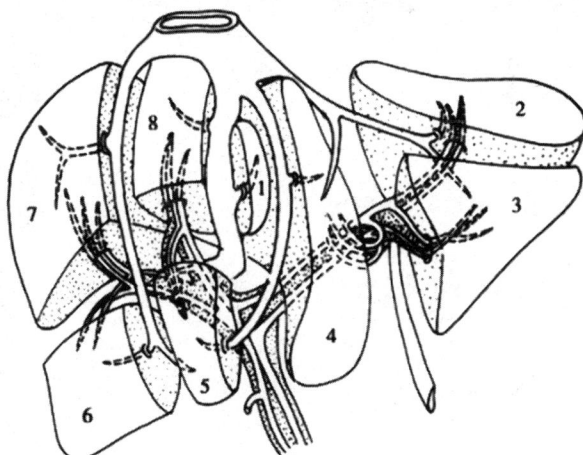

图 4-10　Couinard 肝段

肝脏解剖和肝脏手术切除统一名称，由 3 个图表组成，依次展示 3 级划分，详见表 4-1、表 4-2 和表 4-3。

表 4-1　肝脏第一线划分

解剖名称	Cournard 段	手术名称	图解（用黑色显示有关区段）
右半肝（Right hemi Liver）或右肝（Right Liver）	5 至 8 段（＋/－1 段）	右半肝切除术（Right beni-hepat ectomy）或右肝切除术（Right benihepat ectomy）（表明＋/－1 段切除）	
左半肝（Left hemi Liver）或左肝（Left Liver）	2 至 4 段（＋/－1 段）	左半肝切除术（Left benihepat ectomy）或左肝切除术（Left benihepat ectomy）（表明＋/－1 段切除）	

注：肝脏分为 9 段，图解中未显示出第 1、9 段。＋/－表示有或没有；肝脏第一级划分分界线；第二级划分的分界线是由胆囊窝（galbladder fossa）和下腔静脉窝（fossa for the IVC）为界面（plane）。这界面定名为肝中界面（mid plane of the liver）。中肝静脉（middle hepatic vein）在肝中界面中。

表 4-2　肝脏第二线划分

解剖名称	Couinard 段	手术名称	图解（用黑色显示有关区段）
右前区（Right anterior section）	5，8 段	右前区肝区切除术（Right anterior section ectomy）	
右后区（Right posterior section）	6，7 段	右后区肝切除术（Right posterior section ectomy）	
左内区（Left medlial section）	4 段	左内区肝切除术（Left medlial section ectomy）	
左外区（Left lateral section）	2，3 段	肝外区切除术（Left lateral section ectomy）	

解剖名称	Couinard 段	手术名称	图解（用黑色显示有关区段）
右半肝（Right hemi Liver）加左内区（Left medlial section）	4 至 8 段（＋/－1 段）	右三区肝切除术（Right trisection ectomy）	
左半肝（Left hemi Liver）加右前区（Right anterior section）	2 至 5 加 8 段（＋/－1 段）	左三区肝切除术（Left trisection ectomy）	

注：肝脏第二级划分的分界线。第二级划分的分界线在右半肝称为右区界面（right intersectional plane）。右区界面将右半肝分为右前区（right anterior section）和右后区（right postenior section），右区界面无表面标志。右肝静脉（right hepatic vein）在右区界面中。在左半肝分界线定名为左区界面（left intersectional plane）。左区界面是由脐静脉窝通到镰状韧带，将左半肝分为左内区（left medial section）和左外区（left lateral section）。

表 4-3　肝脏第三级划分

解剖名称	Couinard 段	手术名称	图解（用黑色显示有关区段）
1 至 9 段	从 1 至 9 段中任何一段	段切除（Segment ectomy）如 6 段肝切除	
两个相连段	1 至 9 段中任何两个相连段	两相连段切除（Bisegnent ectomy）如：肝 5，6 段切除	

注：肝脏第三级划分分界线；段与段的界面定名为段界面（intersegmental plane）。左肝静脉（left hepatic vein）在 2、3 段界面中。

第六节　刮吸手术解剖法腹腔镜右半肝切除术

由于右侧肝门的位置较深，肝门内的一级管道分支行程短，解剖上变异较多，若伴有局部病理改变的影响时，手术处理上比解剖左侧肝门结构更加困难，因此，腹腔镜解剖性右半肝切除可有右肝区域血流阻断法和右肝区域血流非阻断法两种。

一、区域血流阻断法腹腔镜右半肝切除术

（一）操作孔的布局

患者全身麻醉成功后，留置胃管和导尿管。患者体位改为头高脚低，左侧 30°仰卧位。脐上 10 mm 切口，气腹针建立气腹（12～15 mmHg），置入 10 mm Trocar 及 30°镜探查腹腔和盆腔。若为恶性肿瘤应仔细探查，探查内容包括：病变的大小、位置、与肝门重要结构、下腔静脉的关系，是否适合腹腔镜手术切除。探查有无腹水，腹膜表面、大网膜、肠系膜上有无肿瘤种植转移；左肝有无病灶以及肝外有无淋巴结转移等。剑突下 12 mm 切口，直视下置入 12 mm XCEL 鞘管作为主操作孔。右腋前线平脐处及右锁骨中线分别置入 5 mm Trocar 作为副操作孔。

（二）肝右动脉的解剖和处理

向上牵引胆囊壶腹部，游离出胆囊管和胆囊动脉后，分别结扎离断，然后顺行切除胆囊。应用半块纱布从 12 mm Trocar 塞入腹腔，用分离钳和抓钳把纱布折成"粽子"状，然后用抓钳夹住，顶住胆囊窝将右肝叶向膈顶方向推，术者应用腹腔镜彭氏多功能手术解剖器（LPMOD）在胆囊颈投影处切开腹膜，分开一些脂肪结缔组织，若有出血应用纱布压迫几分钟，尽量避免电凝止血，根据肝固有动脉的搏动，分离出肝固有动脉、肝右动脉和肝左动脉。肝右动脉从左侧经肝总管后方至右肝门，可在其进入右肝以前分离，并结扎离断。肝右叶肿瘤若血液供应丰富，肝右动脉扩张，血流量增多，有时除了肝右动脉外，可能还有一些扩张的侧支动脉，应加以处理。

（三）右肝管的解剖和处理

右肝管一般位于肝右动脉上方，位置最高。应用 LPMOD 刮去右肝管腹侧和左、右两侧的结缔组织后，应用直角分离钳将右肝管从左侧向后方完全游离，然后应用可吸收夹夹闭近端，远端

应用钛夹夹闭，在两个钛夹之间应用剪刀离断。结扎离断右肝管时，必须清楚显示左、右肝管汇合部和左肝管，避免肝总管和左肝管的损伤。应注意右肝管的解剖学变异，近半数人可能不形成右肝管主干，分裂型右肝管会使肝门部解剖困难，可以在肝实质分离开后在肝内处理或分开处理。

（四）门静脉右干的解剖和处理

当右肝管、肝右动脉离断后，就自然暴露出门静脉右干。由于门静脉右干常较粗大而短，分离后壁和结扎离断时应非常小心。分离门静脉右干时，应注意暴露门静脉分叉和门静脉左干，并向肝侧分离足够的长度。分离门静脉右干后方时，必须沿血管与其外周的组织间隙进行，该处应无阻力。应用分离钳撕去门静脉右干右后方的结缔组织后，可应用吸引器头钝性在门静脉后方细心分离直至完全游离，然后应用可吸收夹夹闭门静脉右干，可暂不离断。应避免用分离钳粗暴分离，否则极易撕破血管的后壁或损伤侧支血管，引起大出血。门静脉的解剖变异较少见，偶尔可见门静脉右前支来自门静脉左干。

（五）肝周韧带和第二肝门的分离

应用 LPMOD 直接离断肝镰状韧带、肝圆韧带、冠状韧带后，小心分离第二肝门，直至露出肝静脉窝、肝右静脉和共干为止。肝静脉窝的暴露应非常小心，尽量在靠肝侧用 LPMOD 切开韧带，刮去和推开覆盖下腔静脉和肝静脉的疏松组织。肝右静脉的管径粗大，主干短（长度 > 10 mm 约占 60%），汇入下腔静脉的夹角小，并且外后侧有一层结缔组织膜覆盖（下腔静脉韧带），遮盖着肝右静脉和下腔静脉的汇接处。因此在腹腔镜下肝外分离肝右静脉是极其危险和困难的，一般主张肝实质内处理。

（六）肝短静脉的处理

助手用两把抓钳将肝脏托起，离断肝肾凹陷处附着于肝右叶下缘的后腹膜，向上钝性分离，离断与侧腹壁的附着、右三角韧带和与膈肌间的纤维性粘连。暴露肝背静脉系统，分离出肝短静脉，依次分离各支肝短静脉，应用钛夹结扎后逐支离断。一般肝短静脉3~5支不等，引流右侧尾状叶和右后叶，其中的右后叶下段支（右后下静脉）往往粗大，为右后叶下段（Ⅵ段）的主要回流静脉，此处又称为第三肝门。肝短静脉的分离应十分小心，如有破裂出血，处理比较棘手。

（七）肝实质离断

将电凝功率开至120 W，沿左、右肝缺血和无缺血的分界线应用LPMOD划出预切线。助手用抓钳抓住肝圆韧带和肝包膜以保持切缘的张力，术者用LPMOD沿预切线切开肝包膜，刮扒肝实质。刮扒过程中，遇到较大的肝管和血管时，改变刮扒方向，使其与管道方向平行，完全分离出管道后，用钛夹结扎后离断。遇到小于3 mm的血管时可直接电凝。在刮扒肝组织的过程中可同时用电凝止血，并吸除烟雾和渗血。离断门静脉右干，离断右肝与尾状突的连接部后，继续沿左、右肝分界线刮扒肝组织，结扎肝静脉分支，直至暴露右肝静脉，应用可吸收夹夹闭下腔静脉端后，离断肝右静脉直至右半肝切除。

（八）肝断面的处理

应用LPMOD电凝进行肝创面的止血，断面上的管道（主要是肝管断面）应仔细结扎或缝扎。应用生理盐水反复冲洗，以明确无胆瘘和出血为止。

（九）胆总管探查

对右肝内胆管结石而行腹腔镜右半肝切除的患者，可经胆囊管残端行术中胆道造影，以明确左肝管的解剖和胆总管是否有结石。若术前明确诊断有胆总管结石者可直接切开胆总管取石。助手应用分离钳提起胆总管前壁，术者应用剪刀剪开胆总管15~20 mm，行胆总管探查。有结石者取出结石，放置T管后，应用4-0微乔缝合胆总管。从右上腹切口拉出T管后，用生理盐水注射，直视下观察胆总管切口和肝断面无生理盐水渗漏后，经T管注射造影剂造影，明确胆总管、左肝内胆管显影良好，无胆管残石，并且无造影剂外漏后固定T管。连接两个副操作孔切口（约5 cm）将标本取出。冲洗腹腔，在肝创面涂布生物蛋白胶，放置腹腔引流管一根后，结束手术。

二、区域血流非阻断法腹腔镜右半肝切除术

(一) 操作孔的布局

患者全身麻醉成功后，留置胃管和导尿管。体位改为头高脚低，左侧 30°侧卧位。脐上 10 mm 切口，气腹针建立气腹（12～15 mmHg），置入 10 mm Trocar 及 30°镜探查腹腔和盆腔。若为恶性肿瘤应仔细探查，探查内容包括：病变的大小、位置，与肝门重要结构、下腔静脉的关系，是否适合腹腔镜手术切除；探查有无腹水及量、腹膜表面、大网膜、肠系膜上有无肿瘤种植转移；左肝有无病灶以及肝外有无淋巴结转移等。剑突下 10 mm 切口，直视下置入 12 mm Xcel 鞘管作为主操作孔。右腋前线平脐处及右锁骨中线分别置入 5 mm Trocar 作为副操作孔。

(二) 肝周韧带和第二肝门的分离

应用 LPMOD 直接离断肝镰状韧带、肝圆韧带、冠状韧带后，小心分离第二肝门，直至露出肝静脉窝、肝右静脉和共干。肝静脉窝的暴露应非常小心，尽量在靠肝侧用 LPMOD 刮去和推开覆盖下腔静脉和肝静脉的疏松组织。肝右静脉的管径粗大，主干短（长度大于 10 mm 约占 60%），汇入下腔静脉的夹角小，并且外后侧有一层结缔组织膜（下腔静脉韧带）遮盖着肝右静脉和下腔静脉的汇接处。因此在腹腔镜下肝外分离肝右静脉是极其危险和困难的，一般主张肝实质内处理。

(三) 肝短静脉的处理

助手用两把抓钳将肝脏托起，离断肝肾凹陷处附着于肝右叶下缘的后腹膜，向上钝性分离，离断与侧腹壁的附着、右三角韧带和与膈肌间的纤维性粘连。暴露肝背静脉系统，分离出肝短静脉，依次分离各支肝短静脉，应用钛夹结扎后逐支离断。一般肝短静脉 3～5 支不等，引流右侧尾状叶和右后叶，其中的右后叶下段支（右后下静脉）往往粗大，为右后叶下段（Ⅵ段）的主要回流静脉，此处又称为第三肝门。肝短静脉的分离应十分小心，破

裂出血处理较棘手。

（四）肝实质离断

将电凝功率开至 120 W，沿肝正中裂用 LPMOD 划出预切线。助手用抓钳抓住肝圆韧带和肝包膜以保持切缘的张力，手术者用 LPMOD 沿预切线切开肝包膜，刮扒肝实质。刮扒过程中，遇到较大的肝内胆管和血管时，改变刮扒方向，使其与管道方向平行，完全分离出管道后，用钛夹结扎后离断。遇到小于 3 mm 的血管时可直接电凝。在刮扒肝组织的过程中可同时用电凝止血，并吸除烟雾和渗血。反复刮扒肝组织，结扎肝静脉分支，直至暴露右肝蒂和肝右静脉。

（五）右肝管的解剖和处理

术者应用 LPMOD 切开右肝蒂 Glisson 系统鞘膜，并分离脂肪结缔组织。若有出血应用纱布压迫几分钟，尽量避免电凝止血。根据肝右动脉的搏动，右肝管一般位于肝右动脉上方，位置最高。应用 LPMOD 刮去肝右管腹侧和左、右两侧的结缔组织后，应用直角分离钳将右肝管从左侧向后方完全游离，然后应用可吸收夹结扎近端，远端应用钛夹夹闭，在两个钛夹之间应用剪刀离断。结扎离断右肝管时，必须清楚显示左、右肝管汇合部和左肝管，避免肝总管和左肝管的损伤。

（六）肝右动脉的解剖和处理

肝右动脉在右肝管下缘，可根据其动脉搏动加以确定。肝右动脉从左侧经肝总管后方至右肝门，可在其进入右肝以前分离，并结扎离断。肝右叶肿瘤若血液供应丰富，肝右动脉扩张，血流量增多，有时除了肝右动脉外，可能还有一些扩张的侧支动脉，应加以处理。

（七）门静脉右干的解剖和处理

当右肝管、肝右动脉离断后，就自然暴露出门静脉右干。由于门静脉右干常较粗大而短，分离后壁和结扎离断时应非常小心。分离门静脉右干时，应注意暴露门静脉分叉和门静脉左干，并向肝侧分离足够的长度。分离门静脉右干后方时，必须沿血管与其外周的组织间隙进行，该处应无阻力。应用分离钳撕去门静脉右干右后方的结缔组织膜后，可应用吸引器头钝性在门静脉后方细心分离直至完全游离。然后应用可吸收夹夹闭门静脉右干并离断。

（八）肝右静脉处理

应用 LPMOD 进一步离断右肝与肝尾状突连接的肝实质后，沿正中线继续断离肝实质直至游离出肝右静脉。应用可吸收夹夹闭下腔静脉端后，用剪刀离断肝右静脉并切除右半肝。

（九）肝断面的处理

应用 LPMOD 电凝进行肝创面的止血，断面上的管道（主要是肝管断面）应仔细结扎或缝扎。应用生理盐水反复冲洗，以明确无胆瘘和出血为止。

（十）胆总管探查

对右肝内胆管结石而行腹腔镜右半肝切除的患者，可经胆囊管残端行术中胆道造影，以明确左肝管的解剖和胆总管是否有结石。若术前明确诊断有胆总管结石者可直接切开胆总管取石。助手应用分离钳提起胆总管前壁，术者应用剪刀剪开胆总管 15～20 mm，行胆总管探查。有结石者取出结石并放置 T 管后，应用4-0 薇乔缝合胆总管。从右上腹切口拉出 T 管后，用生理盐水注射，直视下观察胆总管切口和肝断面处无生理盐水渗漏后，经 T管注射造影剂造影，明确胆总管、左肝内胆管显影良好，无胆管残余结石，无造影剂外漏后，连接两个副操作孔切口（约 5 cm），将标本取出。冲洗腹腔，在肝创面涂布生物蛋白胶，放置腹腔引流管一根后，结束手术。

第七节　刮吸手术解剖法腹腔镜左半肝切除术

一、操作孔的布局

患者全身麻醉成功后，留置胃管和导尿管。患者体位改为头高脚低，右侧 30°侧卧位。脐上 10 mm 切口，气腹针建立气腹（12～15 mmHg），置入 10 mm Trocar 及 30°镜探查腹腔、盆腔。若为恶性肿瘤应仔细探查，探查内容包括：病变的大小、位置，与肝门重要结构、下腔静脉的关系，是否适合腹腔镜手术切除；探查有无腹水及量、腹膜表面、大网膜、肠系膜上有无肿瘤种植转移；右肝有无病灶以及与肝外有无淋巴结转移等。左锁骨中线肋缘下 12 mm 切口，直视下置入 12 mm XCEL 鞘管作为主操作孔。剑突下及右锁骨中线肋缘下分别置入 5 mm Trocar 作为副操作孔，伸入肺叶钳作牵拉用（图 4-11）。

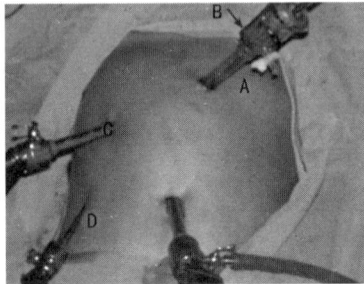

图 4-11 戳孔的位置

A. 主操作孔，应用 12 mm XCEL 鞘管；

B. 腹腔镜孔；C. 副操作孔；D. 副操作孔

二、肝左动脉的解剖和处理

应用抓钳抓住肝圆韧带往上顶，或者应用半块纱布从 10 mm Trocar 塞入腹腔，用分离钳和抓钳把纱布折成"粽子"状，然后用抓钳夹住，顶住左肝脏面向膈顶方向推，可以充分暴露左肝蒂。术者应用 LPMOD 切开左肝蒂 Glisson 系统鞘膜，分开一些脂肪结缔组织，若有出血应用纱布压迫几分钟，尽量避免电凝止血。根据肝左动脉搏动加以确定。可在其进入左肝以前分离，并结扎离断。肝左叶肿瘤若血液供应丰富，肝左动脉扩张，血流量增多，有时除了肝左动脉外，可能还有一些扩张的侧支动脉，应加以处理。

三、左肝管的解剖和处理

术者应用 LPMOD 切开肝门横沟前方之肝包膜，分离肝门板，若有出血应用纱布压迫几分钟，尽量避免电凝止血。应用 LPMOD 刮去左肝管腹侧和左、右两侧的结缔组织后，应用直角分离钳将左肝管从左侧向后方完全游离，然后应用可吸收夹结扎近端，远端应用钛夹夹闭，在两个血管夹之间应用剪刀离断。结扎离断左肝管时，必须清楚显示左、右肝管回合部和右肝管，避免肝总管和右肝管的损伤。应注意肝门部肝管、肝动脉、门静脉的解剖变异，肝门部的解剖以门静脉比较恒定，偶有右前门静脉支来自门静脉左干横部；右前肝管或右后肝管可汇入至肝左管横部；肝动脉的变异更为常见。

四、门静脉左干的解剖和处理

当左肝管、肝左动脉离断后，就自然暴露出门静脉左干。分离门静脉左干时，应注意暴露门静脉分叉和门静脉右干，并向肝侧分离足够的长度。分离门静脉左干后方时，必须沿血管与其外周的组织间隙进行，该处应无阻力。应用分离钳撕去门静脉左干右后方的结缔组织后，可应用吸引器头钝性在门静脉后方细心分离直至完全游离，然后再应用可吸收夹夹闭门静脉左干，可暂不离断（待肝实质离断一定程度后离断）。应避免应用分离钳粗暴张开分离，否则极易撕破血管后壁或损伤侧支血管，导致出血难止。

五、肝周韧带和第二肝门的分离

应用 LPMOD 直接离断肝镰状韧带、肝圆韧带、冠状韧带后，小心分离第二肝门，直至露出肝静脉窝、左肝静脉或共干为止（图 4-12）。肝静脉窝的暴露应非常小心，尽量在靠肝侧用 LPMOD 刮去和推开覆盖下腔静脉和肝静脉的疏松组织。肝左静脉的位置相对较浅表，主干相对较长，常和肝中静脉合并为共干，然后汇入下腔静脉，外后侧有一层结缔组织膜覆盖（脐静脉韧带），遮盖着肝左静脉和下腔静脉的汇接处（图 4-13）。虽然在腹腔镜下有肝外分离和结扎肝左静脉的成功报道，但仍然是极其危险和困难的，

一般主张肝实质内处理。助手用两把抓钳将肝脏托起，离断肝胃
韧带后向上钝性分离，离断左三角韧带和与膈肌间的纤维性粘连
（图 4-14）。

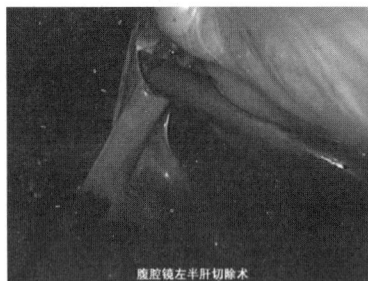

图 4-12　切断镰状韧带和肝圆韧带

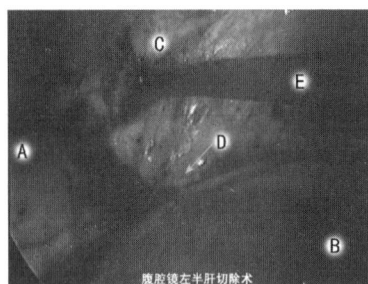

图 4-13　分离第二肝门

A. 右肝；B. 左肝；C. 膈肌；D. 下腔静脉；E. LPMOD

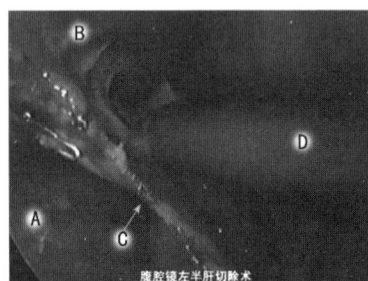

图 4-14　离断肝胃韧带

A. 右肝；B. 左肝；C. 肝胃韧带；D. LPMOD

六、肝实质离断

将电凝功率开至 120 W，沿左、右肝缺血和无缺血的分界线应用 LPMOD 划出预切线。为避免损伤肝中静脉及其分支，预切线应在分界线左偏 10 mm（图 4-15）。助手用抓钳抓住肝圆韧带和肝包膜以保持切缘的张力，术者用 LPMOD 沿预切线切开肝包膜，刮扒肝实质。刮扒过程中，遇到较大的肝内胆管和血管时，改变刮扒方向，使其与管道方向平行，完全分离出管道后，用钛夹结扎后离断（图 4-16）。遇到小于 3 mm 的血管时可直接电凝。在刮扒肝组织的过程中可同时用电凝止血，并吸除烟雾和渗血。肝实质离断一定程度后离断门静脉左干，继续应用 LPMOD 反复刮扒肝组织，结扎肝静脉分支，直至暴露肝左静脉，应用可吸收夹夹闭近下腔静脉端后，离断肝左静脉直至左半肝切除（图 4-17）。在断肝过程中，应该随时注意肝中静脉及其分支的走行。肝中静脉壁薄，外无纤维鞘包裹，极易损伤，而一旦损伤，腹腔镜极难修补，往往需中转开腹或结扎肝中静脉。肝左叶切除时须结扎离断肝中静脉左侧上、下两个或更多个属支。肝中静脉损伤最易发生在两个分支的夹角处，因此在分离肝中静脉属支时应非常小心。

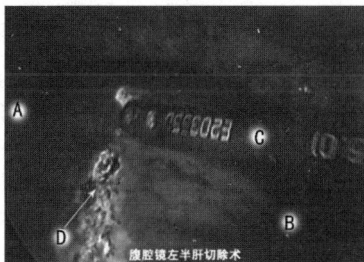

图 4-15 应用 LPMOD 作断肝标记
A. 右肝；B. 左肝；C. LPMOD；D. 预定的断肝切线

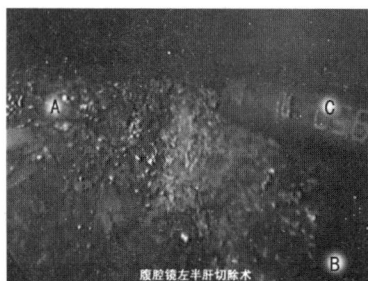

图 4-16　用 LPMOD 刮吸断肝

A. 右肝断面；B. 左肝断面；C. LPMOD

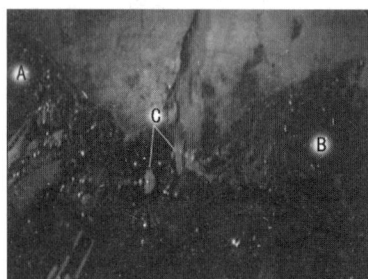

图 4-17　离断肝左静脉

A. 右肝断面；B. 左肝断面；C. 离断的肝左静脉

七、肝断面的处理

应用 LPMOD 电凝进行肝创面的止血，断面上的管道（主要是肝管断面）应仔细结扎或缝扎。应用生理盐水反复冲洗，以明确无胆瘘和出血为止。

八、胆总管探查

对左肝内胆管结石而行腹腔镜左肝切除的患者，在分离左肝蒂前可经胆囊管残端行术中胆道造影（图 4-18），以明确肝左管的狭窄部位，明确左肝切除的范围和右肝管的解剖，以及胆总管是否有结石。若胆总管有结石须行胆总管切开取石，助手应用分离钳提起胆总管前壁，术者应用剪刀剪开胆总管 15～20 mm，有结石者取出结石并放置 T 管后，应用 4-0 薇乔缝合胆总管

（图 4-19）。从右上腹切口拉出 T 管后，用生理盐水注射，直视下观察胆总管切口处和肝断面无生理盐水渗漏后，经 T 管注射造影剂造影，明确胆总管、右肝内胆管显影良好，无胆管残余结石，无造影剂外漏后，连接两个副操作孔的切口（约 5 cm），将标本取出（图 4-20）。冲洗腹腔，在肝创面放置腹腔引流管一根后，结束手术。

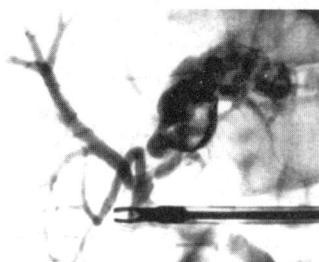

图 4-18　术中造影示左肝管扩张伴狭窄

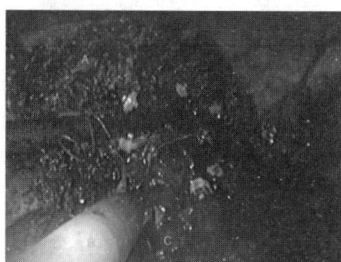

图 4-19　胆管切开取石后放置 T 管
A. 肝断面；B. T 管；C. 胆总管

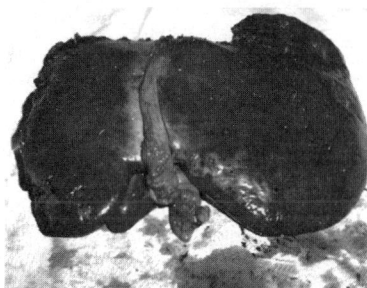

图 4-20　腹腔镜左半肝切除标本

第八节　刮吸手术解剖法腹腔镜左外区肝切除术

一、操作孔的布局

患者全身麻醉成功后，留置胃管和导尿管。患者体位改为头高脚低，右侧 30°侧卧位。脐上 10 mm 切口，气腹针建立气腹

（12～15 mmHg），置入 10 mm Trocar 及 30°镜探查腹腔和盆腔。左锁骨中线肋缘下 12 mm 切口，直视下置入 12 mm Xcel 鞘管作为主操作孔。剑突下及右锁骨中线肋缘下分别置入 5 mm Trocar 作为副操作孔，伸入肺叶钳作牵拉用。

二、肝周韧带和第二肝门的分离

应用 LPMOD 直接离断肝镰状韧带、肝圆韧带、冠状韧带后，小心分离第二肝门，直至露出肝静脉窝、肝左静脉或肝左、肝中静脉共干为止。肝静脉窝的暴露应非常小心，尽量在靠肝侧用 LP-MOD 刮去和推开覆盖下腔静脉和肝静脉的疏松组织。肝左静脉的位置相对较浅表，主干相对较长，常和肝中静脉合并为共干，然后汇入下腔静脉。外后侧有一层结缔组织膜覆盖（脐静脉韧带），遮盖着肝左静脉和下腔静脉的汇接处。助手用两把抓钳将肝脏托起，离断肝胃韧带后向上钝性分离，离断左三角韧带和与膈肌间的纤维性粘连。

三、肝实质离断

将电凝功率开至 120 W，在镰状韧带左侧 10 mm 处，用 LP-MOD 平行划出预切线。助手用抓钳抓住肝圆韧带和肝包膜以保持切缘的张力，术者用 LPMOD 沿预切线切开肝包膜，切开肝左外、内叶间的组织桥。刮扒肝实质，刮扒过程中，遇到较大的肝管和血管时，改变刮扒方向，使其与管道方向平行。完全分离出左肝外叶的门静脉、肝动脉后分别用可吸收夹结扎后离断。对左肝外叶结石的患者，分离出左肝外叶胆管后，应用 LPMOD 切开，有结石者可应用取石钳从断面取石；对左肝外叶肿瘤的患者，分离出左肝外叶胆管后可结扎离断。在刮扒肝组织的过程中可同时用电凝止血，并吸除烟雾和渗血。反复刮扒肝组织，结扎肝静脉分支，直至暴露肝左静脉，应用可吸收夹夹闭下腔静脉端后，离断肝左静脉直至左肝外叶切除。

四、肝断面的处理

应用 LPMOD 电凝进行肝创面的止血，断面上的管道（主要是肝管断面）应仔细结扎或缝扎。应用生理盐水反复冲洗，以明确无胆瘘和出血为止。

五、胆总管探查

对左肝外叶肝内胆管结石而行腹腔镜左肝外叶切除的患者，可经胆囊管残端行术中胆管造影，以明确左肝内叶肝管、右肝管的解剖和胆总管是否有结石。若胆总管有结石需行胆总管切开取石。助手应用分离钳提起胆总管前壁，术者应用剪刀纵向剪开胆总管 15～20 mm，取出结石并放置 T 管后，应用 4-0 薇乔缝合胆总管。从右上腹切口拉出 T 管后，用生理盐水注射，直视下观察胆总管切口和肝断离面处无生理盐水渗漏后，经 T 管注射造影剂造影，明确胆总管，左、右肝内胆管显影良好，无胆管残余结石，无造影剂外漏后，连接两个副操作孔切口（约 5 cm），将标本取出。冲洗腹腔，在肝创面涂布生物蛋白胶，并放置腹腔引流管一根后，结束手术。

第九节　刮吸手术解剖法腹腔镜局部肝脏切除术

腹腔镜局部肝脏切除术主要适应于肝脏局部的良、恶性肿瘤的切除。

一、操作孔的布局

患者全身麻醉成功后，留置胃管和导尿管。脐上 10 mm 切口，气腹针建立气腹（12～15 mmHg），置入 10 mm Trocar 及 30°镜探查腹腔和盆腔。患者体位改为头高脚低，左侧 30°侧卧位（病变在右肝）或右侧 30°侧卧位（病变在左肝）。剑突下（病变在右肝）或左锁骨中线肋缘下（病变在左肝）12 mm Xcel 鞘管置入 LPMOD 进行手术操作。若为恶性肿瘤行肝脏切除的患者，探查内容包括：病变的大小、位置，与肝门重要结构、下腔静脉的关系，是否适合腹腔镜手术切除；探查有无腹水及量、腹膜表面、大网膜、肠系膜上有无肿瘤种植转移；肝外有无淋巴结转移等。右锁骨中线肋缘下、右腋中线（病变在右肝）或剑突下、左锁骨中线肋缘下（病变在左肝）分别置入 5 mm Trocar 作为副操作孔，伸入肺叶钳作牵拉用。

二、离断相应区域肝周韧带

需要时，应用 LPMOD 直接离断肝镰状韧带、肝圆韧带、冠状韧带。第Ⅵ段局部切除时还要离断肝肾后腹膜、右三角韧带和右肝与侧腹壁的附着。必要时可小心分离第二肝门，直至露出肝静脉窝。肝静脉窝的暴露应非常小心，尽量在靠肝侧用 LPMOD 刮去和推开覆盖下腔静脉和肝静脉的疏松组织。

三、肝实质离断

将电凝功率开至 120 W，沿肿瘤外 1～2 cm 用 LPMOD 划出预切线。术者用 LPMOD 沿预切线切开肝包膜，切开肝组织。刮扒肝实质，刮扒过程中，遇到较大的肝管和血管时，改变刮扒方向，使其与管道方向平行，完全分离出管道后，用钛夹结扎后离断。若遇到小于 3 mm 的血管时可直接电凝。在刮扒肝组织的过程中可同时用电凝止血，并吸除烟雾和渗血。直至切除肝组织和肿瘤。

四、肝断面的处理

应用 LPMOD 电凝进行肝创面的止血，断面上的管道（主要是肝管断面）应仔细结扎或缝扎。应用生理盐水反复冲洗，以明确无胆瘘和出血为止。冲洗腹腔，在肝创面涂布生物蛋白胶，放置腹腔引流管一根后，结束手术。

第十节　手助腹腔镜左半肝切除术

一、操作孔的布局

患者全身麻醉成功后，留置胃管和导尿管。体位改为头高脚低，右侧 30°侧卧位。脐上 10 mm 切口，气腹针建立气腹（12～15 mmHg），置入 10 mm Trocar 及 30°镜探查腹腔和盆腔。左锁骨中线肋缘下 10 mm 切口，直视下置入 12 mm XCEL 鞘管作为主操作孔。根据手助器大小（不使用手助器者第一助手可用手伸入腹腔后，用布巾钳钳紧切口即可）在右肋缘下作一合适大小切口后，装上手助器。剑突下置入 5 mm Trocar 作为副操作孔，伸入肺叶钳作牵拉用。

二、肝左动脉的解剖和处理

辅助手帮助显露第一肝门。应用半块纱布从 10 mm Trocar 塞入腹腔，用分离钳和抓钳把纱布折成"粽子"状，然后用抓钳夹住，把左肝脏面向膈顶方向推，显露左肝蒂。术者应用 LPMOD 切开肝门横沟前方之肝门板，若有出血应用纱布压迫几分钟，尽量避免电凝止血。辅助手触摸肝动脉和肝左动脉的搏动。应用分离钳分出肝固有动脉和肝左动脉后，将肝左动脉应用血管夹结扎后离断。肝左叶肿瘤若血液供应丰富，肝左动脉扩张，血流量增多，有时除了肝左动脉外，可能还有一些扩张的侧支动脉。应加以处理。

三、左肝管的解剖和处理

应用 LPMOD 刮去左肝管腹侧和左、右两侧的结缔组织后，应用直角分离钳将左肝管从左侧向后方完全游离，然后应用可吸收夹结扎近端，远端应用钛夹夹闭，在两个钛夹之间应用剪刀离断。结扎离断左肝管时，必须清楚显示左、右肝管汇合部和右肝管，避免肝总管和右肝管的损伤。

四、门静脉左干的解剖和处理

当左肝管、肝左动脉离断后，就自然暴露出门静脉左干。分离门静脉左干时，应注意暴露门静脉分叉和门静脉右干，并向肝侧分离足够的长度。分离门静脉左干后方时，必须沿血管与其外周的组织间隙进行，该处应无阻力。应用分离钳撕去门静脉左干右后方的结缔组织膜后，可应用吸引器头钝性在门静脉后方细心分离直至完全游离。然后再应用可吸收夹夹闭门静脉左干，可暂不离断（待肝实质离断一定程度后离断）。辅助手也可应用 8 号导尿管缠绕肝十二指肠韧带，以备用控制肝蒂。

五、肝周韧带和第二肝门的分离

辅助手把肝脏往下方压，应用 LPMOD 直接离断肝镰状韧带、肝圆韧带、冠状韧带后，小心分离第二肝门，直至露出肝静脉窝、肝左静脉为止。肝静脉窝的暴露应非常小心，尽量在靠肝侧用 LPMOD 刮去和推开覆盖下腔静脉和肝左静脉的疏松组织。肝左静脉的位置相对较浅表，主干相对较长，常和肝中静脉合并为共干，然后汇入下腔静脉，外后侧有一层结缔组织膜覆盖（脐静脉韧带），遮盖着肝左静脉和下腔静脉的汇接处。辅助手将左肝叶往右上方提拉，助手用一把抓钳将肝胃韧带向左下方牵拉。离断左三角韧带和与膈肌间的纤维性粘连。

六、肝实质离断

将电凝功率开至 120 W，沿左、右肝缺血和非缺血分界线，用 LPMOD 平行划出预切线。助手用抓钳抓住肝圆韧带和肝包膜以保持切缘的张力，术者用 LPMOD 沿预切线切开肝包膜后，刮扒肝实质。刮扒过程中，遇到较大的肝管和血管时，改变刮扒方向，使其与管道方向平行，完全分离出管道后，用钛夹结扎后离断。遇到小于 3 mm 的血管时可直接电凝。在刮扒肝组织的过程中可同时用电凝止血，并吸除烟雾和渗血。反复刮扒肝组织，结扎肝静脉分支，直至暴露肝左静脉，应用可吸收夹夹闭近下腔静脉端后，离断肝左静脉直至左肝叶切除。

七、肝断面的处理

应用 LPMOD 电凝进行肝创面的止血，断面上的管道（主要是肝管断面）应仔细结扎或缝扎。应用生理盐水反复冲洗，以明确无胆瘘和出血为止。

八、胆总管探查

对左肝内胆管结石而行腹腔镜左肝叶切除的患者，可经胆囊管残端行术中胆道造影，以明确左肝管的解剖和胆总管是否有结石。若胆总管有结石须行胆总管切开取石、T管引流术。将标本从辅助手切口取出。冲洗腹腔，在肝创面放置腹腔引流管一根后，结束手术。

第十一节　腹腔镜肝脏切除术围手术期处理

一、术前准备

根据病史、体格检查及辅助检查结果对患者全身状况及肝脏局部情况进行全面评估。

（1）了解心、肺、肝、肾等重要脏器功能情况，明确有无手术禁忌证。

（2）手术前，患者应该常规行上腹部B超、CT等影像学检查，了解病变的大小、范围和位置，明确能否行腹腔镜肝切除术以及需要切除的肝脏范围。对于肝内胆管结石行腹腔镜肝叶切除术者，术前磁共振胰胆管成像（magnetic resonance imaging cholangio pancreatography，MRCP）能明确胆管狭窄的部位，有助于判断肝叶切除的范围。若怀疑恶性肿瘤，须明确有无远处转移、肝门部侵犯以及门静脉癌栓。

（3）对于营养不良者，术前应给予高蛋白、高糖饮食，必要时可给予静脉营养。低蛋白血症者，术前应补充适量的白蛋白或血浆，使白蛋白提高到30 g/L以上。对于凝血酶原时间延长或有出血倾向者，术前应给予大剂量的维生素 K_1，若凝血酶原时间仍未达到正常，则术中出血难控制，手术风险很大，不宜手术。

（4）所有腹腔镜肝切除术前都应做好中转开腹准备。

（5）术前向患者及家属说明中转开腹的可能性，取得患者和家属的理解和配合。

（6）术前备血，术前半小时常规给予抗生素。

二、术后处理

（1）常规监护患者的生命体征，注意血常规、血生化及尿量、色、比重的变化。

（2）术后禁食 2～3 天。对无腹胀患者，可不需要胃肠减压，术后 12 小时后可进水。对半肝切除患者术后 24 小时内可吸氧。禁食期间补充葡萄糖及生理盐水，注意水、电解质及酸碱平衡。

（3）保持腹腔引流和 T 管引流通畅。进食后腹腔引流无胆汁、出血，引流量 24 小时内小于 50 mL 可拔除。T 管拔除时间应该在术后 1 个月以上。

（4）术后良好镇痛，鼓励患者咳嗽、咳痰，早期下床活动。

（5）对肝癌合并肝硬化行肝切除的患者，术后应适当补充维生素 K_1、新鲜血浆和白蛋白。出院后按恶性肿瘤随访计划随访。

第十二节　腹腔镜肝脏切除术中转开腹及并发症

一、中转开腹

术中大出血或出血后无法快速、有效控制出血是腹腔镜肝脏切除术中转开腹的主要原因。因此除了对边缘性、暴露良好的肝脏局部病变行腹腔镜局部肝切除术的患者，不必准备开腹器械外，一般应常规准备中转开腹的器械。

有学者认为术中出现以下情况时，应及时中转开腹或更改为手助术式：①腹腔内广泛、致密粘连，腹腔镜下分离困难，渗血多。②肝硬化程度严重，伴较重门静脉高压症，估计术后残肝功能难以代偿或预后不良。③肿瘤较大，影响第一肝门或第二肝门暴露和解剖者。④术中出血量达 1 000 mL 为中转开腹的警戒线，如出血量达 2 000 mL 仍不能完成手术者应果断中转开腹。⑤肝静脉损伤，为防 CO_2 气体栓塞，应尽快排出腹腔内气体压力、中转开腹。⑥难以控制的突发性大出血，肝内大血管出血或肿瘤破裂出血。⑦肝癌合并肝内转移、门静脉癌栓或肿瘤边界不清等。

二、术中或术后常见并发症

（一）术中大出血

常见于游离门静脉分支和肝静脉主干的分支时损伤血管或血管结扎不牢固。

（1）解剖第一肝门时的出血来源于肝动脉或门静脉分支，颜色较鲜艳，呈"喷涌"或"喷射"状，多由于分离门静脉分支侧壁撕裂，或钛夹脱落所致。行半肝切除时，在离断肝左或肝右动脉、离断左肝管或右肝管后，分离门静脉一般较容易。我们应用LPMOD切开血管鞘后，应用吸引器头进行钝性分离门静脉主干，分离后联合可吸收夹和钛夹结扎，或者应用内镜血管闭合切割器离断，可有效避免门静脉主干损伤和血管夹脱落引起的大出血。一旦发生大出血，可应用无损伤肠钳阻断肝蒂或夹住出血的血管，然后应用吸引器冲洗干净，找到出血的血管后再用血管夹结扎。

（2）进行解剖性半肝切除时，断肝时应该偏离肝正中裂 1～2 cm。刮扒肝组织用力过大，助手过度牵拉肝脏极易损伤肝中静脉分支，因此，术中切开肝包膜及表面肝组织后应改用刮扒切肝，刮扒、牵引肝脏应注意方向、力度。遇到大血管时应先将其游离适当长度并夹闭远、近端后离断。降低中心静脉压在 4～6 cmH$_2$O（1 cmH$_2$O＝0.098 kPa）之间，以减少肝静脉返流出血。断肝前区域阻断入肝血流或应用肝蒂阻断带也可减少发生大出血的危险。肝中静脉分支出血是半肝切除最棘手处理的问题，小分支出血可应用吸收性明胶海绵或纱布压迫止血，较大分支仍需结扎。

（3）解剖第二肝门应非常小心，结扎离断肝左或肝右静脉应该在断肝后肝实质内进行。若肝左或肝右静脉损伤出血应该迅速用无损伤肠钳夹住出血的近端，然后进行结扎或套扎。不主张腹腔镜下缝扎或修补肝静脉。

（4）对无法有效控制的大出血，应立即转开腹手术。

（二）CO$_2$气体栓塞

虽然临床罕见报道，但理论上仍然存在这种可能性。术中由于气腹压力的存在和肝静脉的负压等原因。切肝过程中CO$_2$可通过损伤的静脉进入循环系统，引起心、肺等重要器官梗死，重者导致死亡。因此，切肝过程中遇到较大的血管都应先夹闭其远、近端后再离断，同时操作要仔细，避免大血管损伤。术中使用较低的腹内压或无气腹腹腔镜肝脏切除术可避免 CO_2 气体栓塞。

（三）胆瘘

较为常见，更多见于肝内胆管结石行腹腔镜肝脏切除术后。术后发热、肝功能改变、季肋部局部疼痛、呕吐应注意是否有胆瘘。腹腔引流管无胆汁引流出并不能排除胆瘘。肝切除术后应及时 B 超或 CT 检查，对局限性胆汁瘤可在 B 超引导下置管引流，一般都能愈合或带管出院。对引流量大或有弥漫性腹膜炎的患者，应结合 MRCP 或 T 管造影、腹腔引流管造影，排除主胆管损伤或钛夹脱落或尽早腹腔镜或开腹探查。

（四）术后出血

肝面渗血、血管夹脱落、凝血功能障碍是术后出血常见原因。对有休克早期表现者，应尽早手术探查。对血流动力学稳定、血红蛋白下降不明显者，可密切观察病情。对肝硬化患者肝切除后应预防性输注新鲜血浆。

（五）肝功能不全

肝硬化、输血、感染是术后肝功能不全的常见原因，可表现为腹水、低蛋白血症、凝血功能障碍等。术前科学、细致评估肝功能，合理选择术式，减少术中出血和避免血管损伤，术后引流通畅，预防感染，加强护肝可有效避免或减少肝功能不全的发生。

（六）腹腔或穿刺孔肿瘤种植转移

对于腹腔镜肝癌切除是否增加腹腔或切口种植转移一直有争议。多数报道腹腔镜肝癌切除的术后存活率和无瘤生存率与开腹手术相比无显著差异，甚至好于开腹手术。但仍需强调必须遵循恶性肿瘤的治疗原则。即：①足够切缘（大于 1 cm）。②强调肿瘤与周围正常肝组织的整块切除。③肿瘤操作的非接触、挤压原则。④彻底的淋巴结清扫。在腹腔镜肝切除术中还应注意标本应该放在标本袋内取出，手术野和戳孔应用热蒸馏水、氯己定或 5-FU 冲洗。

第五章　腔镜下胆道肿瘤手术

第一节　腹腔镜胆囊癌根治术

胆囊癌的 Nevin 分期如下。Ⅰ期：黏膜层内原位癌；Ⅱ期：侵入黏膜和肌层；Ⅲ期：侵犯胆囊壁全层；Ⅳ期：侵犯胆囊壁全层及周围淋巴结；Ⅴ期：侵犯或转移至肝、胆管、邻近脏器或其他部位。

手术切除是胆囊癌的唯一有效的治疗方法。化学治疗或放射治疗效果不理想。根据病变程度选择手术治疗，Ⅰ、Ⅱ期单纯胆囊切除术即可；如为Ⅲ期以上，应视情况行根治性切除或扩大根治性切除。术后病理诊断原发性胆囊癌，应根据肿瘤细胞生物行为，临床分期决定是否开腹手术或再次手术的方式。

一、适应证

Nevin 分期Ⅲ期、Ⅳ期无胆道及肝门区淋巴结转移者。

二、术前准备

常规检查血、尿、凝血常规，肝、肾功能，胸腹部 X 线片，心电图检查，肝、胆、胰腺的 CT、MRCP、彩超检查等，根据结果科学分析了解淋巴有无转移，以明确患者是否能耐受手术以及术式的选择。控制炎症，治疗伴发病，如有贫血、低蛋白血症、电解质紊乱及酸碱平衡失调应及时纠正。

术者在手术前应根据患者的病史、体检和各项检查结果，对手术的难易程度做出评估。应向家属和患者讲明有中转开腹的可能，同时安排有经验的医师参与手术。对估计手术难易有参考价值的因素包括：①有症状的病史长短，发病时是否合并发热和黄疸。发病的病史长合并发热的患者可能有粘连，发作次数越多手术困难的可能性越大；有过黄疸的患者要在术前或术中做胆道造影，以明确胆管内有无结石，胆管有无受到癌肿外压和有无胆管内侵犯。胆管内有结石，胆管受到癌肿外压和有胆管内侵犯的患者腹腔镜胆囊癌根治术手术难度大。②肝、胆、胰腺的 CT、MRCP、彩超检查的结果。显示胆囊癌有无合并胆道结石、胆囊壁的病理改变、胆囊有无积水及粘连浸润程度。

手术前 1 天常规皮肤准备，术前禁食、水 6 小时以上，留置胃管及尿管，不必备血。

三、麻醉

采用气管插管全身麻醉。

四、患者体位与手术人员的位置

患者取仰卧位（根据手术的需要可以随时变换体位，如头高足低位、左侧卧位），术者位于患者的左侧，助手站于患者的右侧，持镜者靠术者左侧站在患者左方。

五、操作步骤

五个腹壁戳孔，置入 Trocar：①脐部 11 mm Trocar。②左腹直肌外缘剑突与脐连线中点，10 mm Trocar。③右锁骨中线与右肋缘稍下方的交点及右腋前线脐上有 2 个孔：8～12 cm Trocar 和 5 mm Trocar。④右腋前线与脐水平稍下方的交点，5 mm Trocar。术者位于患者的左侧，持镜者靠术者左侧站在患者左方，第一助手位于患者右侧。各切口部位如图 5-1。

（一）建立气腹

同腹腔镜胆囊切除术（LC）。

（二）Trocar 置入

镜下分别穿刺置入 10 mm、5 mm、5 mm、5 mm 四个 Trocar，插入手术操作器械，探查胆囊。

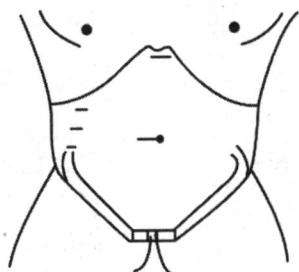

图 5-1　各切口部位

（三）胆囊切除

同 LC。

（四）淋巴结廓清

游离肝十二指肠韧带，肝十二指肠韧带内管道系统骨骼化
（图 5-2）。

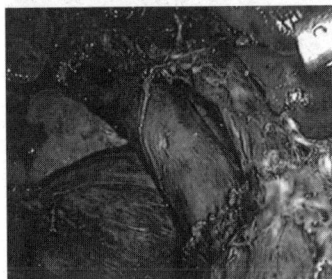

图 5-2　肝十二指肠韧带内管道系统骨骼化

（五）肝楔形切除

自右腋前线脐上 Trocar 插入肝门阻断钳，将切除范围用电烧
棒进行标记（图 5-3）。关闭肝门阻断钳，（阻断时间＜20 分钟）用
5 mm 超声刀沿标记边缘进行肝脏切割（图 5-4），肝脏深部应用
LigaSure 进行切割（图 5-5），LigaSure 可以直接封闭肝脏内胆管、
动脉及静脉。

（六）取出标本

切除标本装入标本袋中，自剑突下穿刺孔取出。

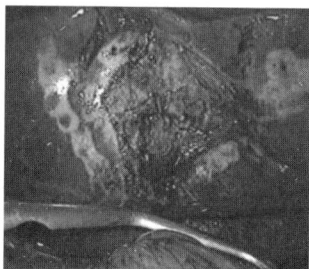

図 5-3 切除範囲用電焼棒進行標記

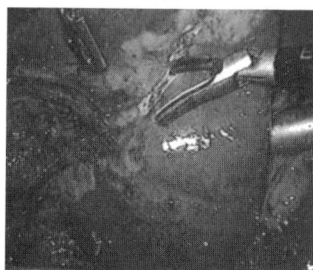

図 5-4 超声刀沿標記進行肝臓切割

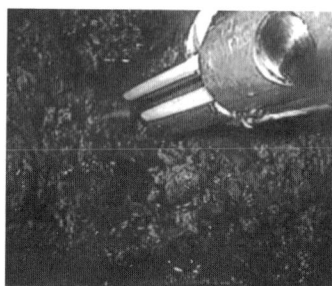

图 5-5 LigaSure 进行肝切割

（七）肝脏残缘的处理

解除肝门阻断后，肝脏残缘会有渗血，应进行止血，有以下方法：①缝合残缘。②OB胶封堵残缘出血（图 5-6）。③止血纱布平铺出血部位。④出血部位进行电凝（图 5-7）。

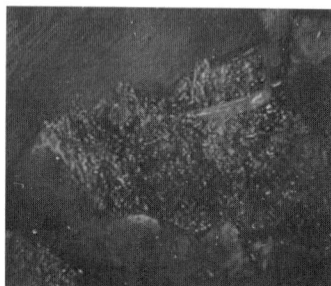

图 5-6 OB胶封堵残缘止血

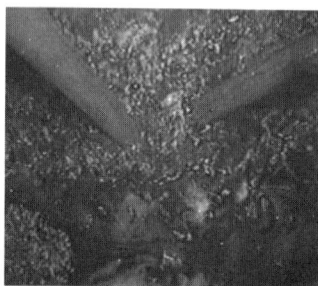

图 5-7 残缘电凝止血

（八）置引流管

确认肝残缘无活动出血后，无菌蒸馏水充分冲洗腹腔，常规置一胶管引流管于胆囊床。拔除各个 Trocar 术毕。

六、术后处理

鼓励患者术后早期离床活动，术后第 1 天可进半流质饮食。术后第 3 天停用抗生素，术后 48～72 小时视引流情况拔除引流管，切口处换药，无特殊情况可办理出院手续。

七、不同分期胆囊癌的处理方法

胆囊癌实施 LC，大多数是术中或术后病理诊断，即隐匿性癌。不只是术前难以发现，术中也很难于鉴别。尤其值得关注的是并发急性炎症，胆囊红肿、增厚、张力高，完全是急性炎症表现，术者很少能和癌症联系起来。而慢性炎症胆囊壁纤维化、组织变硬、形态变异又与癌肿相似，术中的印象性诊断往往出错，所以病理诊断是唯一标准。因此，术中怀疑癌肿者，应立即将胆囊送病理检查，作快速冰冻切片，Ⅰ、Ⅱ期胆囊癌，单纯胆囊切除，清除胆囊床肝门处疏松组织即可，对于Ⅲ期以上癌肿应行根治性切除术。要切除胆囊，楔形切除胆囊深处 2 cm 的肝组织；右肝叶切除及 4、5 段切除用于肝床浸润范围较大及肝管已有直接浸润者。若胆囊癌肿浸润至胃、十二指肠或结肠肝曲时应将胆囊连同受累胃、十二指肠及结肠一并切除。胆囊癌根治性切除手术时，要特别注意癌肿是否已经浸润肝、胆总管。若肝、胆总管被癌肿浸润，应将肝、胆总管切除，行胆肠 Roux-en-Y 吻合。

第二节　腹腔镜上段胆管癌根治术

上段胆管癌又称肝门部胆管癌，位于左、右肝管至胆囊管开口以上部位，占胆管癌的 50%～75%，95% 以上为腺癌，其他罕见的有鳞状上皮癌、腺鳞癌、类癌等，低分化、未分化癌较少见且多发生在上段胆管。

根据 Bimuth-Corlert 分型，上段胆管癌分四型，其中第 Ⅲ 型又分为 a、b 亚型。各型采用不同的切除手术，同时必须清除肝十二指肠韧带内除肝动脉、门静脉以外所有淋巴结及结缔组织（肝十二指肠韧带"脉络化"）。①Ⅰ型：肿瘤位于肝总管，未侵犯左、右肝管汇合部。②Ⅱ型：肿瘤侵犯汇合部未侵犯左或右肝管。③Ⅲa型：已侵犯右肝管；Ⅲb型：已侵犯左肝管。④Ⅳ型：同时侵犯左、右肝管。其中Ⅰ、Ⅱ型可行腹腔镜肝门胆管、胆囊、肝外胆管切除、胆管空肠吻合术；Ⅲa型或Ⅲb型可分别腹腔镜胆管癌切除加同侧肝切除、对侧胆管空肠吻合术；Ⅳ型偶尔可行肝门胆管切除手术，但多数癌肿不能够切除，仅能作胆道引流术。

近年来，影像诊断学发展和手术技术的进步，使本病的诊断率及手术切除率明显提高，手术切除率已从过去的 10% 提高到 60%。根治性切除术的 1、3、5 年生存率分别达到 69.2%、40.1%、31.7%，姑息性切除的 1、3、5 年的生存率分别为 52.9%、12.2%、12.2%，某医院近年来应用腹腔镜行肝门部胆管癌根治切除术 10 余例，取得了较好的治疗效果。

一、适应证

适应证与开腹手术基本相同。

（1）Ⅰ、Ⅱ型胆管癌、中段胆管癌，一经明确诊断，无手术禁忌证，可于术前准备完毕（一周）进行手术。

（2）高位胆管损伤，狭窄。

（3）Ⅰ型胆总管囊肿范围超过肝总管达汇合部者。

二、禁忌证

有下列情况者不能行腹腔镜肝门部胆管癌切除、肝管空肠吻合术，可行姑息性手术或减黄手术治疗。

（1）局部转移、腹腔种植，不能包括在切除范围内。

（2）肝蒂外淋巴结转移。

（3）双侧肝内转移。

（4）双侧二级以上肝管受侵犯。

（5）肝固有动脉或左、右肝动脉同时受累。

（6）双侧门脉干受累。

（7）合并肝炎后肝硬化，忌广泛肝切除。

三、术前准备

术前准备应包括以下几点。

（1）有可靠的定位诊断资料，基本掌握肿瘤侵犯的部位、范围，有施行根治性切除的可能性；基本可靠的全身和肝功能状态的评估，而且在积极的术前准备中有较好的反应和效果；黄疸时间短（1个月以内），肝功能好，仅累及左或右一级肝管不必进行肝切除术者，可不做术前减压、引流。

（2）黄疸时间长或（和）肝功能不好，需作半肝或半肝以上切除的病例，有必要做术前减黄引流术，即对健侧拟保留半肝的胆管行 PTECD 术，拟切除的半肝不做引流，以减少并发症的发生率。若减压、引流术后未达到患者各方面的有效改善，对大手术的抉择也应慎重。

（3）需大手术者，可在术前行病侧门静脉干的介入性栓塞术，以促使病侧肝组织的萎缩和健侧（保留）肝的代偿性增生，既有利于手术切除又有利于减少术后并发症。

（4）对已表现慢性消耗、进食差、营养不足、消瘦的患者，应给以营养支持，针对各项检查结果，有计划的 TPN 治疗是必要的；同时，注意对失水、低血容量、低钾血症的纠正和给予维生素 K、消化酶尤其胆盐制剂的补充，并重视对肾功能的保护。

（5）术前一天预防性抗生素的应用，以使在血内和组织内具有有效浓度。术前一天晚上服用雷尼替丁 150 mg 以抑制胃酸，减少术后上消化道应激性溃疡及出血（术后仍应经静脉内给药）。

（6）手术当天早晨留置胃管及尿管。

（7）胆道再次手术时需作肠道准备。

四、麻醉

采用气管插管全身麻醉。

五、患者体位与手术人员的位置

患者取仰卧位（根据手术的需要可以随时变换体位，如头高足低位、左侧卧位），术者位于患者的左侧，助手站于患者的右侧，持镜者靠术者左侧站在患者左方。

六、操作步骤

（1）建立气腹术野皮肤常规碘附消毒，铺无菌巾。取右侧脐旁横切口长约 1.0 cm，逐层切开皮肤、皮下、腹直肌前鞘、向右侧拉开腹直肌、打开腹膜，置入 11 mm Trocar，接通气腹机，注入 CO_2 建立气腹，理想的气腹压力为 $10\sim14$ mmHg，置入腹腔镜。

（2）Trocar 置入镜下分别于剑突下置入 10 mm Trocar，右上腹锁中线、腋前线及右下腹部置入 5 mm Trocar。

（3）探查了解肝脏及远处淋巴结有无转移灶。

（4）切除胆囊，显露、确认胆总管步骤同 LCDE。

（5）探查胆道为进一步诊断，术中均应切开胆总管，行术中胆道镜检查，可发现肝管内被新生物充填，取活检，送快速病理。

（6）游离胆总管应用超声刀于十二指肠上缘剪断肝十二指肠韧带，于十二指肠后方游离并剪断胆总管，向上方提起并游离胆总管，切除左、右肝管前方肝左内叶的部分肝组织，充分显露左、右肝管，距肿瘤上方 1 cm 处切断左、右肝管。

（7）淋巴结廓清以超声刀清除肝十二指肠韧带内除肝动脉、门静脉以外所有淋巴结及结缔组织（肝十二指肠韧带"脉络化"）。

（8）肝管盆式成形将断端肝管侧壁剪开，进行整形缝合，使其形成一个直径较大的管腔，即所谓的盆式成形。

（9）肝管空肠吻合及空肠端侧吻合。

（10）蒸馏水充分冲洗腹腔，于肝管空肠吻合口处留置腹腔引流管，经升结肠旁沟自右下腹引出，拔除各个 Trocar，缝合包扎切口，术毕。

七、术后处理

术后 6 小时可离床活动，术后第 1 天可进半流质饮食。术后 24～48 小时视引流情况拔除引流管，术后第 5 天停用抗生素，切口处换药，行消化道造影，无特殊情况可办理出院手续。

八、手术要点

（一）切除范围

同开腹手术一样，胆囊切除；距肿瘤边缘上下各 1.0 cm 的胆道；肝十二指肠韧带骨骼化，即切除肝动脉、门静脉以外的肝门或（和）肝外胆管、神经、淋巴、脂肪、纤维组织等可能被肿瘤侵犯的软组织结构；侵犯左或右肝一侧肝管的肿瘤，需进行同侧半肝加肝尾叶（1 段）的切除。肝尾状叶的切除有利于减少肿瘤的复发，近来越来越得到强调。

（二）手术

对术者及特殊器械的要求手术者应具有丰富的腹腔镜下手术经验，应具有熟练的腹腔镜下游离、止血及缝合技术，最好具备腹腔镜下完成胆肠 Roux-en-Y 吻合术、胃癌根治切除术（D$_2$）、肝叶切除术的手术经验，同时应具有较丰富的开腹手术经验。备有超声刀、LigaSuer、腹壁肋弓悬吊拉钩等腹腔镜下及开腹时所需设备条件。

（三）肝左内叶下段（方叶）及左、右半肝切除

上段胆管癌的患者由于肿瘤压迫，胆管阻塞，肝脏肿大，从而使上段肝管被肿大的肝组织所遮盖。增加了手术难度，为了更好地显露肝门 1、2 级胆管，应切除其前方肝左内叶下段的肝叶。腹腔镜下切肝主要应用超声刀、LigaSure、负压吸引、电凝止血等方法可减少出血。对于肿瘤侵犯右肝管的Ⅲa 型、肿瘤侵犯左肝管的Ⅲb 型胆管癌，需要切除右半肝或左半肝时，我们认为腹腔镜下切除也是可行的。

（四）胆总管、肝总管切除及肝门区淋巴纤维脂肪清扫

切除胆管肿瘤时，应先于远端切断胆总管，向前上方牵拉胆总管，暴露胆总管的后方，应用 5 mm 超声刀边切边向上游离胆总管，在游离切除胆总管、肝门部纤维脂肪组织及淋巴结清扫时，应特别注意勿损伤胆管左侧的肝固有动脉及左后方的门静脉。清扫肝门区淋巴结时，胆囊管、胆总管及肝管分叉部的淋巴结清扫相对容易，肝固有动脉及门静脉周围的淋巴结清扫时应特别小心，注意勿撕裂血管引起不易控制的出血，纤维脂肪组织及淋巴结清扫后，要使肝固有动脉及门静脉骨骼化，以达到彻底清除病灶的目的。当血管被肿瘤广泛侵犯且较固定时，应终止分离，选择胆管癌的姑息切除。

（五）肝尾状叶切除

肝尾状叶位于肝总管的后方，尾叶胆管开口于左、右肝管汇合部，上段胆管肿瘤贴近尾叶，易直接蔓延浸润，因此有学者主张胆管癌切除时常规切除尾叶。腹腔镜下肝尾叶切除并不复杂，切开小网膜后向右侧牵拉肝固有动脉即可显露尾叶，于尾叶上方超声刀切断表面肝组织，再用 LigaSuer 贴近上方将尾叶全部切除。

（六）肝管的盆式成形

距肿瘤 1 cm 处切断肝管，术中快速病理证实断端无肿瘤细胞浸润后，进行肝管的盆式成形。肝管的盆式成形的口径越大，就越有利于胆肠吻合，术后狭窄机会越小。当肝内胆管阻塞时，左、右肝管则扩张，有利于吻合。若断端为 1 级胆管，则仅做左、右肝管的盆式吻合，将左、右肝管的内侧壁纵行剪开后，剪断上方的两个边及下方的两个边对拢外翻缝合，使左、右肝管形成一个喇叭口状，以备胆肠吻合用。如果断端为 2 级胆管，则左、右两侧肝管分别有 2～4 个大小不等的管腔断端口，右侧为右前叶支、右后叶支及尾叶支开口。左侧则为左内叶支、左外叶支及尾状叶支开口，如果断端达到 2 级胆管则右后叶支和左外叶支分别为两个开口。由于是 1、2 级胆管，胆管断端的位置较高，左、右肝管间距离较宽，从而使左、右肝管对拢缝合成一个喇叭口状实属不

易。肝管盆式成形后，左、右肝管一般呈喇叭口状。若左、右肝管断端的位置较高，则左、右肝管间距增宽，对拢缝合后即不能成为理想的喇叭口状，而近似于椭圆形或哑铃形状。尽管如此，胆管的截面积得到了扩大，增加了胆肠吻合口的宽度。

（七）胆肠 Roux-en-Y 吻合

胆肠 Roux-en-Y 吻合时，空肠的端侧吻合，采取经左上腹小切口腹腔外空肠端侧吻合。胆肠吻合时在腹腔镜下完成，胆肠间采取端侧吻合的方式，采用 3-0 的可吸收线间断结节外翻缝合。

第三节　腹腔镜胰十二指肠切除术

1935 年美国的 Whippie 为 1 例壶腹癌患者施行二期的胰十二指肠切除术。1940 年 Whippie 施行第 1 例一期胰十二指肠切除术获得成功。此后，Whipple 的一期胰十二指肠切除术便成为治疗胰腺及 Vater 壶腹周围癌的经典术式。1944 年 Child 对 Whipple 胰十二指肠切除后的消化道重建顺序进行了修改，Whipple 法消化道重建顺序为胆肠、胰肠、胃肠的吻合顺序。Child 将消化道的重建顺序修改为胰肠、胆肠、胃肠的吻合方式（图 5-8）。以胃肠、胰肠、胆肠吻合顺序，空肠襻间再做侧侧吻合的 Catel 法，目前已很少采用。国内学者对此进行了深入的研究，消化道的重建方法多主张 Child 法。胰十二指肠切除术是一种高难度的手术，连同肿瘤的胃、十二指肠、空肠、胰腺及胆管的整块组织切除，消化道重建，是一个复杂的手术过程。手术技术要求高，手术耗费时间长，手术对患者的创伤大，术后还要严密观察和处理胰漏、腹腔及消化道出血等并发症。尽管如此，美国的 Gagner 医师应用腹腔镜施行胰十二指肠切除获得成功。其后，国内外很多医院相继报道了腹腔镜胰十二指肠切除术。腹腔镜微创外科医师经过 20 余年的不懈努力，使腹腔镜微创技术逐渐走向成熟的结果。腹腔镜胰十二指肠切除术，要求手术医师要有丰富的临床经验，熟练的腹腔镜手术操作技巧，完善的腹腔镜手术设备、器械。腹腔镜胰十二指肠切除术，还有很多问题，尚需不断地深入研究探讨，开发相应的手术器械，缩短手术时间，提高手术质量，减少手术并发症的发生。

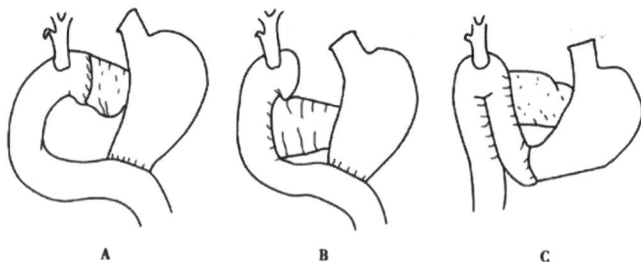

图 5-8　消化道重建方式

一、适应证及禁忌证

（一）适应证

（1）胆总管中、下段癌。

（2）肝胰（乏特）壶腹部癌。

（3）十二指肠乳头癌。

（4）乳头周围的十二指肠癌。

（5）局限于胰头部的胰腺肿瘤及慢性胰腺炎。

腹腔镜胰十二指肠切除术在选择手术适应证时，最好选择术前能够切取到病理组织，明确诊断的胆总管、Vater 壶腹部、十二指肠乳头及乳头周围的十二指肠癌。通过影像学检查进一步了肿瘤局部浸润程度和淋巴结转移情况。估计手术的难易程度，避开较复杂且难以操作的胰十二指肠切除术。

（二）禁忌证

（1）腹腔内已有广泛转移。

（2）胰腺癌侵犯肠系膜上血管。

（3）严重营养不良、重度梗阻性黄疸、全身情况较差、70 岁以上高龄、重要器官功能不佳，不能耐受重大手术者。

二、术前检查

同开腹手术一样，在手术前应对每一位患者详细采集病史和认真体格检查。通过肝、胆、胰腺的 CT、MRCP、彩超检查和病理结果，明确诊断，并科学分析、了解淋巴结有无转移，估计患者是否能耐受手术并选择适宜的手术方法。由于腹腔镜手术无手的直接触觉，并且不易完成术中穿刺活检，因此，要尽量在术前要明确诊断。十二指肠乳头及乳头周围的十二指肠癌，术前可以通过十二指肠镜取病理组织获得明确诊断。胆总管的中、下段肿瘤及 Vater 壶腹癌可以通过腹腔镜下胆道镜取病理获得明确诊断。B 超、CT、MRI 及术中 B 超在胰腺及乏特壶腹周围癌的诊断方面尤为重要。

三、术前准备

（1）注射维生素 K 以提高凝血酶原活动度。

（2）纠正低钾等电解质紊乱，维持水和电解质的平衡。

（3）此类患者多因进食量少等因素，有营养不良，低蛋白血症，贫血等征象，术前要给予纠正。术前给予静脉高营养，补充脂肪、葡萄糖、氨基酸、维生素及微量元素。输血、输白蛋白及血浆。

（4）对有阻塞性黄疸的患者，术前一周要口服胆盐制剂，以减少肠道内的细菌滋生。

（5）为了预防术后应激性溃疡，消化道出血，术前术后要给予 H_2 受体阻断剂或质子泵抑制剂等抑酸药。

（6）对于血清胆红素＞171 μmol/L 的患者，一般状况良好，身体尚能承受手术者，不强调术前的 PCBD 减黄术，如若施行了 PCBD 减黄术，应注意因此而引起的水和电解质紊乱，引流后 2～3 周施行手术。经十二指肠镜鼻胆管引流术可使患者情况较快改善。我们对深度黄疸的患者，施行一期腹腔镜胆总管切开，T 形管引流术，患者情况亦能较快得到改善。

四、麻醉、患者体位、手术人员站位、穿刺锥置放

（1）连续硬膜外麻醉，同时气管插管全身麻醉，这样可以减少全麻药物用量，减轻肝脏负担。

（2）术中麻醉经过要尽量保持血压平稳，避免发生血压有较大幅度的波动，若术中缺氧、低血压，易导致肝肾综合征的发生。要充分的补液，维持足够的尿量，必要时可给予20%甘露醇溶液125~250 mL。

（3）患者仰卧位。

（4）术者及第二助手站立于患者的左侧，第一助手站立于患者的右侧。两个监视器分位于左、右头侧。脐部放置10 mm Trocar，右上腹及右中腹部放置5 mm Trocar，左上腹小切口处及左中腹部分别放置12 mm Trocar、5 mm Trocar。必要时剑突下放置5 mm Trocar。

五、操作步骤

手术全过程均需严格遵循肿瘤根治原则，包括肿瘤非接触原则、淋巴组织清除、足够取出切除组织的切口和切口保护等，切除范围包括胆总管下端、胰头、胃幽门区、十二指肠和空肠上段以及这些脏器附近的淋巴结。

（一）一般性探查

建立气腹后，将肝圆韧带悬吊于腹壁上，扩大手术野。探查有无腹水，有无腹膜、盆腔、大网膜、肝脏、肝十二指肠韧带、横结肠系膜根部、小肠系膜根部、腹主动脉旁淋巴结转移。剪开膈结肠韧带，游离结肠肝曲、横结肠右侧系膜，并压向下方。超声刀剪开胃结肠韧带，剪开横结肠系膜与胰头间的疏松组织，LigaSuer切断走向胰头部的肠系膜上静脉分支，显露十二指肠降部及胰头部。进一步探查胰腺周围、腹腔动脉周围、胰腺下缘有无淋巴结转移。经上述探查未发现远处及局部淋巴转移，即可继续试行分离。

（二）切开十二指肠外侧腹膜

切开十二指肠外侧腹膜，显露下腔静脉及腹主动脉这是判断肿瘤能否切除的第一个关键步骤。切开肝胃韧带、肝十二指肠韧带。并行 Kocher 切口，切开十二指肠外侧后腹膜，向下方切开至十二指肠水平部，此时需剪开横结肠系膜前叶。十二指肠与胰头后方的结构间有一正常的解剖间隙，沿着此间隙向左侧游离便可显露下腔静脉及腹主动脉。腹腔镜下有利于观察此间隙，助手向左上方翻起十二指肠及胰腺，术者右手持 5 mm 超声刀与左手无损伤抓钳配合，沿此间隙向左侧游离，探查肿物与下腔静脉、腹主动脉间有无癌浸润及淋巴结转移。若将十二指肠及胰头部游离，下腔静脉、腹主动脉得以显露，手术将进行下一步。

（三）探查

探查肿瘤是否浸润肠系膜上静脉和门静脉胰头癌、壶腹周围癌能否成功切除的第二个关键是癌瘤是否浸润肠系膜上静脉和门静脉。进一步游离显露十二指肠降部及水平部，探查胰腺头、钩突部与肠系膜上静脉间的关系。其后，助手将胃推向前上方显露出胰腺，观察肠系膜上动脉的搏动，于胰腺下缘，向右剪开腹膜及纤维脂肪组织。结扎一些引流胰腺血液的小静脉，稍加分离便可找到肠系膜上静脉。当寻找肠系膜上静脉有困难时，可先在横结肠系膜上找到结肠中静脉，再沿结肠中静脉分离找到肠系膜上静脉。腹腔镜下的超声探查，可以探明肠系膜上静脉的位置，有助于寻找肠系膜上静脉。找到肠系膜上静脉后，便在胰腺与肠系膜上静脉间进行分离。助手向上方提起胃，术者左手向前上方挑起胰腺，右手在胰腺与肠系膜静脉间进行分离，向上方分离直至门静脉。胰腺颈部背面与肠系膜上静脉、门静脉间一般无血管支沟通，若无肿瘤浸润，易于分离。手术进行至此步骤时，一般便可做出是否施行胰十二指肠切除术的决定。

（四）切断胃远端

胃远端的切除范围应根据患者年龄及胃酸的高低来决定。老年人胃酸分泌量较低，一般切除远端胃 1/3。50 岁以下，胃酸分泌量高者为防止吻合口溃疡的发生，应切除胃远端的 1/2。腹腔镜下切断胃，采用腹腔镜下的直线切割缝合器（Endo-GIA），应用 ATG 型切割缝合器，配蓝色的钉仓切断胃组织，胃断端补加浆肌层缝合。

（五）切除胆囊、切断胆总管

助手将胃的远侧断端向右下方牵拉，术者游离肝固有动脉，清除其周围的纤维脂肪组织，显露胃十二指肠动脉，用不可吸收带锁夹夹闭切断血管。切除胰十二指肠后，因无 Oddi 括约功能，为防止胆道上行感染，应常规切除胆囊。游离胆总管，胆总管的切断水平应根据疾病的性质和肿瘤的部位，良性病变应在十二指肠上缘切断胆总管。壶腹癌可在胆总管上段切除胆总管。胆总管下端和胰头癌则必须在肝管离断胆道。为防止腹腔污染，应及时吸尽流入肝肾隐窝处的胆汁。

（六）切断胰腺

胰腺的切断范围应根据病变的性质和部位。良性病变和壶腹癌，胰腺的切断线选择胰颈部即可。胰头癌一般于腹腔动脉乃至腹主动脉左缘切断胰腺。当向左侧游离胰腺时，助手向左上方牵拉胃，术者左手托起胰腺左侧断端，右手持 5 mm 超声刀，游离胰腺背侧，注意勿损伤脾动、静脉，切断小血管，游离胰腺断端长 3～5 mm。

（七）切断空肠

助手向下方牵拉横结肠系膜，术者左手向右上方牵拉十二指肠，沿着十二指肠的边缘，超声刀剪断 Treitz 韧带的腹膜附着，便可将空肠上段游离牵拉至右上腹部，距离 Treitz 韧带 10 mm 处应用特制的肠钳钳夹空肠的两侧断端切断空肠。

（八）切除胰腺钩突

手术至此，只有胰腺钩突与肠系膜动静脉相连，助手将十二指肠、胰头及空肠向右侧牵拉，肠系膜上静脉向左侧牵拉，于肠系膜上静脉的右侧壁及后侧壁旁小心分离，此处可见多条小静脉汇入到肠系膜上静脉，施夹后于夹的远端切断小静脉。于肠系膜上动脉的右侧 LigaSuer 分次切断胰腺钩突。切除组织放入标本袋内，纵行切开扩大左上腹部 Trocar 切口长约 4 cm，放置切口保护器，取出标本。

（九）消化道重建

消化道重建采用 Child 法，即胰肠、胆肠、胃肠顺序的吻合方法。

1. 胰肠吻合

胰腺空肠端端嵌入式吻合法和胰腺空肠捆绑式吻合法，比较适合于腹腔镜下的胰肠吻合。胰腺空肠捆绑式吻合法操作较相对容易，国外多中心研究资料报道其胰瘘的发生率较低。胰腺嵌入式吻合时，先于腹腔外距胰肠吻合口 20 cm 处的空肠戳孔，由空肠外向空肠内插入胰腺导管，浆肌层缝合埋入导管 5 cm，胰腺导管远端由空肠断端拉出，将空肠断端于横结肠系膜裂孔拉到胰腺附近。距空肠与胰腺断端 2～3 cm 处，行空肠后壁浆肌层与胰腺后壁做结节缝合，然后行空肠后壁全层与胰腺断端后缘做结节缝合。将胰腺导管插入胰管内并缝合固定，胰腺与空肠前壁全层结节内翻缝合后，将胰腺推入空肠内，再行空肠前壁浆肌层与胰腺前壁结节缝合。捆绑式胰肠吻合时，胰腺导管的置放同嵌入式吻合法。距空肠断端 6 cm 处放置两根牵引线，将断端空肠翻转 3 cm，用 10% 苯酚破坏空肠黏膜，然后用 75% 乙醇和生理盐水冲洗。腹腔镜下用 3-0 不可吸收缝线，行胰腺残端后缘与空肠黏膜缝合，将胰腺导管插入胰管内并用可吸收线缝合固定，再将胰腺前缘与空肠黏膜缝合。肠端仅小心缝合黏膜，注意针线不穿透浆肌层，胰管的后缘应该被包入后排缝线中。剪断为翻转空肠时放置的两根牵引线，将空肠翻回原状，胰腺断端即套入肠腔中。用可吸收线在距空肠切缘 1.5～2 cm 处环状结扎套入了胰腺残端的空肠。结扎线的松紧度要适宜，以其下能通过血管钳尖为宜。

2. 胆肠吻合

腹腔镜下胆肠吻合较为方便，距胰肠吻合口 10 cm 处切开空肠壁，胆管与空肠用可吸收线行结节外翻缝合，缝合顺序为 6 点至 9 点，6 点至 3 点，9 点至 12 点，3 点至 12 点（图 5-9）。胆管切开，放置 T 形管（图 5-10）。T 形管短臂要通过胆肠吻合口，起支撑作用。空肠壁外的胰腺导管与 T 形管，经右上腹 Trocar 戳孔引出腹腔外。

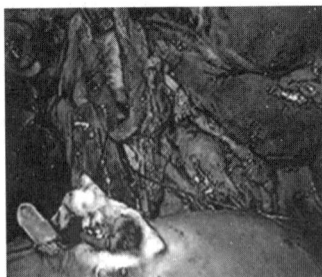

图 5-9　胆肠吻合

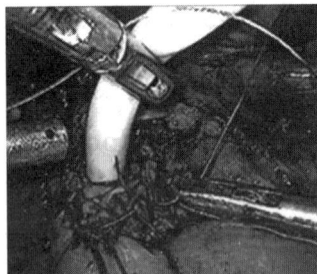

图 5-10　放置 T 形管

3. 胃肠吻合

将距胆肠吻合口 40 cm 处的空肠于结肠前提向上方与胃靠拢，空肠近端对小弯，远端对大弯，用腔镜直线切割缝合器行胃肠吻合，再用针持缝合切割缝合器残留的小切口。

（十）缝合切口

蒸馏水浸泡腹腔 20 分钟，胆肠吻合旁、胰肠吻合旁各置双腔引流管，经右下腹引出固定，拔除各个 Trocar，缝合切口，术毕。

六、术后处理

（1）禁食、水，持续胃肠减压 5～7 天，10 天后进全流质饮食。

（2）应用抗酸药，保持胃液酸度 pH 值 5.0 左右。

（3）注意保护肾脏，避免使用庆大霉素等有肾毒性的抗生素。

（4）根据循环状况、尿量、各种引流量调节液体输入量，务必保持血压稳定，尿量 >1 500 mL/d，保持电解质平衡。

（5）重度黄疸的患者，多在手术过程中给予 20% 甘露醇 125～250 mL，若术后循环较稳定而尿量少时，可给予呋塞米 10～20 mg。对于术中及术后有低血压的患者应记录尿量，要求每小时尿量在 60 mL 以上，以确保肾脏灌注。

（6）全胃肠外营养 10～14 天。补充能量、氨基酸、维生素及微量元素。

（7）胰肠、胆肠引流管接袋记录引流量，若无胰瘘发生，术后 3 周拔除胰管引流。为防止胆肠吻合口狭窄，胆道引流管闭管后可保留 3～6 个月后拔出。

七、术中注意事项及异常情况的处理

（1）腹腔镜下胰十二指肠切除术，缺乏手的触觉，即便是有手的触觉，确切的诊断还要靠病理的诊断，因此，腹腔镜胰十二指肠切除术，术前即应明确诊断。乳头癌、乳头周围癌，通过十二指肠镜获取病理标本。胆总管癌、壶腹癌，腹腔镜下胆道镜可以获得病理标本。通常是因黄疸而行腹腔镜胆道探查时发现的胆道或壶腹部肿瘤。胰头癌转移早切除率低，腹腔镜下很难病理取材，就现有的医疗条件，最好不作为腹腔镜胰十二指肠切除的适应证。

（2）胰腺手术易引起腹腔出血，因此，处理胃十二指肠上动脉、胃网膜右动脉时，要用锁夹夹闭血管。游离肠系膜上静脉时，易撕裂注入肠系膜上静脉的小静脉引起出血，注意小心分离。离断空肠系膜血管时用 LigaSuer 处理。离断胰腺钩突时也用 LigaSuer 处理。必要时两次并行凝固组织后再离断组织。离断胰腺与脾静脉之间的血管时，应用超声刀切断，必要时先上钛夹后再用超声刀切断。

（3）胰肠吻合口瘘可能出现在缝合针不经意穿透胰小管，或由于缝线在缝合或打结时损伤了脆弱的胰腺组织。漏出的少量胰液由于自身消化作用逐渐导致了大的吻合口瘘，这是设计捆绑式胰肠吻合的理论基础。捆绑式胰肠吻合时，胰腺切缘与黏膜的吻合要确切，这样即使发生了胰漏，胰液也会流入到消化道内。为保证结扎线远端空肠的血运，应在接近空肠断端最末两根动脉之间的系膜上穿一小孔，结扎线经由此孔穿过，这样便可保证结扎

线远端肠管的血供。捆绑式胰空肠吻合的主要问题是如何掌握捆绑线结扎的松紧度，太松失去了密闭性，可能发生漏。太紧可能影响胰腺残端的血供，胰管也可能受压。适度的捆绑结扎应该是能将空肠和胰腺靠拢，在捆绑线下可见 1～2 mm 的间隙，血管钳尖能在捆扎线下穿过。腹腔镜下应用推结器结扎，结扎后两线尾再结扎，然后用小锁夹夹闭线结，以确保结扎的可靠性。

（4）腹腔镜胰十二指肠切除术，因手术时间长，要血气分析监测，调节因 CO_2 气腹引起的酸碱平衡失调。要经常吸干净腹腔内胆汁等液体，避免术后腹腔脓肿和肺部并发症的发生。

八、术后并发症及其预防

（一）腹腔出血

胰十二指肠切除术后出血有两种原因：一是手术止血不彻底或凝血功能障碍所致，二是胰液消化腐蚀周围组织所致。前者多发生在术后 24～48 小时内，多为鲜血自引流管引出，应严密观察患者血压、脉搏变化情况，给予输液、输血、止血药物等治疗。若经上述治疗后情况不见好转，立即开腹手术。应避免因处理不及时或使用升压药物，使患者长期处于休克状态，即便出血得到了控制，但患者可能死于多器官功能衰竭。后者应积极采取非手术治疗，有活跃出血时，可以考虑血管造影，动脉栓塞止血，手术止血难以成功，应持慎重态度。

（二）术后消化道出血

术后早期出血为胃肠吻合口出血或凝血功能障碍。应激性溃疡出血多发生在术后 5～7 天，如大量呕血、便血，应立即输血、输液。用冰盐水经粗胃管反复冲洗胃腔，去除凝血块及胃液。pH 值试纸测胃液 pH 值，如低于 3.5 应给予碳酸氢钠、氢氧化镁、碳酸钙等抗酸剂。闭管半个小时后，再测胃液 pH 值，直至胃液 pH 值＞3.5。按去甲肾上腺素 8 mg＋100 mL 生理盐水溶液注入胃内闭管半个小时，如果出血得到控制，再经胃管注入胃内凝血酶止血。静脉注射 H_2 受体拮抗剂或质子泵抑制剂抑制胃酸分泌。

亦可应用生长抑素及其衍生物。

（三）胰瘘

胰十二指肠切除术最常发生的严重并发症是胰瘘，胰瘘常为手术后感染、出血及导致死亡的原因。胰瘘多发生在手术后的 5～7 天，患者出现腹痛、腹胀、高热和腹腔引流量增加。如腹腔引流液淀粉酶增高，即可诊断为胰瘘。一般采取非手术疗法，常采用的措施是：①保持引流管通畅，持续吸引。②瘘口周围皮肤涂氧化锌软膏，免受胰液刺激。③应用抑制胰液分泌的药物生长抑素及其衍生物。

（四）腹腔感染

腹腔感染多与吻合口瘘有关，患者有腹痛、腹胀、食欲不振及发热等症状。由于手术的创伤，再加上术后腹腔感染所带来的消耗，患者出现体重减轻、贫血、低蛋白血症。采用全身支持疗法，静脉高营养、输血、血浆、白蛋白等。B 超检查确定感染部位，B 超引导下腹腔穿刺抽脓，药物敏感试验，生理盐水冲洗脓腔，向脓腔内注射庆大霉素，可以反复穿刺直至去除病灶。腹部超短波等理疗方法也有助于炎症的吸收。

（五）胆漏

腹腔镜胆肠吻合效果满意，又有 T 形管引流，即使有少量胆汁漏出，只要引流通畅胆漏很快会愈合。因此，选择粗一点的引流管，引流管头部放置在胆肠吻合口旁，经肝肾隐窝或肝肾隐窝、结肠旁沟引出腹腔外，大网膜覆盖引流管，漏出的胆汁会被充分的引流，局部包裹，使炎症局限化，漏出胆汁逐渐减少愈合。

（六）胃肠吻合口瘘

应用直线切割缝合器切割缝合断端后，还要用不可吸收的缝线补加连续浆肌层缝合。应用直线切割缝合器胃肠吻合后，缝合胃肠间吻合器遗留下的小口时，先全层后浆肌层缝合。缝合胃肠间遗留的小口前，应将胃管放入到距胃肠吻合口 10 cm 的输出肠襻。

（七）其他并发症

胰十二指肠切除术后并发症还有急性肾功能衰竭、肝功能衰竭、胃排空功能障碍、胆肠吻合口狭窄、胃肠吻合口溃疡、糖尿病、胰外分泌功能障碍等等，应注意预防和治疗。

第六章 腔镜下胆囊结石合并肝外胆管结石的治疗

第一节　围腹腔镜胆囊切除术期肝外胆管结石的诊断

胆结石病在我国发病率占成人人口的 $7\%\sim10\%$，其中 $10\%\sim15\%$ 左右的胆囊结石合并有肝外胆管结石，并且肝外胆管结石 90% 以上为继发性结石。自微创手术治疗肝外胆管结石以来，围 LC 期肝外胆管结石的准确诊断一直是困扰临床的难题。临床资料分析表明：①不论患者病史中有无黄疸、胆源性胰腺炎史，还是术前 B 超、CT 提示有无肝内、外胆管扩张，术前都不能准确诊断肝外胆管结石。②B 超诊断胆总管结石的正确率约 50%，胆总管下端结石诊断正确率更低。③术前 MRCP 或 ERCP 可较明确诊断肝外胆管结石，但医疗资源有限、费用相对较高。常规术前 MRCP 或 ERCP 检查不仅会增加医疗费用，而且医院有限的医疗资源无法满足众多胆结石患者的筛选需要，ERCP 还有一定并发症。④内镜超声诊断肝外胆管结石准确率达 94%，敏感度 93%，特异度 93%，但国内尚未普及应用。⑤应用 C 臂机行术中胆道造影（intra operative cholangiography，IOC），是目前临床常用的较准确、经济、快速方便的诊断手段，但是否常规或选择性术中胆道造影，至今未取得统一意见。

根据病史、体检、肝功能检查、B 超检查诊断"胆囊结石"而施行 LC 的患者，是否潜在合并肝外胆管结石的问题，我们常规应用术中胆道造影进行了深入研究。结果表明：全组 535 例，术中造影成功率 95.9%（513/535）。非危险组：即术前无黄疸、无胆源性胰腺炎，术前检查肝酶或胆红素值正常、胆总管直径≤8 mm，合并肝外胆管结石率约 2.04%；危险组：即肝功能检查血清肝酶升高、有黄疸病史或有胆源性胰腺炎病史、B 超检查胆总管直径>8 mm，合并肝外胆管结石分别为 26.9%、55.6%、41.7%。若危险因素≥2 个，则合并肝外胆管结石的概率明显升高。因此任何 1 例术前诊断"胆囊结石"而计划行 LC 的患者都要注意是否合并有肝外胆管结石。研究还表明：伴有肝外胆管结石的胆囊结石患者，LC 术中发现常伴有胆囊管扩张，因此即使术前临床资料没有提示合并有肝外胆管结石的危险因素，若术中发现胆囊管扩张，务必行术中胆道造影，以免漏诊肝外胆管结石；术中胆道造影发现的继发性肝外胆管结石常有数目少、直径小、无铸型等特点，非常适合 EST 或腹腔镜胆总管探查、取石，因此，有学者建议以"胆石症"入院的患者行 LC 排除肝外胆管结石的步骤见图 6-1。

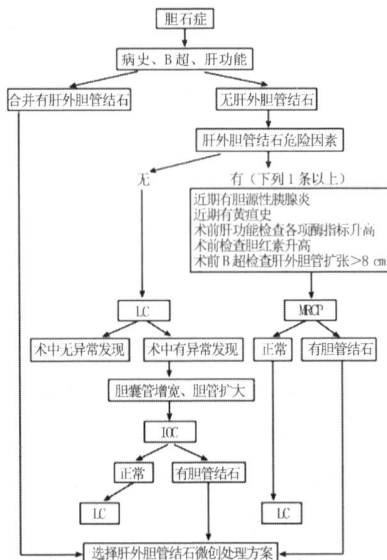

图 6-1　胆石症排除肝外胆管结石临床路径

第二节　胆囊结石合并肝外胆管结石微创手术方式选择

一、主要手术方式

目前胆囊结石合并肝外胆管结石围 LC 期微创治疗的主要手术方式有以下几种。

（1）腹腔镜胆囊切除术联合腹腔镜胆总管探查、取石术，包括：①LC 术中用胆道镜经胆囊管取石。②腹腔镜胆总管切开、取石、T 管引流术。③腹腔镜胆总管切开、取石、一期缝合术。

（2）腹腔镜胆囊切除术联合十二指肠镜括约肌切开、取石术，包括：①LC 术前联合 ERCP、EST 取石。②LC 术后联合 ERCP、EST 取石。③LC 术中联合 ERCP、EST 取石。

（3）腹腔镜联合十二指肠镜、胆道镜取石。

二、各手术方式的优缺点

结合文献和经验分析，这些微创手术方式有不同的优缺点。

（一）腹腔镜胆囊切除术联合腹腔镜胆总管探查、取石术

（1）LC 术中经胆囊管用胆道镜取石术：费时，受胆囊管解剖结构和结石大小限制，残石率高，但创伤最小，胆总管不需切开。

（2）LC 联合腹腔镜胆总管切开取石、T 管引流术：对胆总管远端嵌顿结石易失败，并且需过硬的镜下缝合、打结技术，术后 T 管留置一般需 1 个月以上。

（3）腹腔镜胆总管切开、取石、一期缝合术：对胆总管远端嵌顿结石易失败，并且需过硬的镜下缝合、打结技术。术后不留置 T 管可能增加胆瘘的机会，并且至今没有取得一致意见。

（二）腹腔镜胆囊切除术联合十二指肠镜括约肌切开、取石术

（1）LC 术前联合 ERCP、EST 取石术：若 LC 术前常规应用 ERCP，给并无肝外胆管结石的患者带来不必要痛苦和增加医疗费

用；若对 LC 前有胆总管结石高危因素的患者应用 ERCP，导致 50％的并无胆总管结石的患者承担了 ERCP 的风险和医疗费用。即使 ERCP 发现肝外胆管结石，EST 取石成功，若 LC 失败仍可能开腹手术。

（2）LC 后联合 EST 治疗肝外胆管结石术：导致 10％的患者可能再次胆道手术，因为 ERCP 技术高的单位，EST 取石的成功率为 86％～97％。

（3）LC 术中联合 EST 取石术：虽然一次性能解决两个临床问题，但由于受麻醉和体位的限制，技术操作比术前或术后困难，并且延长了手术时间。完成 EST 后，由于胃肠的扩张，可能增加后续 LC 的困难。EST 一定程度上破坏了乳头括约肌功能，增加了十二指肠液反流的机会。对是否增加胆管结石的复发、反流性胆管炎和胆管癌等远期并发症还存在争议。

（三）腹腔镜联合十二指肠镜、胆道镜取石

除了 EST 和腹腔镜胆总管切开取石的缺点外，治疗过程过于复杂，治疗时间延长，治疗费用明显增加。有学者认为只适合于胆囊结石、肝外胆管结石致急性重症胆管炎患者，可首先经内镜鼻胆管引流（endoscopic nasobiliary drainage，ENBD），待生命体征稳定，胆管炎消退后应用腹腔镜联合胆道镜取石。

如何根据患者的个体情况选择最佳的微创治疗手段一直是临床研究的热点。个体化手术方式的选择应根据患者的选择、年龄和术前全身情况；胆管的大小和结石大小、位置；有无急性重症胆管炎或胆管炎反复发作史，有无黄疸；医师的经验和技术，以及医院的设备和条件等因素进行综合评估。

三、推荐术式

根据我们的经验，推荐以下术式。

（一）腹腔镜胆总管探查术

（1）对胆囊管扩大、胆总管结石≤5～8 mm，结石数目少于 3 个，首选经胆囊管腹腔镜胆总管探查取石术。

（2）对无黄疸、无急性胆管炎发作、术中肝外胆管解剖清楚、胆管增宽（胆总管内径至少＞8 mm）的胆管结石（尤其结石直径＞20 mm）患者，尤其年轻患者（为保护乳头括约肌功能），建议选择腹腔镜胆总管探查术。其中结石数目少，取石干净、胆管增宽、胆总管下端通畅的部分患者可选择腹腔镜胆总管一期缝合术。

（二）腹腔镜联合 EST 取石术

（1）对患者一般情况好、年龄大，有黄疸或伴急性胆管炎发作，或既往有急性胆管炎反复发作的术中诊断的胆管结石（结石直径＜20 mm）患者，尤其肝外胆管不增宽的胆管结石患者，或胆总管下端结石嵌顿的患者（常有黄疸、发热），或肝外胆管因反复炎症导致解剖不清的患者选择腹腔镜术中联合十二指肠镜治疗。

（2）若一般情况差，患者年龄高，术前已明确诊断合并有肝外胆管结石且结石适合 EST 取石的患者则选择腹腔镜术前十二指肠镜联合腹腔镜治疗（图 6-2）。

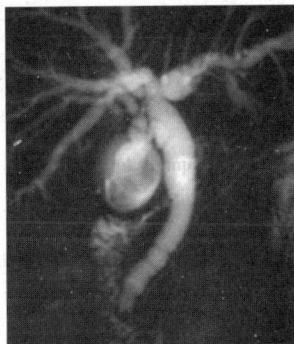

图 6-2 MRCP 显示胆总管下端嵌顿小结石，推荐 EST 取石

（3）若一般情况差，患者年龄高，术前仅诊断胆囊结石，术中胆道造影发现合并有肝外胆管结石并且结石适合 EST 取石的患者，术中无法耐受长时间气腹或不具备术中 EST 取石的患者，则选择腹腔镜联合腹腔镜术后十二指肠镜治疗，但术中必须征求家属意见并签字，向家属说明 EST 潜在的并发症。

（4）对一些急性重症胆管炎患者，应首先 ENBD，情况稳定后再 EST 取石，或联合腹腔镜、胆道镜择期行 LC 和腹腔镜胆总管探查。

（5）一般情况下，对 LC 术前或 LC 术中发现的肝外胆管结石应在 LC 术前或 LC 术中联合应用微创技术处理，原则上不在 LC 术后处理；LC 术后 EST 取石原则上应用于 LC 术后肝外胆管残石的处理。

（6）对心肺功能无法耐受气腹、肝外胆管结石不适合腹腔镜胆总管探查术（laparoscopic common bile duct exploration, LCBDE）或 EST 取石的患者，应行传统的胆总管切开探查、取石术。

第三节　腹腔镜胆总管切开取石、T 管引流术

Philip 于 1991 年率先开展了腹腔镜胆总管切开取石、T 管引流术。我国于 1992 年开展了该术式。近几年该术式逐渐被外科医师和患者接受，其微创优势也得到了广泛认可。该技术对经验丰富的腹腔镜肝胆外科医师，手术成功率可达 90％左右。

一、手术适应证

（1）术前明确诊断的原发性或继发性肝外胆管结石合并胆囊结石。

（2）术前诊断胆囊结石，LC 术中经胆囊管插管胆道造影诊断的原发性或继发性肝外胆管结石。

（3）术前 MRCP 检查明确无肝内胆管狭窄、胆道镜能取石且不需要肝脏切除的原发性肝内胆管结石合并胆囊结石。

（4）胆囊已切除，且估计 ERCP 和 EST 无法取石或取石失败的肝外胆管结石。

（5）胆囊已切除，且估计 ERCP 和 EST 无法取石或取石失败

的、无肝内胆管狭窄的、不需肝脏切除的、能通过胆道镜取石的肝内胆管结石。

（6）有急、慢性胆管炎史伴黄疸，术前检查或术中造影不能明确是否有胆管结石、需要胆道减压的胆结石。

必备条件：肝外胆管解剖清晰、胆总管直径≥8 mm、无胆总管下端或乳头部结石嵌顿、排除肿瘤。否则建议行术中或术后EST取石。

二、术前准备

除常规的一般术前检查外，条件具备的单位可以选择性MRCP检查，可进一步明确胆管下端有无狭窄、胆管的大小、胆管结石的位置分布、数量、形态，排除结石是否胆总管下端嵌顿。对有黄疸患者，术前应补充维生素 K_1。

三、特殊器械准备

腹腔镜持针器，腹腔镜术中经胆囊管造影钳。C臂机，有胆道镜的单位应准备胆道镜。

四、手术步骤

（一）麻醉和体位

患者仰平卧位，全身麻醉成功后，留置导尿，常规消毒铺巾。

（二）操作孔布局

一般采用脐上或脐下缘（即 A 点）穿刺建立气腹，压力一般设定为 12～15 mmHg。体位改为头高脚低、左侧 30°卧位。置入腹腔镜探查腹、盆腔。若胃有扩大，影响胆囊三角的暴露，则插胃管并抽吸胃内的气体和胃液，否则不需插胃管。在直视下建立其余三个操作孔。其中 B 点为腹正中线剑突下（腹腔内应在肝缘下）戳孔，一般为 10 mm 穿刺孔，该孔为主操作孔。C 点为锁骨中线肋缘下穿刺孔，D 点为右腋前线、脐水平偏上穿刺孔，C、D 点为 5 mm 戳孔，这两孔为辅操作孔，主要用于组织的牵拉和视野的显露。C、D孔的位置应该比腹腔镜胆囊切除术适当下移，以免术后 T 管或腹腔引流管经肋缘压迫弯曲引出体外，不能起到胆道减压、腹腔引流的目的，同时减少引流管紧靠肋缘下引出引起的疼痛和不适（图6-3）。

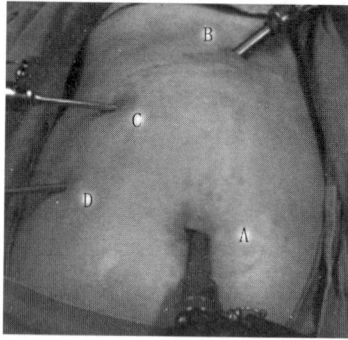

图 6-3　操作孔位置
A. 腹腔镜孔；B. 主操作孔；C. 副操作孔；D. 副操作孔

（三）分离胆囊管和肝外胆管

按 LC 法游离胆囊管后，用钛夹夹闭胆囊管远端以防结石滑入胆总管或造影时造影剂逆流入胆囊。对术前疑有肝外胆管结石的患者，可先经胆囊管插管行胆道造影，以确定有无肝外胆管结石。对术前明确诊断有肝外胆管结石的患者，可直接切开胆总管取石。在需要切开肝外胆管处（长度 2～3 cm）应用解剖钳撕去覆盖肝外胆管的腹膜和脂肪结缔组织，即可显露肝外胆管，如有出血，可用电钩或分离钳提起出血点止血（图6-4）。对肝内胆管结石而无胆总管结石的患者可切开肝总管，反之切开胆总管。

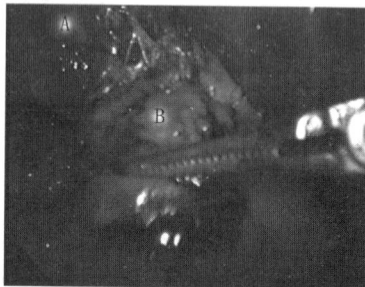

图 6-4　撕去腹膜显露胆总管
A. 胆囊管；B. 胆总管

（四）切开胆总管或肝总管

应用细针试穿胆总管，抽得胆汁后即明确肝外胆管。如果肝外胆管解剖清楚，并且肝外胆管有明显增宽者，可以不穿刺胆总管直接切开。退出 C 孔抓钳，将 D 孔抓钳抓住胆囊壶腹部往上推。C 孔应用分离钳提起胆总管的右侧，用腹腔镜尖剪剪开胆总管前壁1.5～2 cm 左右（切口大小应根据胆管结石大小和能进入纤维胆道镜估计），剪开后即见胆汁溢出，然后用电钩电凝胆管壁出血点。如果胆总管明显扩大，也可以直接用电钩电凝切开胆管（图 6-5）。对胆管较小者，可以在预切开胆管口两侧缝两针牵引线，在牵引线间切开胆总管前壁。切开时要避开胆囊动脉及可能变异的肝右动脉。

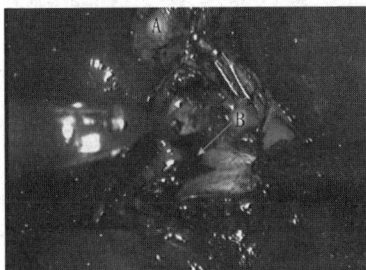

图 6-5　剪开胆总管

A. 胆囊管；B. 用剪刀剪开胆总管

（五）取石

用吸引器吸干净手术视野的胆汁和血液后即可取石。取石方法有以下几种。

1. 挤压法

用吸引器头挤压胆总管下端，有时胆总管结石就被轻易地挤到胆管切口处，然后用取石钳夹住结石放入预先放入右肝下间隙的标本袋，或经胆管切口用取石钳取胆管结石（图 6-6）。

2. 腹腔镜器械法

应用有弯度的腹腔镜无损伤肠钳经胆管切口伸入胆总管或肝总管，可较容易地取出肝总管或胆总管非嵌顿结石，尤其大结石更容易（图 6-7，6-8）。

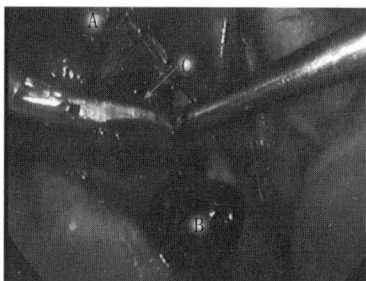

图 6-6 用吸引器头挤出胆总管结石

A. 胆囊；B. 从胆总管中挤出的结石；C. 剪开的胆总管

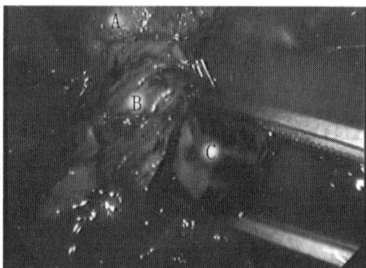

图 6-7 用无损伤肠钳伸入肝总管取出结石

A. 胆囊；B. 剪开的胆总管；C. 从肝总管中取出的结石

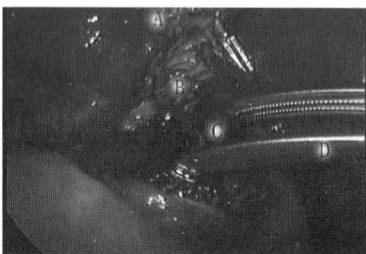

图 6-8 用无损伤肠钳取出胆总管下端结石

A. 胆囊；B. 剪开的胆总管；C. 从胆总管中取出的结石；D. 无损伤肠钳

3. 开放器械法

拔出剑突下的套管，把开腹用的加长胆道取石钳从 B 孔切口伸入腹腔，在腹腔镜直视下伸入肝总管或胆总管下端，该方法对体型瘦者非常实用。

4. 大水冲洗法

在吸引器头上接上一段软硅胶管，套上的硅胶管应封闭吸引器头端所有侧孔，然后把硅胶管伸入胆总管下端或肝总管，甚至肝内胆管，应用 50 mL 针筒抽取生理盐水从吸引器头端注入，利用水压形成的涡流作用冲洗胆管，同时反复推送软管，将结石冲洗至胆管切口外。该方法对于小于 2 cm 的胆管多发结石非常有用，常被第一选择应用，80％左右的胆管结石能用该方法取出（图 6-9）。

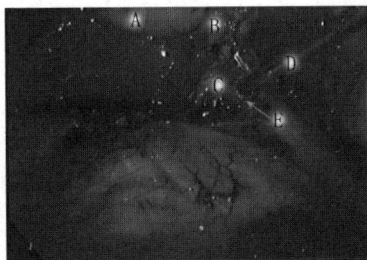

图 6-9 冲洗胆管

A. 胆囊；B. 夹闭的胆囊管；C. 切开的胆总管；
D. 吸引器；E. 套在吸引器前端的冲洗软管

5. 小水冲洗法

利用腹腔镜造影钳和造影管进行冲洗取石，把造影管通过造影钳伸入胆总管最下端或肝总管、肝内胆管。应用生理盐水冲洗肝总管或胆总管，利用水压作用取石。缺点是造影管太细，水压小，没有大水冲洗法有效。

6. 胆道镜取石

应用上述方法无法取出结石者，有胆道镜的单位应在手术开始时准备胆道镜，胆道镜可在腹腔镜直视下伸入肝总管或胆总管下端，应用网篮进行取石（图 6-10）。

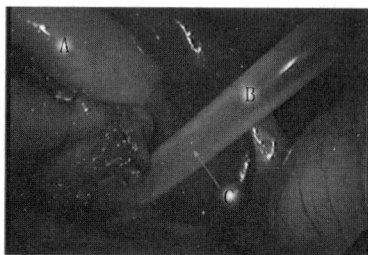

图 6-10　胆道镜取石

A. 胆囊；B. 用作引导管的胸导管；C. 经胸导管插入胆总管的胆道镜

7. 术中胆道镜碎石取石

如果胆管结石太大，或取石网篮不能通过的嵌顿性结石，可应用液电碎石技术，即采用液电碎石击碎结石后取出或冲洗出胆管。

8. 导管扩张法取石

对胆总管下端狭窄或梗阻性结石也可应用导管扩张技术，即斑马导丝经 C 孔进入腹腔，用腹腔镜弯钳夹持扩张导管进入胆总管下端胆管狭窄上方。在胆道镜监视下，助手反复推拉或抖动斑马导丝向下，通过狭窄进入肠腔 20 cm 以上，内导管沿斑马导丝进入十二指肠腔约 5 cm，外导管沿内导管反复抖动以松动结石，使硬质结石退回胆管的扩张段或挤碎一些松质结石，退出扩张导管，然后应用上述方法取石。

9. 联合应用 EST 取石

对仍无法取出结石者，可结合应用术中 ERCP 和 EST 取石。

10. 小切口辅助取石

通过上述方法仍无法取出结石，也没有胆道镜或 ERCP 设备的单位，可在镜下切开十二指肠侧腹膜（Kocher 切口），在右上腹作一小切口，在此切口处伸入辅助手，和开放手术一样，托起十二指肠降部，并挤压胆管下端结石，结合"开放器械法"取石。

以上方法可结合应用，常起到满意效果。结石从胆管取出后，对数量少、小于 10 mm 的结石可使用 10 mm 专用腹腔镜取石钳直接从戳孔处取出；对结石数量多、大于 10 mm 的结石可应用取石钳把结石放入标本袋后取出。

11. 其他

经过上述方法仍无法取出结石者，应征求家属意见，选择放置 T 管术后取石或中转开腹胆总管探查取石。

（六）造影或胆道镜检查排除胆管残石

有胆道镜的单位，估计取净胆管结石后，可应用胆道镜检查是否有胆管残余结石以及胆管是否有狭窄、炎症程度以及 Oddi 括约肌的收缩和扩张功能。向上可以观察到左、右肝管，如果左、右肝管扩大，胆道镜可以进一步向上观察肝内胆管的分支；向下应观察 Oddi 括约肌的扩张和收缩，甚至进入十二指肠。无胆道镜的单位，可放置 T 管后，经 T 管行术中胆道造影观察是否有胆管残余结石以及胆管狭窄、扩张情况。

（七）缝合 T 管

根据胆管大小，选择相应大小的"T"型乳胶管。按常规修剪"T"管的短臂。将长臂末端应用丝线结扎（防止缝合 T 管后，胆汁漏入腹腔）后，拔出剑突下的套管，用血管钳将 T 管塞入腹腔内（图 6-11）。应用分离钳将 T 管两短臂塞入胆管后，应用分离钳夹住 T 管长臂，沿胆管上下滑动 T 管，以免 T 管短臂在胆管内扭曲或折叠。将 3-0 或 4-0 的带针薇乔线剪成 10 cm 左右，从剑突下套管放入腹腔。术者右手经 B 孔用持针器抓住缝针，左手经 C 孔应用分离钳或无损伤 5 mm 肠钳提起胆管切口和帮助拔针。自上而下连续缝合或间断缝合胆管切口，然后将 T 管推向上方，在 T 管下方胆管切口的下端缝合一针。一般 2～4 针即能完成缝合，缝线针距及边距均在 1.5 mm 左右（图 6-12，6-13）。用分离钳夹住 T 管，轻轻提拉 T 管，检查 T 管有无松动，然后将 T 管长臂从 C 孔拉出腹壁外，并用生理盐水从 T 管加压注射，直视下观察有无生理盐水渗漏。如有明显渗漏，可以加补缝线。

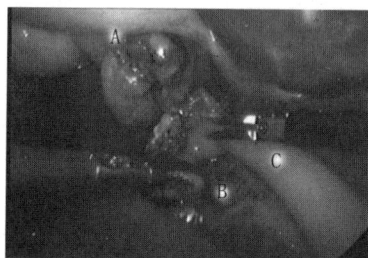

图 6-11　置入 T 管

A. 胆囊；B. 切开的胆总管；C. T 管

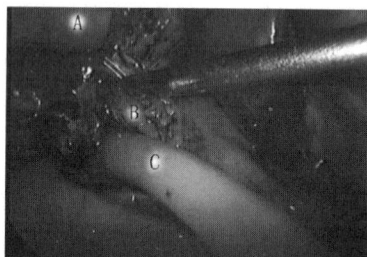

图 6-12　缝合胆总管切口上端

A. 胆囊；B. 切开的胆总管；C. T 管

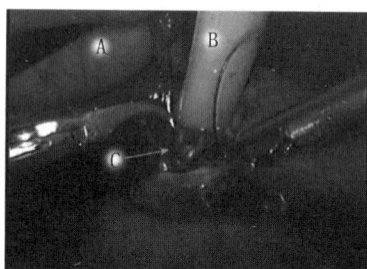

图 6-13　缝合胆总管切口下端

A. 胆囊；B. T 管；C. 切开的胆总管

（八）T 管造影

应用 C 臂机经 T 管注入造影剂行 T 管造影，进一步观察有无残石、有无胆瘘以及胆管是否有其他病理改变。

（九）切除胆囊

将 T 管塞入腹腔，置入套管，按 LC 法应用血管夹夹闭胆囊管近端并离断。结扎离断胆囊动脉，并切除胆囊。把胆囊放入标本袋，用抓钳抓住标本袋，连同剑突下 10 mm 套管一起拉出腹壁外，展开标本袋，依次取出结石和标本。解除气腹时，应适当调节 T 管在腹腔内的长度，以免弯曲影响 T 管引流通畅。

（十）放置腹腔引流管

应用生理盐水冲洗胆囊窝，检查无出血和胆瘘。从 C 孔引出 T 管长臂。经 D 孔在胆囊窝处放置腹腔引流管一根。T 管缝合 2 针固定于腹壁，腹腔引流管固定 1 针。缝合 A、B 孔切口，完成手术。

五、术后处理

（1）术后常规禁食 6 小时后改半流质饮食，12 小时后下床活动。术后应用抗生素 24～72 小时。

（2）密切观察腹腔引流液的量和性状：每天引流量少于 50 mL，并明确无胆瘘后拔除腹腔引流管。一般术后 48 小时拔除腹腔引流管。术后 5～7 天出院。

（3）术后 1 周左右夹闭 T 管。若无发热、黄疸或其他不适。术后 4～6 周后行 T 管造影，T 管造影正常后拔除。根据患者营养情况和年龄（大于 70 岁），拔 T 管时间可适当延长。因为腹腔镜术后，腹腔粘连往往较轻，窦道形成可能比开腹手术慢，因此 T 管拔出时间应适当延长。

（4）若 T 管造影显示有胆管残余结石，需行二期胆道镜检查取石者，一般术后 2 个月行胆道镜检查、取石，然后拔除 T 管。

六、常见并发症及预防

（一）术后胆瘘

多见于胆管切口缝合不严密，也可能胆管下端残余结石或炎症狭窄形成胆道高压所致。一旦发生，应保持腹腔引流管通畅并延长引流时间。对引流不畅或过早拔除腹腔引流管并形成局限性胆汁瘤后，可经 B 超穿刺置管引流并延长抗生素应用时间，一般都能愈合。对形成弥漫性腹膜炎者，应及时行腹腔镜或开腹引流。

（二）胆管残余结石

一般术后 2 个月行胆道镜探查、取石。胆管下端狭窄无法取出者可行 ERCP 和 EST 取石。

（三）出血

术中出血常见于胆管切开前壁，主要由于损伤胆管壁的营养血管或变异胆囊动脉或肝右动脉；也可见于肝硬化门静脉高压症患者或急性胆管炎患者。预防措施：将切开部位选择在胆囊管与胆总管汇合处，该处血管相对较少；胆管增宽者，可在预切开处用电凝钩电凝营养血管；应避免在较大血管跨越胆管处切开胆管；对伴肝硬化门静脉高压症的患者应慎重选择病例。

（四）T 管相关并发症

T 管滑脱或拔 T 管时窦道未形成致胆汁性腹膜炎。前者若在术后早期滑脱，一般需腹腔镜或开腹手术重新放置 T 管；后者多数患者不需要再次手术，可保守治疗或行鼻胆管置管引流，少数患者仍需再次手术。少数情况可见 T 管扭曲或被结石堵塞，可行造影证实。长期 T 管开放，流量大时可引起电解质紊乱、纳差等，因此术后 1 周左右若无胆瘘，应夹闭 T 管。

第四节　腹腔镜胆总管探查一期缝合术

开腹胆总管切开、取石、T 管引流术作为治疗胆总管结石的手术方式沿用至今。

一、放置 T 管的主要目的

（1）术中反复用取石钳取石和胆道探条探查胆总管下端等操作，引起胆管的机械刺激而导致十二指肠乳头水肿，从而导致胆管压力增加。T 管引流胆汁，能有效起到胆道减压作用，减少和防止胆管压力升高而可能引起的胆瘘。

（2）术后可以借用 T 管形成的窦道应用胆道镜取胆管残余结石。

（3）延长放置的 T 管的时间可以预防胆管狭窄。

二、放置 T 管的缺点

（1）刺激胆管引起胆管炎、出血，并且可能引起胆管再生结石。

（2）丢失大量体液、电解质和多种消化酶，不利于胃肠道功能的恢复。

（3）有 T 管滑脱形成腹膜炎的危险。

（4）T 管有压迫肠管形成肠外瘘的危险。

（5）T 管有可能引起肠梗阻及腹腔内脏器粘连。

（6）若窦道形成不成熟，拔除 T 管时可能引起胆瘘。

（7）T 管的留置给患者在生活、护理上带来了一定的不便。

（8）患者带管时间长，住院时间延长，恢复工作时间延长。

虽然开腹胆总管探查也有胆总管一期缝合的报道，但临床一直受到争论。争论的焦点主要是：①胆总管一期缝合后胆管残石无法应用胆道镜处理。②术后可能增加胆瘘的发生率。③胆管不增宽，一期缝合后可能导致胆管狭窄。胆管一期缝合术后胆瘘的原因主要有：粗针粗线缝合；胆管残石造成的胆道压力升高；胆管取石等操作造成医源性胆管内壁损伤，术后胆道压力一过性升高等。开腹胆总管探查、胆总管一期缝合虽然存在广泛争议，但其成功的经验为腹腔镜胆总管探查、胆管一期缝合奠定了基础。

随着腹腔镜胆总管探查术的逐渐推广，部分专家认为腹腔镜胆总管探查与开腹胆总管探查相比，腹腔镜胆总管切开后有不放置 T 管更好的理论依据：①腹腔镜手术对胆管机械损伤及刺激要轻，乳头水肿引起胆管压力升高的可能性较小。②在腹腔镜 5～15 倍的局部放大作用下，应用 4-0 或 5-0 无损伤带针可吸收线缝合胆管，使缝合质量能达到或接近显微外科水准。③腹腔镜术中取石应用冲洗或网篮取石，动作精细轻柔，降低了医源性胆道损伤。④必要时可经胆囊管放一根输尿管导管进行胆道减压，胆汁引流后胆管减压效果明显。⑤最重要的是术中胆道镜及术中胆道造影检查能明确肝外胆管是否有残留结石及狭窄，为一期缝合提供了可靠的保证。⑥EST 取石技术为胆管残石提供了微创治疗技术，可弥补无法经 T 管形成的窦道应用胆道镜取石的缺陷。

从目前国内外腹腔镜胆总管一期缝合术和放置 T 管的临床研究分析，两者术后胆瘘等并发症没有明显的差异，但术后生活质量、出院时间等要明显优于放置 T 管的腹腔镜胆总管探查术，因此腹腔镜胆总管切开术后一期缝合更能体现微创外科技术的优点。如某学者报道 434 例腹腔镜胆总管探查即时缝合术，412 例（95%）手术获成功（结石取净，胆总管下端通畅，即时缝合术后无胆瘘），余 22 例中 4 例胆管残石经 EST 取石治愈，4 例左侧肝内胆管残石未取净，11 例胆瘘 9 例经腹腔引流管引流治愈，其中 2 例加做经鼻胆管引流治愈；2 例经胆囊管置入胆管的输尿管导管脱落导致胆汁性腹膜炎而再次腹腔镜放置输尿管导管 1 例，放置 T 管及腹腔引流管 1 例后治愈；1 例胰头癌因肝肾功能衰竭于术后第 15 天死亡。

三、腹腔镜胆总管切开一期缝合术适应证

（1）胆总管直径在 8～10 mm 以上，8 mm 以下的一期缝合有引起狭窄的可能。

（2）无胆管炎症或有轻度胆管炎症。

（3）无肝内胆管结石或已取净肝内胆管结石者。

（4）胆道蛔虫症所致胆总管增宽者。

（5）经胆道镜检查或术中胆道造影确认胆总管无结石残留及胆管狭窄。

（6）胆总管增宽疑有病变探查阴性者。

（7）术者腹腔镜缝合技术过硬。

（8）胆总管下端及十二指肠乳头通畅性良好。

（9）术后应常规放置腹腔引流管。

四、腹腔镜胆总管切开一期缝合术禁忌证

（1）术前合并有急性胰腺炎或重症胆管炎。

（2）胆总管直径＜8 mm。

（3）术中发现肝外胆管结石一时难以取净，需经 T 管窦道胆道镜取石术者。

（4）胆总管狭窄或损伤修复后需支撑引流者。

（5）胆总管下端充血水肿，通畅不佳。

腹腔镜胆总管探查术加放经胆囊管的输尿管导管引流胆总管的指征为：①胆总管结石已取净，胆总管下端通畅，胆道炎症较重或患者术前有中、重度黄疸。②老年及糖尿病患者。③胆管一期缝合后，冲洗胆道时有少许胆瘘者。

有学者认为无须过于探讨是否放置 T 管问题，最重要的是不放置 T 管的腹腔镜探查术应严格选择适应证，尽可能避免术后胆瘘和胆管残余结石的发生。术前向患者及家属详细说明两种技术的优缺点也十分必要，因为两种技术都可能发生术后胆瘘，并且术中胆道镜检查或术中胆道造影都有遗漏肝外胆管结石的可能。

第五节 腹腔镜经胆囊管行胆总管探查、取石术

虽然腹腔镜经胆囊管行胆总管探查、取石术是处理肝外胆管结石最微创的手术方式，国外报道的病例数远远高于国内报道，但国内采用这种手术方式并不多。根据我们的经验，腹腔镜经胆囊管行胆总管探查、取石术适应证并不多，因为该手术方式费时，受胆囊管解剖结构和肝外胆管结石大小、位置的限制，并且残石率较高。

一、适应证

必须同时满足以下条件。

（一）结石大小

因胆囊管扩张有限，结石过大，超过胆囊管直径则难以取出；并且胆总管结石多数为胆固醇性继发性结石，难以碎石。结石过多，逐个取出非常费时，因此一般适用于胆总管结石小于 10 mm、数目较少、无嵌顿者比较适合。若无术中碎石器械，大于 10 mm 的结石此法很难成功。

（二）结石位置

因胆囊管与胆总管多以锐角汇合，并且 80％的胆囊管与肝总管平行走行一段距离，再与胆总管汇合，胆道镜很难转角进入肝总管，因此一般适合于胆总管结石，不适合于肝总管或肝内胆管结石。

（三）胆囊管的解剖

胆囊管必须从肝总管右侧汇合于胆总管，并且胆囊管内径要大于胆道镜或扩张以后大于胆道镜直径。胆道镜可能因胆囊管内 Heister 瓣的阻碍作用难以进入胆总管。

二、特殊器械准备

胆囊管扩张导丝或气囊扩张导管，3 mm 或 5 mm 胆道镜及取石网篮。腹腔镜专用持针器。

三、手术步骤

（一）麻醉和体位

患者仰平卧位，全身麻醉成功后，留置导尿管，常规消毒铺巾。

（二）操作孔布局

同本章第三节。

（三）分离胆囊管和肝外胆管

按 LC 法游离胆囊管后，用钛夹夹闭胆囊管远端以防结石滑入胆囊管或造影时造影剂逆流入胆囊。沿胆囊管的走向，继续游离胆囊管直至胆囊管汇入胆总管处，并在胆囊管前壁切开一小口。若术前明确有胆总管结石并符合经胆囊管取石者，继续以下步骤。

若术前怀疑有胆总管结石，可经胆囊管插管行术中胆道造影，待明确有胆总管结石后继续以下步骤。

（四）扩张胆囊管

若胆囊管过细，胆道镜无法进入胆囊管者，可先行胆囊管扩张，将一根导丝放入气囊扩张导管内，从 C 孔套管进入腹腔。将导丝从胆囊管切口处伸入胆囊管、胆总管，最好进入十二指肠内（胆总管壶腹部扩张后，便于小结石自行排入十二指肠内）。沿导丝插入气囊扩张导管，使其进入胆囊管、胆总管，直至气囊尾部位于胆囊管切口处为止。慢慢充气扩张，观察球囊对胆囊管扩张的变化情况。压力一般低于 10 个大气压，以免胆囊管破裂，扩张时间 3～5 分钟。放气后拔出气囊导管，导丝仍留在胆总管内。若胆囊管内径大，可直接将胆道镜伸入胆总管取石，也可以先扩张一下胆囊管，以消除 Heister 瓣的阻碍作用。

（五）取石

将胆道镜套在导丝上，沿导丝推进胆道镜经胆囊管进入胆总管内。在监视仪直视下反复用网篮套取结石，直到取净结石为止，并直视下看到十二指肠乳头的开口情况。对细小的结石可通过冲洗或用胆道镜推入十二指肠内；若结石过多、过大或嵌顿于胆总管下端壶腹部可改为腹腔镜胆总管切开取石或术中或术后行 ERCP＋EST 取石。若条件不允许长时间取石，而胆总管又有残石，也可经胆囊管放置 T 管，术后经胆道镜取石。取净结石后，经胆囊管插管再次行术中胆道造影，以明确胆总管结石是否已取净。

（六）切除胆囊

应用可吸收夹或内镜套扎圈闭合胆囊管近端，也可用丝线结扎或镜下缝扎胆囊管残端。结扎离断胆囊动脉，并切除胆囊。若患者术前有黄疸或术中反复取石引起乳头水肿，可经胆囊管放置造影管，应用可吸收夹或丝线结扎固定，以利于术后胆道减压或术后造影，排出胆总管残余结石。

（七）放置腹腔引流管

应用生理盐水冲洗胆囊窝，检查无出血和胆瘘后。根据情况可经 D 孔在胆囊窝处放置腹腔引流管一根。缝合 A、B 孔切口，结束手术。

四、术后处理

（1）术后禁食 6 小时后改半流质饮食，6 小时后下床活动。术后应用抗生素 24～72 小时。

（2）密切观察腹腔引流液的量和性状，每天引流量小于30 mL并明确无胆瘘后拔除腹腔引流管。一般术后 48 小时拔除腹腔引流管。术后 2～5 天出院。

（3）对经胆囊管留置 T 管者，术后 10 天左右夹闭 T 管。若无发热、黄疸或其他不适，术后 3 周后行 T 管造影，T 管造影正常后拔除；若年龄在 70 岁以上，拔 T 管时间可延长至术后 1 个月；若 T 管造影显示有胆管残余结石，需行二期胆道镜检查取石者，一般术后 2 个月行胆道镜检查、取石，然后拔除 T 管。

（4）对经胆囊管留置造影管仅用于术后胆道减压者，术后2周经胆囊管造影管造影，无残余结石后可直接拔除造影管。

五、常见并发症

术后并发症极低，如术后胆瘘、胆管残余结石、急性轻型胰腺炎、胆囊管损伤等。

第六节　腹腔镜术中胆道镜取石的操作技巧和并发症

一、操作技巧

既往胆道镜多应用于开腹胆总管探查术后，经 T 管形成的窦道行胆道镜检查和套取胆道残余结石。随着腹腔镜胆总管探查术的推广应用，腹腔镜直视下经胆管切口行胆道镜取石应用也较为普遍。由于没有 T 管形成的窦道，以及胆管切口是开放的，因此腹腔镜术中胆道镜取石比术后经窦道行胆道镜取石有不同的操作特点和困难。掌握以下手术技巧，可以提高手术效率和成功率。

（1）如果结石位于胆总管下端，胆总管切口应低于剑突下戳孔；如果结石位于肝总管或肝内胆管，胆管切口应高于剑突下戳孔。应避免两切口垂直，否则胆道镜将很难进入胆管切口。

（2）由于腹腔镜胆总管探查，经胆道镜取石没有 T 管形成的窦道，软质的胆道镜在戳孔或鞘管内支点作用下（我们不主张在鞘管内插入胆道镜，易磨损胆道镜）不易推进和调试方向，因此无丰富经验者很难顺利将胆道镜插入胆管。有的医师甚至用抓钳、分离钳钳夹或拖拉等暴力将胆道镜光导纤维拉入胆管内，极易损坏胆道镜，因此可以先经剑突下戳孔插入一特制的胆道镜引导管，即多器械通道引导管（multiple instrument guide，MIG）（图 6-14）。MIG 横断面有带 3 个通道的器械操作引导管口，1 个主通道（内径为 3.4 mm）用于导入胆道镜，2 个内径均为 2 mm 的副通道，用于导入冲洗管、气囊导管、碎石器或取石网篮（图 6-15）。MIG 配套的透明鞘及白色的双头塞子（堵塞 2 个副通道）。

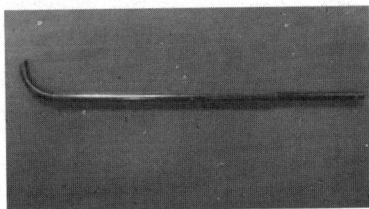

图 6-14　多器械通道引导管

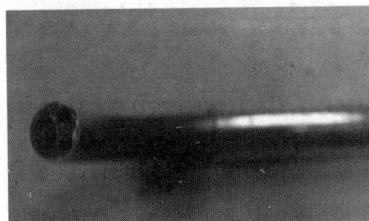

图 6-15　多器械通道引导管（横端面）

MIG 设计巧妙，白色外鞘能堵戳孔而保持气腹，MIG 紫色头端能有效地防止因胆道镜伸入胆总管而造成生理盐水从胆管切口

处外漏，造成胆总管塌陷，视野消失；利用 2 个副孔，可以固定胆道镜视野的情况下，频繁地更换冲洗管、取石网篮、碎石器械如气囊导管、激光碎石器和活检钳等操作器械。这在套取多发结石和大结石时，非常重要，能有效地维持胆道内的水压，使镜下取石更加安全、快速、彻底。否则，只能频繁地进退胆道镜，不仅费时，而且在胆道急性炎症时，易造成胆道渗血，进而导致视野模糊，增加胆道残石等并发症的机会。MIG 起窦道或桥梁作用，能自然、快速、准确地将胆道镜导入胆管内，有效减少了对胆道镜的钳夹、拖拉等操作，延长胆道镜的使用寿命。如果没有 MIG 管，可用与胆道镜口径相匹配的胸管作为胆道镜引导管，然后将胆道镜经引导管导入胆管。

因此，我院腹腔镜术中胆道镜取石分为两类。①常规腹腔镜胆道镜取石：经右锁骨中线肋缘下套管插入 3 mm 胆道镜，或拔出剑突下 10 mm 套管，经该切口插入 3 mm 或 5 mm 胆道镜，胆道镜连接另外 1 个监视器，上下检查胆道，发现有结石则用胆道镜网篮取石。②应用 MIG 或引导胸管的腹腔镜胆道镜取石：拔出剑突下 10 mm 套管，将 MIG 的头端拉入透明鞘内，将鞘及 MIG 经该切口插入腹腔，推进 MIG，使头端恢复弯曲度，并将 MIG 插入胆总管切口。将 3 mm 胆道镜插入 MIG 的主通道，同时将 4Fr 的气囊导管和 4Fr 冲洗管插入 2 mm 的副通道，经冲洗管冲洗生理盐水撑开胆总管，将胆道镜伸入胆总管内，利用两副通道伸入气囊导管、冲洗管、取石网篮或碎石器取石。取净结石后，将胆道镜及各导管缩回 MIG 内，旋转 180°后伸出胆道镜检查肝总管及肝内胆管。最后将胆道镜及各导管缩回 MIG 内，MIG 缩回鞘内，取出 MIG 和外鞘。

（3）胆管切口不要过大，否则容易漏水，导致胆管充盈困难。

（4）胆管切开后应仔细止血，否则渗血流入胆道，影响胆道镜的显像。

（5）将纤维胆道镜连接生理盐水挂瓶，边注水边检查，视野方能清晰。检查顺序应先肝内胆管后肝外胆管，判定结石具体位置后再行取石。操作过程中，滴注生理盐水，每次不宜超过3 000 mL，过多可引起腹泻。

（6）胆总管下端的嵌顿结石常常不容易取出，此时可应用导丝搅松结石后再用网篮套取，也可用生理盐水冲洗或应用液电碎石、激光碎石或微波碎石等各种方法碎石后，再分别用网篮套取结石。

（7）术中纤维胆道镜除了取石以外，还能观察胆管内部情况，观察胆管黏膜有无水肿、充血、糜烂、溃疡；区别结石、肿瘤、异物、血块、气泡；对可疑部分应取活检做病理诊断。

二、并发症

术中胆道镜检查和取石十分安全，严重并发症罕见。常见并发症有以下几种。

（一）发热

由于胆道镜反复插入胆道，或反复用生理盐水冲洗，尤其肝内胆管的冲洗和取石时，术后容易引起发热。一般为一过性发热，体温在 38 ℃以下，少数患者也可高达 39 ℃以上。只要胆管引流通畅，加用抗生素，多数在短期内消退。

（二）胆管出血

当结石嵌顿或伴有急性胆管炎时，由于胆道镜或取石网篮的反复摩擦，容易引起胆管黏膜的渗血，引起视野模糊。一般不需特殊处理，也可用肾上腺素生理盐水冲洗。

（三）胆管撕裂

胆管切口过小，胆道镜插入胆管切口动作粗暴，容易引起胆管的撕裂，因此，胆管切口适当大，胆道镜操作应轻柔。

（四）腹泻

多因胆道镜检查和治疗时，滴注生理盐水过多所致。或术中应用造影剂进行胆管造影后，容易引起术后腹泻，一般不需特别处理。

第七节　腹腔镜胆囊切除联合术中括约肌切开取石术

经十二指肠镜括约肌切开（endoscopic sphincterotomy，EST）取石术从 1974 年开始应用于临床，是由内镜逆行胰胆管造影（endoscopic retrograde cholangiopancreatography，ERCP）诊断技术发展而来的。随着腹腔镜胆囊切除术（laparoscopic cholecystotomy，LC）的广泛开展，两种技术逐渐有机结合应用于治疗胆囊结石合并肝外胆管结石的患者。围 LC 期腹腔镜联合十二指肠镜括约肌切开取石术主要有三种方式：①腹腔镜术前应用 ERCP＋EST 处理肝外胆管结石，然后应用 LC 处理胆囊结石。②腹腔镜术中联合 ERCP＋EST 一起处理胆囊结石和肝外胆管结石。③腹腔镜胆囊切除术后，应用 ERCP＋EST 处理肝外胆管结石。目前多数医院开展的为腹腔镜术前或术后联合十二指肠镜括约肌切开取石术，术中联合十二指肠镜括约肌切开取石术报道较少。某医院于 1997 年 12 月在国内首先开展了 LC 术中联合 ERCP＋EST 胆管造影（intraoperative cholangiography，IOC）、术中十二指肠镜乳头切开（intraoperative endoscopic sphincterotomy，IOEST）取石诊治胆囊结石合并肝外胆管结石病，取得了满意效果。

一、适应证

（1）术前明确诊断的胆囊结石合并原发性或继发性肝外胆管结石。胆管结石＜2 cm 为佳。

（2）术前诊断胆囊结石或胆囊隆起性病变，术中造影诊断合并有原发性或继发性肝外胆管结石。胆管结石＜2 cm 为佳。

（3）急性胆囊炎、胆囊结石合并肝外胆管结石致急性胆管炎。胆管结石＜2 cm 为佳。

（4）胆囊结石合并胆道蛔虫症。

（5）胆囊结石合并乳头或胆总管下端炎性狭窄。

（6）胆囊结石合并肝外胆管结石经胆囊管胆道镜取石、或腹腔镜胆管切开取石失败而适合行 EST 取石者。

（7）符合上述条件，患者心肺功能好，能耐受较长气腹时间。有碎石设备的医疗机构，结石大小指征可以放宽。

二、特殊器械准备

十二指肠镜及配套乳头切开刀、取石网篮、气囊导管、碎石设备、高频电发生器。

三、手术步骤

择期手术，由病房送手术室；急性胆囊炎、急性胆管炎，在抗感染补液下，由急诊室送手术室。

（一）麻醉和体位

患者仰平卧位，全身麻醉成功后，留置导尿管，常规消毒铺巾。

（二）操作孔布局

同本章第三节。

（三）分离胆囊管和肝外胆管

按 LC 法游离胆囊管后，用钛夹夹闭胆囊管远端以防结石滑入胆囊管或造影时造影剂逆流入胆囊。若术前明确有胆总管结石，可直接行 IOEST 取石。若术前怀疑有胆总管结石，可经胆囊管插管行术中胆道造影，待明确有胆总管结石后再行 IOEST 取石。游离胆囊管后，将造影管插入胆囊管并妥善固定，用 C 臂机进行术中胆管造影（IOC）。当 IOC 确诊胆囊结石伴肝外胆管结石时，判断胆管结石适合 EST 取石后行 IOEST 取石。

（四）IOEST 取石

患者体位转为仰卧位，解除气腹，暂拔出胃管。选用侧视电子十二指肠镜，经口送入十二指肠降部找到十二指肠乳头，经造影管冲洗生理盐水可帮助找到乳头开口。导管插入后行 ERCP，明确插入胆管而非胰管后，用切刀切开十二指肠乳头。

乳头切开大小应该根据结石的大小来定，一般切开大小应小于 15～20 mm。对于小于 5～8 mm 的结石可利用造影管冲洗生理盐水，让结石自行排入十二指肠；对 8～15 mm 结石可用取石气囊、网篮在 X 线监视下经切开乳头入肝外胆管取石；对大于 15 mm 结石可在乳头切开后在内镜下先行（机械性、激光或液电）碎石，然后用取石网篮或气囊导管取石。多颗结石须经反复多次网篮或气囊取石。

（五）术中造影

利用胆囊管造影管注射生理盐水冲洗胆管干净，再次 IOC 确定无肝外胆管残留结石后，边退出十二指肠镜，边吸胃肠内气体。

（六）完成 LC

重新插回胃管，建立气腹，继续完成 LC。

四、术后处理

术后一般抗感染、补液 24～72 小时，术后 12 小时后下床活动。术后 12 小时检查血淀粉酶。术后一般 12～24 小时进半流质饮食，术后 3～5 天出院。

五、术后并发症及处理

（一）急性胰腺炎

一般以轻型多见，发生率约 3%。主要原因可能有胆管残余结石；乳头水肿、切开或取石时引起胰管损伤；过度电凝引起胰管开口处组织凝固而影响胰液的引流；注射造影剂压力过高等。因此适度应用电凝，对乳头明显水肿或可能有胆管残余结石者，EST 取石后留置鼻胆管引流可能会减少急性胰腺炎的发生。

（二）十二指肠穿孔

EST 引起的十二指肠穿孔发生率小于 1%。主要由于切开位置或应用针状切开刀不当、切开乳头过大或取石时引起乳头撕裂有关。术后对有右上腹腹痛、右侧腰背痛、腹胀、发热患者应密切观察，及时行 B 超、腹部平片、CT 或胃肠造影检查。对一般症状或体征不明显的患者，可以应用禁食、抗感染、胃肠减压、腹腔引流、营养支持等保守治疗；对体征明显者或有腹膜后脓肿形成者应及时手术治疗。

（三）消化道出血或腹腔内出血

消化道出血或腹腔内出血可能与乳头切开过快，取石时引起乳头撕裂或患者术前有黄疸、凝血功能异常等因素有关，也可能与损伤解剖异常的十二指肠后动脉有关。发生出血时可在十二指肠镜直视下应用电凝止血，局部黏膜下注射肾上腺素或应用气囊压迫止血；对损伤异常动脉的大出血应急症手术治疗。

（四）取石网篮嵌顿

取石网篮嵌顿可能与取石篮套住结石向上拉时，结石过大造成网篮嵌顿。因此取石时不要应用暴力，结石过大时可先碎石。发生嵌顿后可剪去取石网篮把手，在取石篮金属外套管进行碎石。否则应中转开腹治疗。

（五）其他

可见气胸、急性胆管炎、败血症等近期并发症。是否增加胆管结石复发、切开的乳头引起炎性狭窄和反流性胆管炎等远期并发症还有争议。

六、LC-IOC-IOEST 操作要领

（1）联合手术中，患者处于仰卧位全身麻醉状态，"配合良好"，即使十二指肠镜进镜困难，可用喉镜帮助进镜。

（2）IOC 管必须妥善固定，以利用冲洗生理盐水帮助找到乳头开口和冲洗胆管结石。

（3）IOEST 前必须解除气腹和拔除胃管，否则肠腔充气不佳，导致 IOEST 困难。

（4）十二指肠镜进入十二指肠降部后，需右旋角度较大，方能使十二指肠乳头位于视野前方；LC 医师通过造影管冲洗生理盐水，能使内镜医师快速、准确找到乳头开口。

（5）IOEST 前必须行 ERCP 明确导丝插入胆管而非胰管，可明显降低或避免术后胰腺炎的发生。

（6）十二指肠乳头切开大小应适当，根据肝外胆管结石大小、质地选择不同取石方法。如通过造影管冲洗生理盐水，使结石自

行排入十二指肠；经网篮或气囊取石；先行机械或激光碎石再取石。

(7) 取石后，必须再次 IOC，明确无肝外胆管结石后，方可退出十二指肠镜。

(8) 退十二指肠镜时，必须抽吸胃肠积气，置入胃管，便于 LC 顺利进行（否则，胃肠胀气造成无空间施行 LC）；同时也减少术后胃肠胀气的发生。

(9) 术中肠蠕动较多，可静注 10 mg 654-2。

七、疗效评价

有学者单位从 1997 年 12 月至 2003 年 5 月共施行 LC 联合 IOEST 取石 134 例。男 37 例，女 97 例。年龄 17～79 岁，平均 49.5 岁。根据病史、体检、肝功能及 B 超检查。术前诊断：急性胆囊炎、胆囊结石合并肝外胆管结石致急性胆管炎 18 例；胆囊多发结石合并肝外胆管结石 38 例，其中 5 例伴急性胆源性胰腺炎，8 例伴黄疸；急性胆囊炎、胆囊多发结石 15 例；慢性胆囊炎、胆囊多发结石 62 例；慢性胆囊炎、胆囊单发结石 1 例。其中 58.21%（78/134）术前诊断胆囊结石，经 IOC 发现伴有肝外胆管结石，其余 56 例均在术前诊断胆囊结石合并胆管结石。

LC 联合 IOC、IOEST 治疗胆囊结石合并肝外胆管结石手术成功率 95.51%（128/134），取出泥沙样结石或成形肝外胆管结石数目为 1～18 枚，大小 3～19 mm。因十二指肠乳头狭窄、结石紧密嵌顿，无法插入乳切刀致失败分别为 3 例和 2 例，胃肠内有食物放弃 1 例，均中转剖腹胆囊切除、胆总管切开取石术。联合手术时间以麻醉开始到 LC 结束计算，平均 136 分钟（70～240 分钟），125 例术后 8～24 小时进食，下床活动。术后平均住院时间（3.76±1.14）天（1～45 天）。

术后并发症：术后 2 个月内出现腹痛、黄疸 3 例（2.25%），行 ERCP 检查为胆总管残石再次取石治愈。术后并发水肿型急性胰腺炎 6 例（4.46%）（血胰淀粉酶＞1 000 IU/L，正常值 25～

125 IU/L），分别禁食、补液 2～7 天后治愈。胃潴留 2 例
（1.50％），分别胃肠减压 2～3 天治愈。十二指肠穿孔 1 例
（0.01％），继发腹腔脓肿，手术引流 45 天治愈。胆瘘 1 例
（0.01％），腹腔引流 5 天治愈。气胸 1 例（0.01％），保守治疗
26 天出院。1 例急性梗阻性化脓性胆管炎术后 2 个月再次黄疸，
ERCP 检查发现十二指肠乳头 1 cm×1 cm 肿块，病理报道为腺癌，
行胰十二指肠切除术治愈，考虑 IOEST 时，脓性坏死物掩盖而
漏诊。

第八节　腹腔镜术前 EST 取石
联合腹腔镜胆囊切除术

一、适应证

（1）术前明确诊断的胆囊结石合并原发性或继发性肝外胆管
结石。胆管结石＜2 cm 为佳。

（2）胆囊结石、肝外胆管结石致急性重症胆管炎。胆管结
石＜2 cm 为佳。

（3）胆囊结石合并胆道蛔虫症。

（4）胆囊结石合并乳头或胆管下端炎性狭窄，需排除其他病
变者。

（5）术前明确诊断胆囊结石，并且术前提示有胆管结石可能性，
如术前有黄疸、肝功能检查各项值升高、胆总管直径＞10 mm。

若患者一般情况差或年龄大（65 岁以上），术前已明确诊断合
并有肝外胆管结石且结石适合 EST 取石的患者则首选腹腔镜术前
EST 取石联合腹腔镜胆囊切除术。

二、腹腔镜胆囊切除术手术时机

（1）对全身情况好、一般明确诊断的胆囊结石合并原发性或
继发性肝外胆管结石，可在十二指肠镜 EST 取石术后 6～24 小时
行 LC。

（2）对全身情况差或高龄患者，或术前有急性重症胆管炎或黄疸的患者，可在 EST 取石术后（也可先行鼻胆管引流，待急性胆管炎症状缓解后再 EST 取石）。待一般情况改善，如黄疸减退、急性胆管炎消退、营养状况恢复后择期行 LC。

第九节　腹腔镜胆囊切除术联合 LC 术后 EST 取石

一、适应证

选择该术式应该严格掌握适应证，因为技术熟练的单位 EST 取石成功率一般为 85%～95%，若 EST 不成功，有可能再次胆道手术。我们认为 LC 术前已明确诊断胆囊结石合并肝外胆管结石的患者不应选择该术式，仅适合术前诊断为胆囊结石，术中经胆管造影诊断合并有肝外胆管结石，并满足以下条件。

（1）不适合经胆囊管胆道镜取石、或腹腔镜胆管切开取石者，如胆管内径<6～8 mm 或胆管解剖不清、急性炎症等；并且因为年龄高，或心肺情况不适合长时间气腹或全身麻醉状态；或其他原因不适合或无法行 IOEST 取石者。

（2）术中征求家属意见并签字，向家属说明 EST 潜在的并发症。家属愿意承当术后 EST 失败及其并发症可能的风险。

（3）肝外胆管结石适合 EST 取石。

（4）对伴有急性胆管炎或黄疸患者，可以经胆囊管放置造影管以利于术后胆道减压，也有利于术后造影或 EST 时帮助确定十二指肠乳头或冲洗胆管，待一般情况稳定时，再择期 EST 取石；也可以放置鼻胆管引流管以减压胆管，然后择期 EST 取石。

（5）对有碎石设备的单位，结石大小可以适当放宽指征。

二、EST 取石时机

（1）对全身情况好，明确诊断的胆囊结石合并原发性或继发性肝外胆管结石，可在 LC 术后择期行 EST 取石，一般在 LC 术后

72小时内。

（2）对全身情况差或高龄患者，或术前有急性重症胆管炎或黄疸者，只要无急性胆管炎发作或加重，可在LC术后待患者一般情况改善，如黄疸减退，胆管炎消退（对LC术中已放置鼻胆管引流或经胆囊管减压管者），营养状况改善后择期行LC。

（3）原则上应该在一次住院期间处理。

第七章

腔镜下胃部手术

第一节　胃的解剖

一、胃的解剖部位

在临床上常将胃分为五部分。①贲门部：是与食管相接的部分。②胃底部：位于贲门的左上方，高出食管贲门交界，是胃的最上部分，食管左缘与胃底大弯形成 His 角。③胃体部：是胃底部和胃窦部之间的部分，所占面积最大。④胃窦部：胃小弯缘斜向与水平向相交近胃窦处有一凹入刻痕，称为幽门窦切迹（亦称胃角切迹），自此切迹向右至幽门的部分为胃窦部，或称幽门窦部。⑤幽门部：是与十二指肠相接的部分。

二、胃壁分层

胃壁分为四层，即黏膜层、黏膜下层、肌层和浆膜层（腹膜层）。

三、胃的血管

胃的血运极为丰富，血液供应来自小弯侧的胃左、右动脉形成的动脉弓和大弯侧的胃网膜左、右动脉形成的动脉弓，以及胃短动脉。这些动脉的分支在胃壁内彼此间有广泛的吻合，形成网状动脉分布。此外，左膈下动脉分出小支下行至胃底，供应胃底部的内侧壁。60％～80％的胃标本中可发现来自脾动脉的胃后动脉，供应偏小弯侧的胃体后壁上部。胃的各静脉基本与同名动脉伴行，均注入门静脉系统。

四、胃的淋巴管

胃黏膜的淋巴液引流至黏膜下层，再穿过肌层、浆膜层，经淋巴管汇流至胃周围淋巴结。由于淋巴管与动脉血供相平行，因此胃周淋巴结的分组与相应的动脉有关。一般分为四组，即：①胃上淋巴结，沿胃左、右动脉排列，以前者为主，其最上者为贲门旁淋巴结，与食管旁淋巴结沟通，胃上淋巴结收纳胃小弯部淋巴。②胃下淋巴结，沿胃网膜左、右动脉排列，收纳胃大弯侧下半部及大网膜淋巴液。③幽门淋巴结，其中幽门上淋巴结与胃右动脉相关，幽门下淋巴结与胃网膜右动脉相关，收纳幽门部、十二指肠首段及胰头等处的淋巴液。④胰脾淋巴结，沿脾动脉排列，收纳胃大弯上部的淋巴液。来自以上四组的淋巴液均注入腹腔淋巴结，经此入乳糜池，再经胸导管入左颈静脉，因此胃癌淋巴转移常在左锁骨上凹触及硬淋巴结。胃贲门部黏膜下层淋巴网与食管黏膜下层淋巴网有充分交通。胃与十二指肠的黏膜下淋巴网无明显分界，因此切除胃窦部癌时，切除范围应包括十二指肠首段约 2 cm 为妥。

五、胃的神经

胃的神经供应属于自主神经系统，包括交感和副交感神经两部分。来自第 6~9 胸椎神经的交感神经纤维组成大内脏神经，终止于半月神经节，由此分出神经纤维至腹腔神经节，再分支至胃。副交感神经纤维来自左、右迷走神经，它促进胃的运动，增加胃液分泌，与交感神经的作用是相对抗的。胃壁黏膜下层和肌层内的神经网是由交感和副交感神经纤维共同组成，以协调胃运动和分泌功能的相互关系。缠绕食管周围的迷走神经小支在进入腹腔时集中为左右两主干，左迷走神经干转向腹段食管前壁，从左上向右下走行，因此实应称之为迷走神经前干，它位于食管前壁肌层与腹膜之间，常与食管肌层紧贴。

第二节　腹腔镜胃、十二指肠穿孔修补术

胃、十二指肠溃疡急性穿孔是溃疡病的并发症之一，表现为严重急腹症，有致命危险，需要紧急处理。由于十二指肠溃疡比胃溃疡多见，因而急性穿孔大多发生在十二指肠，以十二指肠球部前壁偏小弯侧为最多见部位。胃溃疡急性穿孔大多发生在近幽门的胃前壁，也是偏小弯侧，胃溃疡的穿孔一般较十二指肠者略大。溃疡穿孔后，胃肠内容流入游离腹腔，引起急性腹膜炎症状。与前壁溃疡不同，胃、十二指肠后壁的溃疡向深部发展时，容易被逐步粘连，因而大多表现为慢性穿透性溃疡，无急性腹膜炎症状，表现为急性穿孔者少见。对胃、十二指肠溃疡急性穿孔的治疗原则首先是终止胃肠内容漏入腹腔，使急性腹膜炎好转以挽救患者生命。在此基础上当病情需要而又有条件时，可以进一步考虑溃疡病的根治问题。

一、腹腔镜穿孔缝合术原则

缝闭穿孔，终止胃肠内容物继续外漏，并较彻底地清除腹腔内的污染物及渗出液，对溃疡穿孔所引起的严重急性腹膜炎有确实疗效。此种手术创伤较轻，对患者的危险较小。穿孔缝合后经过一段时期内科治疗，约 1/3 患者溃疡可以愈合，症状基本消失。对病期较短的急性溃疡更是如此。穿孔缝合后，即使日后溃疡症状依然存在甚至加重，仍可较安全地进行择期性根治手术。

二、适应证

（1）穿孔时间已经超过 12 小时，腹腔感染严重不宜行胃大部切除术者。

（2）高龄的胃、十二指肠溃疡穿孔患者，全身情况差或伴有心肺肝肾等脏器的严重疾病，不能耐受较大手术者。

（3）穿孔修补术不致产生十二指肠狭窄或通过障碍者。

三、禁忌证

（1）腹腔粘连，多次腹部手术史导致腹腔粘连过重，无法通过肠粘连松解术游离病灶肠管。

（2）有凝血机制障碍、腹型过敏性紫癜（Henoch 病）、大量腹水、化脓性弥漫性腹膜炎。

（3）一般状态极差无法耐受全麻手术。

四、术前准备

（1）置鼻胃管，持续胃肠减压。

（2）输液纠正水、电解质紊乱，抗休克治疗，必要时输血。

（3）术前应用广谱抗生素，明确诊断后适当给予止痛药或镇静剂。

五、麻醉与体位

腹腔镜胃穿孔修补术采用全身麻醉，取平卧体位或术中根据病情改变体位。

六、患者体位与手术人员的位置

根据病情改变手术体位，术者位于患者的左侧，持镜者靠术者左侧站在患者左侧。

七、手术步骤

（一）切口

一般放置 3 或 4 枚 Trocar：①脐右缘取 1 cm 纵切口，放置 11 mm Trocar，作为观察孔。②下面三个操作孔根据病情选择，一般以右中腹置入 10 mm Trocar 为主操作孔。③左中腹置入 5 mm Trocar 作为辅助操作孔。④如穿孔位置较高，需剑突下置入 10 mm Trocar，放入三爪拉钩挡住肝脏（图 7-1）。以开放法建立气腹，接通气腹机，注入 CO_2 建立气腹，气腹压力为 10～14 mmHg。

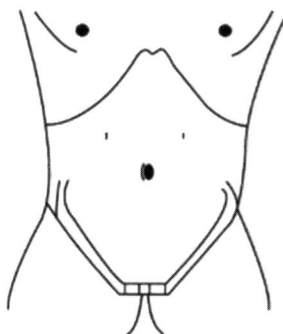

图 7-1　各切口部位

（二）镜下探查寻找病变

显露胃及十二指肠前壁。胃及十二指肠前壁的穿孔部位很容易发现，可见到穿孔处周围组织明显充血水肿、发硬并有胃或十二指肠液溢出。但有时穿孔处可能被食物或纤维蛋白渗出物所堵塞或被大网膜、肝脏、胆囊所覆盖黏着，将这些粘连物分开后即可看到穿孔部位。若前壁未发现穿孔应切开胃结肠韧带，将胃向上翻开探查胃后。

（三）缝合修补穿孔

胃壁的小穿孔其四周坚硬的范围不大者可用不吸收线做间断的浆肌层缝合，以其周围的正常浆肌层对拢后覆盖穿孔，然后再用大网膜覆盖并与胃壁缝合固定。若为十二指肠溃疡穿孔，可用不吸收线经穿孔边缘做间断缝合。缝合口的方向应与十二指肠纵轴垂直。结扎缝线时不可用力过大，将穿孔的两侧边缘密切对合即可，以防勒断周围有水肿及炎症的组织。缝合后用大网膜覆盖于其表面，再用不吸收线缝合于肠壁表面使之固定。

（四）清洗腹腔

缝合完毕后，用生理盐水冲洗腹腔。尤其注意膈下间隙、盆腔及肠袢间是否有食物残渣或渗出物存留，必须清除并冲洗干净。引流管经右下腹孔引出。

八、术后处理

（1）继续胃肠减压防止胃扩张，一般需持续减压2～3天，直至肠功能恢复。

（2）术后禁食期间给予补液、抑酸、维持营养及水、电解质平衡，必要时输血。

（3）术后第2天肠功能恢复后可拔除胃管，可给予流质饮食。术后第3天复查血常规、肝功能及血生化，无异常后停止补液、抗感染对症治疗。

（4）术后恢复饮食后给予奥美拉唑口服，每天一次。出院后行正规抗溃疡治疗，2～3个月后复查胃镜。

九、手术要点

（1）胃、十二指肠溃疡急性穿孔的治疗原则首先是终止胃肠内容漏入腹腔，使急性腹膜炎好转以挽救患者生命。在此基础上当病情需要而又有条件时，可以进一步考虑溃疡病的根治问题。为满足以上要求，可供选用的具体治疗方法有三种，即手术缝合穿孔、连续胃肠吸引的非手术治疗以及急症胃切除或迷走神经切断术。穿孔缝合术为缝闭穿孔，终止胃肠内容物继续外漏，并较彻底地清除腹腔内的污染物及渗出液，对溃疡穿孔所引起的严重急性腹膜炎有确实疗效。此种手术创伤较轻，对患者的危险较小，因此至今仍然是治疗溃疡急性穿孔的主要手段。穿孔缝合后经过一段时期内科治疗，约1/3患者溃疡可以愈合，症状基本消失。对病期较短的急性溃疡更是如此。穿孔缝合后，即使日后溃疡症状依然存在甚至加重，仍可较安全地进行择期性根治手术。但对于部分患者仍建议行胃大部切除术，而不采用单纯穿孔修补术：①长期溃疡病史，反复发作，症状较重。②以往曾有穿孔或出血史。③急性穿孔并发出血。④手术时见溃疡周围瘢痕多，为胼胝状溃疡。⑤已有幽门瘢痕狭窄，或穿孔大缝合后易造成幽门狭窄。⑥较大的胃溃疡穿孔，特别是疑有癌可能时。⑦多发性溃疡。

患者应具备以下条件才能考虑在治疗穿孔的同时进行根治性

手术：①患者一般情况较好，无心肺等重要器官并存病。②根据穿孔大小，胃肠内容物漏出多少，发病后就医的早晚，以及术中所见腹腔渗出液性质等因素，进行综合判断，认为腹腔内感染尚较轻者。因此，对于术方式的选择，术前术者应充分斟酌。

（2）大多数胃、十二指肠溃疡穿孔，单纯靠缝线缝合缺损，常常造成缝线撕破水肿变脆的组织，此时宜选择简单地用一块大网膜覆于缺损处，并用全层缝合法将大网膜与十二指肠壁缝合，这样可以避免缝线的张力切割所缝合组织。

（3）宜使用大量的生理盐水彻底冲洗腹腔。

（4）腹腔镜下探查腹腔内情况，清理腹腔脓性渗液，找到穿孔部位（多数在胃窦前壁，部分会在幽门管或胃体小弯侧），判断穿孔情况，如怀疑癌性穿孔则需要切片活检，避免漏诊；如果胃内容物较多，可以将吸引器经穿孔处伸入胃腔内，吸尽胃液；由于穿孔处的胃壁水肿、组织松脆，缝合线如靠近穿孔边缘，容易造成胃壁撕裂，故常将入针处选择在距孔边缘 5 mm 处的胃壁；缝合时由穿孔的两侧向中心全层缝合，大网膜覆盖固定修补穿孔处。

第三节　腹腔镜胃癌根治术

以前，胃癌根治术的标准术式是：胃切除 2/3 以上及 D2 淋巴结廓清，也有根据病变程度而改变切除范围的术式，包括比标准胃癌根治术切除及淋巴结廓清范围缩小的简化术式。根据日本第 3 版《胃癌治疗指南》推荐，临床日常诊疗时对胃癌 TNM 分期的 T1N0 者，可行内镜下黏膜切除术（endoscopic mucosal resec tion，EMR）或内镜下黏膜下剥离术（endoscopic submucosal dissection，ESD），淋巴结廓清范围仅限于 D1 或 D1＋。腹腔镜胃癌根治术是介于 EMR、ESD 等内镜治疗和标准胃癌根治术两者之间的手术方法。由于微创器械和腹腔镜技术的发展，腹腔镜胃癌根治术已成为可能，据 2010 年日本内窥镜外科学会统计调查报告指出，29.8％的胃癌患者适合行腹腔镜胃癌根治术，本节重点介绍腹腔镜胃癌根治术的适应证和手术技巧。

　　腹腔镜下胃癌根治术与开腹手术比，创伤小、手术侵袭程度和术后疼痛轻是其优点。术中出血量、呼吸功能障碍、术后镇痛药用量、住院天数等作为微创治疗有效的依据报道不少，但缺乏更有力的证据。据此，日本第三版《胃癌治疗指南》中要求，腹腔镜下胃癌根治术不能作为日常诊疗项目，只能作为适合于胃癌 I A、 I B 病例临床研究的一种方法来进行。

一、适应证

（一）腹腔镜下胃癌根治术

原则适合行 EMR、ESD 者，术前明确为 T_1N_0、T_1N_1、T_2N_0 期的早期胃癌。基本要求：T_1N_0 肿瘤行 D1（1～7 组）淋巴结廓清，T_1N_1、T_2N_0 者行 D1＋（D1＋8a、9、11 组）或 D2（D1＋8a、9、11、12 组）淋巴结廓清。

（二）腹腔镜下保留幽门的胃癌根治术

保留幽门的胃癌根治术（pylorus preserving gastrectomy，PPG）也是一种简化手术术式。术前诊断为 T_1N_0 且肿瘤远端距幽门 4 cm 以上者可行 PPG。一般保留胃上部 1/3 和距幽门 3～4 cm 的胃窦部，行 D1 或 D1＋（D1＋8a、9 组）淋巴结廓清。为保留幽门功能，术中应保留迷走神经肝支及幽门下动脉。

（三）腹腔镜下全胃切除术

可作为一种尝试性研究治疗手段，但要求有熟练的手术操作技巧，其安全性和远期疗效尚未得到证实。标准操作取决于手术操作技术（包括手术器械）的进展和变动，将来有可能普及临床。

二、禁忌证

（1）严重心、肺等重要脏器功能障碍。

（2）不能耐受全麻和气腹者。

（3）难以纠正的凝血功能障碍者。

（4）有上腹部手术等病史引起腹腔粘连者为相对禁忌证。

三、术前准备

常规检查血、尿、凝血常规，肝、肾功能，胸腹部 X 线片，心电图检查，处理调整伴发病。手术前 1 天常规皮肤准备，术前禁食、水 6 小时以上，留置胃管及尿管，不必备血。

四、麻醉

采用硬膜外麻醉加全身麻醉。

五、患者体位与手术人员的位置

患者仰卧位，头抬高 20°~30°，两腿分开约 30°，双上肢外展 90°。扶镜者立于患者两腿之间，术者位于患者右侧，助手位于患者左侧（图 7-2）。

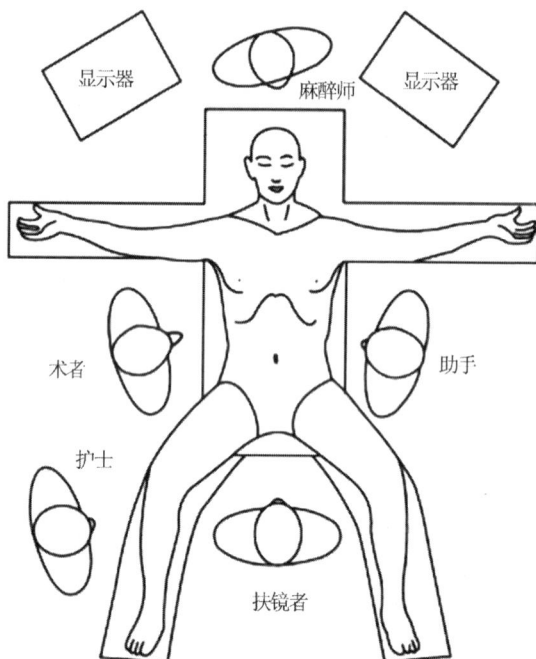

图 7-2　患者体位与手术人员的位置

六、操作步骤

腹腔镜胃癌根治术需有 6 个腹壁戳孔，置入 Trocar：①脐下及右下腹 12 mm Trocar。②剑突下、左、右肋弓下 2.0 cm 及左下腹 5 mm Trocar。各切口部位如图 7-3。

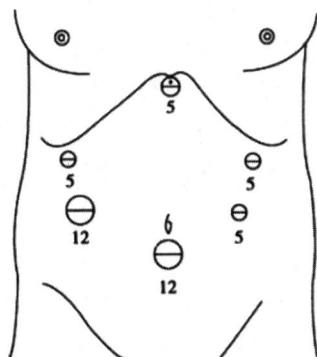

图 7-3　各切口部位

（一）建立气腹

以开放法为例。术野皮肤常规碘伏消毒，铺无菌巾。取脐或脐下 2.0 cm 切口长约 1.0 cm，逐层切开皮肤、皮下、腹直肌前鞘、向右侧拉开腹直肌、打开腹膜，置入 12 mm Trocar，接通气腹机，注入 CO_2 建立气腹，理想的气腹压力为 8～12 mmHg，置入腹腔镜。

（二）Trocar 置入

镜下分别于剑突下、左、右肋弓下、左下腹及右下腹穿刺置入 4 个 5 mm 及 12 mm Trocar，插入手术操作器械，探查。

（三）显露胃表面

助手以无损伤钳于右侧膈肌脚附近将肝左叶及肝圆韧带上举，充分显露胃体。

（四）切除大网膜及剥离胰腺前筋膜

助手以无损伤钳分别钳夹胃大弯侧中部及幽门处大网膜向上方头侧牵拉，术者以超声刀或 LigaSure 于距网膜动静脉约 3.0 cm

处开始切开大网膜,注意确认小网膜囊,避免损伤横结肠。

（五）处理胃网膜左动静脉

于胃网膜左动静脉终末支与胃网膜右动静脉间无血管区以 LigaSure 离断胃网膜左动静脉终末支。

（六）处理胃网膜右动静脉

助手以无损伤钳钳夹胃网膜右动静脉末梢处脂肪组织向腹壁侧牵拉,同时钳夹结肠系膜向足侧牵拉,术者分离、显露胃网膜右静脉根部,以带锁结扎夹双重夹闭后离断胃网膜右静脉,然后,在幽门后方、胰腺前方之间分离显露胃网膜右动脉根部,以带锁结扎夹双重夹闭后离断胃网膜右动脉,同时切除血管周围脂肪组织,完成第 6 组淋巴结廓清,此时应注意避免损伤胰腺。行保留幽门的胃癌根治术时,应于分叉处远端离断胃网膜右动脉,以保留幽门下动脉。

（七）处理十二指肠球部及胃右动脉

助手以无损伤钳插入幽门后方,将其向腹壁侧抬起,同时以无损伤钳将胰腺向足侧推压,显露十二指肠球后壁,术者从背侧确认胃右动脉及其根部后,以结扎夹夹闭、超声刀离断,同时完成第 5 组淋巴结廓清。在不能完全确认时,可在其周边填塞纱布作为标记,从十二指肠球部前壁分离靠近,用超声刀沿肝侧切开小网膜囊,切除肝十二指肠韧带,然后,在填塞的纱布附近显露出胃右动脉,结扎夹夹闭、超声刀离断。行保留幽门的胃癌根治术时,切开肝十二指肠韧带时应注意不要切断迷走神经肝支、幽门支。另外,第 5 组淋巴结廓清也要逐个分离摘除,防止术后发生胃瘫。

（八）处理胃左动脉

助手钳夹胃体小弯侧,向腹壁侧牵引,展开胃胰腺间隙,在胰腺上缘切开周边脂肪组织,向上沿右侧膈肌脚继续切开直至食管—胃结合部,切开后腹膜。一般在胰腺上缘附近可以确认胃左静脉,继续向头侧分离可以找到胃左动脉,先分离显露胃左静脉根部,结扎夹夹闭、超声刀离断。同样处理离断胃左动脉,然后自腹主动脉发出处廓清第 7、8a、9、11 组淋巴结。

（九）胃小弯侧的淋巴结廓清

助手夹持胃体部后壁，向腹壁侧牵拉，显露胃上部后壁，术者以超声刀切除胃小弯前壁与胃壁间的脂肪组织，完成小弯侧第 1、3 组淋巴结廓清，此时，应注意不要损伤胃壁和下段食管壁。另外，行保留幽门的胃癌根治术时，应于迷走神经肝支分叉的胃侧处理胃支，注意保留肝支。

（十）十二指肠球部离断

于剑突下偏右（十二指肠体表投影处）做长约 5.0 cm 小切口，取出游离的胃窦部及十二指肠球部，离断十二指肠球部。行保留幽门的胃癌根治术时，用切割缝合器于距幽门轮 3~4 cm 处离断胃，T_1 期肿瘤应确认离断处肉眼所见距肿瘤边缘 2.0 cm 以上。

（十一）消化道重建（Billroth I 法或 Roux-en-Y 法）

残胃与十二指肠距离较近时可采用 Billroth I 法（略），距离较远时应采用 Roux-en-Y 法（图 7-4）进行消化道重建。首先离断距 Treitz 韧带 20 cm 的空肠，经结肠前系膜对残胃大弯侧用切割缝合器行残胃空肠端侧吻合。然后，手工缝合缝合器插入孔。

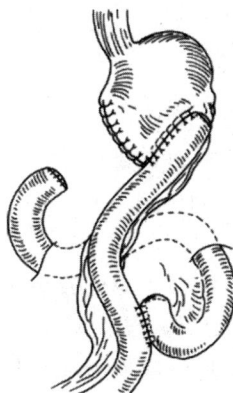

图 7-4 Roux-en-Y 法消化道重建

（十二）留置胶管引流管、缝合

通过 Winslow 孔在吻合口背侧留置胶管引流管。缝合小切口，重行气腹，腹腔镜下止血，并观察确认吻合口处无张力，拔除诸 Trocar，缝合创口，术毕。

七、术后处理

（一）术后至术后第 1 天

返回病房后即进行生命体征监测及全身状态评估，观察创口有无出血、引流液的性状及引流量。为防止静脉血栓形成，可给患者穿高弹袜或安装间断按摩装置。

（二）术后第 1 天

继续心电监测，SpO₂ 正常时停止吸氧，胃管内无血可拔除胃管（保留幽门的胃切除术应留置 2～3 天），拔除尿管，嘱患者离床活动。

（三）术后 2 天以后

停用抗生素，术中有胰腺被膜剥离者应检测引流液中的淀粉酶含量，若发现胰漏，可给予胰腺分泌抑制剂。

（四）术后 3～5 天

可开始进全流质饮食，以后隔 1～2 天逐渐增加半流质饮食，术后半月进半流质饮食。

八、常见手术并发症

据日本内窥镜外科学会统计，2008－2009 年腹腔镜下胃癌根治术 10 355 例中吻合口狭窄 206 例（2.0%），胰腺炎、胰漏130 例（1.2%），缝线功能障碍 113 例（1.1%），中转开腹手术 63 例（0.6%）。

近年，对扩大腹腔镜手术适应证有争议，手术例数增加和手术操作技巧越加熟练，淋巴结廓清已从 D1 向 D2 发展，腹腔镜胃癌根治术的适应证也扩展到进展期胃癌，但日本内窥镜外科学会诊疗指南中，对胃癌行腹腔镜下手术推荐度为"C"（没有充分证据）。而证据的收集、积累对腹腔镜下胃癌手术的客观评价和普及推广是非常重要的，在日本正在进行以足够例数为对象的胃癌腹腔镜下手术和开腹手术的第 3 阶段比较试验。

另一方面，近年，高龄化、伴有伴发病的高风险手术病例增多，腹腔镜下手术被介绍为简单的手术，将通过小孔技术使疾病得到根治作为重点，着眼于微创伤，对可以规避高风险者扩大适应证范围是今后的重要课题。从术后并发症的发生来考虑，患者机体储备力与手术侵袭有平衡关系，进行超越机体储备力的手术，就可能发生术后并发症。对高龄、器官储备能力低下的高风险病例，假如选择低侵袭治疗，预计会得到满意的疗效。

第四节　腹腔镜胃减容术

肥胖是全球越来越严重的健康问题，肥胖症除了因体形外观不佳，导致患者出现自卑、抑郁等心理障碍疾病外，还可引起高血压、冠心病、胰岛素抵抗型糖尿病、胆石症、恶性肿瘤、皮肤感染等多种严重并发症，严重影响患者的寿命和生活质量，特别是肥胖到达病态性肥胖时（BMI≥40），其死亡率会呈现急剧增加的曲线，唯有迅速而有效地减轻体重才能扭转此曲线。目前减重是治疗病态性肥胖的最好方法，接受减重手术后的患者除健康状况能大幅改善外，生活质量也可显著提升，每年的死亡率更可降低 75% 以上。

肥胖症的程度一般用体重指数（BMI）来表示，BMI＝体重（kg）／［身高（m）］^{2}，我国成年人 BMI≥23 为超重；23～24.9 为肥胖前期；25～29.9 为中度肥胖；≥30 为重度肥胖。

近年，由于腹腔镜手术的发展，腹腔镜胃减容手术已是减重手术的首选，每年的手术数量急剧增加，目前每年全球手术约 20 万例，其中一半以上在美国，也是美国最常施行的胃肠道手术。

胃减容手术是以减少患者达到饱足感所需进食量来达到减重的目的，近年来多是采用腹腔镜手术，许多随机分组的临床研究都显示腹腔镜减肥手术较传统减肥手术最大的好处是可以减少切口腹部的并发症,传统减肥手术有高达30%的患者会产生切口症,腹腔镜手术则可完全避免此种情形的发生,其他的好处包括疼痛减少、康复快、住院天数少、切口美观等。

腹腔镜胃减容手术的术式如下。①腹腔镜胃隔间手术:是将胃隔出一个小胃囊并将排空处约束,可以在无显著后遗症情况下达到减肥目的,这种术式在20世纪80年代至21世纪初,是全世界最主要的减肥手术,其优点主要是简单,但是患者容易呕吐,生活质量受到一定影响,同时患者也容易变成高热量液体的饮食习惯而造成复胖,近年已全面为腹腔镜胃绕道手术或胃束带手术所取代。②腹腔镜可调节胃束带手术 (laparoscopic adjustable gastric banding,LAGB):是最新的减肥手术,这种治疗方法最早是由美国的医师提出来的,1983年Kuzmak设计出可调节使用的束带,并施行了世界首例可调式胃捆扎术,该束带内置硅胶内囊,并与埋入皮下的调节泵连接,术后可通过调节泵的抽水/注水来调节内囊的口径,从而实现对输出口大小的调节。经腹腔镜置入的改良型于1993年设计成功,Belachew首先进行了临床试验,1994年腹腔镜下可调节胃捆扎带在欧洲正式用于临床并逐渐推广至全世界。目前全世界已有40多个国家使用,已有超过10万例的使用经验。目前,腹腔镜胃束带手术是欧洲、澳大利亚的标准减肥手术,已取代腹腔镜胃隔间手术成为最常施行的减肥手术,是最简单、最安全的减肥手术,并发症很少,几乎无死亡病例。③腹腔镜胃绕道手术:胃绕道手术类似全胃切除后的Roux-en-Y小肠重建术,仅保留一小部分的胃囊用于重建,Roux-en-Y的小肠端则拉长为100~150 cm,这一术式由于效果较胃隔间手术好,虽然手术风险较高,但在1990年以后逐渐成为美国减肥手术的主流,目前美国的减肥手术70%为胃绕道手术,是美国减肥手术的金标准。胃绕道手术的长期后遗症较明显,多与微量营养素缺乏有关,约33%的患者会因铁剂不足造成贫血,脂溶性维生素吸收不足造成B_{12}缺乏,矿物质不足造成脱发,钙质吸收不足造成骨质疏松。

值得一提的是，近几年的资料显示，行腹腔镜胃减容手术的 2 型糖尿病患者，术后血糖在停用降糖药物的情况下恢复正常，因此，现在已有医院进行为治疗糖尿病而行腹腔镜胃减容手术的研究，效果十分满意，可能成为治疗 2 型糖尿病的新方法。

我国 2003 年，上海长海医院完成国内首例 LAGB，标志着国内减肥手术的发展逐渐步入国际轨道，吉林省前卫医院也于 2005 年开展了 LAGB 手术。本节重点介绍腹腔镜可调节胃束带手术。

一、适应证

根据美国国家卫生研究院 1991 年举行的共识会议所公布的标准：①病态性肥胖（BMI≥40）或是重度肥胖（BMI≥35）但已合并有肥胖所导致的主要内科疾病。②内科疗法尝试减重失败。③年龄为 18～55 岁。④无内分泌系统的问题（主要排除甲状腺低下及库欣综合征）。⑤无主要精神疾病，无嗜睡或药物滥用。⑥无主要器官功能严重异常，且能接受手术危险性者。

近年由于腹腔镜手术的进步以及安全性，许多医学中心已将年龄放宽至 14～65 岁，亚洲人由于较容易有腹部肥胖及糖尿病产生，因此，亚太外科减重协会也倾向于建议腹腔镜胃减容手术适应证为 BMI≥30 合并有肥胖症发生者。

国内减肥手术适应证有以下几种。

（1）排除内分泌失调的单纯肥胖症。

（2）BMI≥33 kg/m² 或虽然 BMI<33 kg/m²，但存在退行性关节病、高血压、高脂血症、冠心病、胰岛素抵抗性糖尿病、睡眠呼吸暂停、下肢静脉淋巴阻塞、肥胖相关性肺型高血压等并发症。

（3）经过正规内科治疗失败者。

（4）年龄以能耐受手术为准，但最好应在 60 岁以下。此外，有明确家族史的 20 岁以下的年轻肥胖患者，虽尚未出现并发症，也应作为手术的初选者。

二、禁忌证

（1）严重心、肺等重要脏器功能障碍。

（2）不能耐受全麻和气腹者。

（3）难以纠正的凝血功能障碍者。

（4）有上腹部手术等病史引起腹腔粘连者为相对禁忌证。

三、术前准备

常规检查血、尿、凝血常规，肝、肾、甲状腺功能，肾上腺素生长素及性激素水平，胸腹部 X 线片，心电图检查，头部 CT，处理调整伴发病。

手术前 1 天常规皮肤准备，术前禁食、水 6 小时以上，留置胃管及尿管，不必备血。

特殊器械：国内常用瑞典可调节胃束带（图 7-5），加长一次性 Trocar，特殊牵引器（金手指：用于导入束带，前端带有凹槽，并可 270°弯曲，图 7-6）。

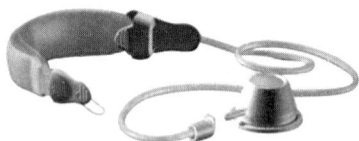

图 7-5　可调节胃束带

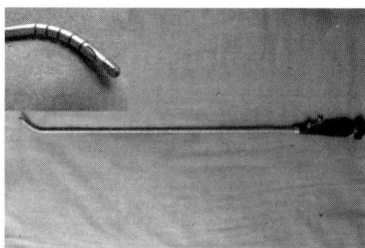

图 7-6　金手指

四、麻醉

采用气管插管全身麻醉。

五、患者体位与手术人员的位置

患者仰卧位，头抬高 $20°\sim30°$，两腿分开约 $30°$。术者立于患者两腿之间，扶镜者位于患者右侧。

六、操作步骤

腹腔镜可调节胃束带需有 4 个腹壁戳孔，置入 Trocar：①脐上约 3.0 cm 置入 11 mm Trocar。②剑突下 1.0 cm 偏左，左肋弓下 2.0 cm 置入 10 mm Trocar。③右肋弓下 5 mm Trocar。各切口部位如图 7-7。

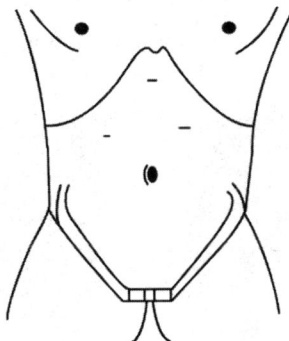

图 7-7　各切口部位

（一）建立气腹

以开放法为例。术野皮肤常规碘伏消毒，铺无菌巾。根据镜体长度取脐至剑突左缘腹中线切口长约 1.0 cm（通过光学镜长度与观察孔至膈肌距离进行调整），逐层切开皮肤、皮下、腹直肌前鞘、向右侧拉开腹直肌、打开腹膜，置入 11 mm Trocar，接通气腹机，注入 CO_2 建立气腹，理想的气腹压力为 $10\sim14$ mmHg，置入腹腔镜。

（二）Trocar 置入

镜下分别于剑突下、左肋弓下、左中腹及右肋弓下穿刺置入 10 mm、10 mm、5 mm 3 个 Trocar，插入手术操作器械。

（三）建立束带通道

于胃底部小弯侧远离胃壁切开肝胃韧带无血管区，显露右侧膈肌脚，以电钩切开此处腹膜少许，于距贲门 2.0 cm 处，自右侧膈肌脚浅面开始，在胃后壁后方抬起胃壁向贲门切迹方向分离，使形成隧道，此隧道应比捆扎带略狭窄以防止捆扎带滑脱。

（四）插入牵引器（金手指）

以超声刀在脾上极及贲门连线中点（或左侧膈肌脚左缘）处切开胃浆膜，形成一小窗，自胃小弯侧向隧道中插入牵引器至小窗引出。台下检查捆扎束带无漏气，注水排除气体，结扎束带。

（五）置入束带及固定

将结扎后束带置入腹腔，连接牵引器，通过胃后壁隧道并在前壁小弯侧对合束带，形成胃体上部的环形捆扎（图 7-8），再行浆肌层包埋缝合（图 7-9），将胃底缝合于膈肌上（图 7-10），束带对合处缝合一针（图 7-11）。

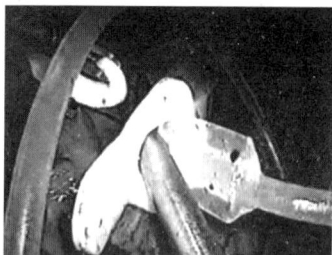

图 7-8　胃体上部的环形捆扎

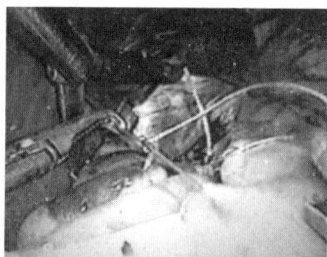

图 7-9　浆肌层包埋缝合

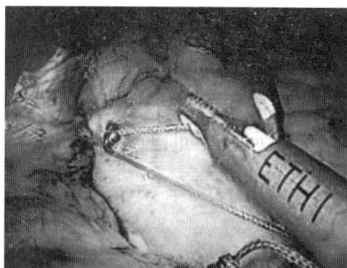

图 7-10　胃底缝合于膈肌上

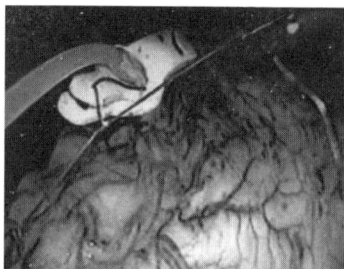

图 7-11　束带对合处缝合

（六）束带处理

确认无活动出血后，整理束带注水管，自左肋弓下切口处拉出与注水泵连接，停止气腹，延长此切口约 30 mm，钝性分离，显露腹直肌前鞘，将注水泵埋植固定在腹直肌前鞘浅面，缝合各穿刺孔，结束手术。

七、术后处理

术后 6 小时可离床活动，术后第 1 天行上消化道造影，观察无梗阻后拔除胃管，给予流质饮食。术后第 3 天切口处换药，无特殊情况可办理出院手续。术后 1 个月根据患者体重减轻程度适当向注水泵中注水使捆扎带收紧，以进一步控制饮食，首次注水量为 1.0 mL，每月一次，一般注水 2～3 次即可。

八、手术要点

腹腔镜可调节束带胃减容手术的关键点在于胃束带的位置和固定，为避免术中及术后并发症的发生，应注意以下几点。

（1）显露膈肌脚时应注意避免过度牵拉肝及脾脏，以防止术中出血。

（2）插入金手指时应避免粗暴，可略向上牵拉胃体，然后，沿已形成的隧道由右侧向左缓慢插入，可避免造成胃损伤。

（3）可调节束带应在置入腹腔之前，在台上与器械护士共同整理好。首先向带内注入 0.9％氯化钠液，确认无漏点，然后排出多余液体，注意带内不可存留气体，在注水管远端打结，以防止液体流出，再置入腹腔。引出腹腔后调节好程度再连接注射泵。

（4）注水泵固定时应切记将其 4 个点都缝合在腹直肌前鞘上面，否则一旦滑脱，即导致手术失败。

九、常见手术并发症及预防

由于重度肥胖患者脂肪组织肥厚，增加了腹腔镜手术的困难，同时一旦产生胃肠道手术的并发症，脂肪组织也会改变病症的表现及增加处理的难度。手术并发症包括手术接合处渗漏、胃肠道出血、脾脏伤害、腹腔脓肿、切口感染、肺栓塞、肠梗阻等。施行腹腔镜可调节束带胃减容手术在 50 岁以下的患者很少有死亡率，但 60 岁以上，同时合并有并发症的患者死亡率可达2％～4％。

胃束带长期后遗症较少，主要与束带的机械故障有关，包括管阻塞、移位、感染与断裂等，但是随着手术技巧以及器材的改进与发展，目前仅 3％～5％的患者需再度手术移除束带。

<table>
<tr><td>第八章</td><td>腔镜下小肠手术</td></tr>
</table>

第一节　小肠的解剖

一、小肠的形态

小肠包括十二指肠、空肠与回肠，起自胃幽门，终于进入盲肠的回盲部。在成年人尸体解剖中测得小肠的平均长度为 5～6 m，但各人差异很大，死后检查与正常生理状态下的长度也不完全相同，直接在人体上测试的结果是 3 m 左右，与用长的减压管放入肠道内对比所得的结果近似。空肠约占全小肠的 40%，回肠占60%。小肠的直径是上粗下细，其终部最窄。

（一）十二指肠

十二指肠自第 1 腰椎平面与脊椎右侧相对处的胃幽门开始，止于十二指肠空肠曲，全长约 25 cm，呈 C 形，胰头位于此弯曲部分，十二指肠的位置既深又固定，且与肝和胰腺相连，与其他部位的小肠显然不同。

（二）空肠

空肠开始于十二指肠空肠曲，空肠在横结肠系膜下区，依小肠系膜而盘曲于腹腔内，呈游离活动的肠祥，全长约 2 m。它由肠系膜上动脉的分支供应血流。空肠主要位于左上腹与脐部，但也可至腹腔的其他部位。空肠的黏膜有许多环形皱襞，隔着肠壁即可摸到这些皱襞。空肠肠腔较宽，壁较厚，肠系膜脂肪较少，血管网较清楚，血管弓较少，末端小直血管较少而长。空肠壁上的淋巴结较少。空肠下与回肠相接。

（三）回肠

回肠全长约 3 m，回肠的部位、形态随着小肠由上而下的走向而逐渐改变。回肠附着的系膜在右下腹后壁，因此它的位置大部在下腹与盆腔内。随着小肠下行，肠管亦逐渐变细，肠壁逐渐变薄而其附着的肠系膜血管吻合弓变细、变密，多至 3～4 个，末端小直血管较多而短。肠系膜的脂肪积聚逐渐增多变厚，血管网较为模糊。回肠的黏膜皱襞在小肠的下端逐渐减少，以至完全消失。回肠壁的对肠系膜缘有丛集的淋巴结，形成片状且较多。回肠末端通过回盲瓣在右下腹与盲肠连接。空肠和回肠的交接处没有明显的界线。但是在结构上空肠与回肠还是有区别的。在手术时，可借助这些辨认小肠是空肠还是回肠。

二、小肠的构造

小肠肠壁分为四层：浆膜（即脏腹膜）、肌层、黏膜下层和黏膜层。肌层又分为外层纵肌和内层环肌。在所有腹腔脏器中，小肠所占的体积最大。因此，受伤的机会理应最多，但小肠具有弹性，各肠曲间的活动亦较自由，范围较大，可借以躲让外来的压力，损伤得以减少。腹部闭合伤时，小肠损伤较实质性脏器损伤为少。在开放性腹部伤，肠损伤约占半数。小肠壁发生小的刺伤伤口时，可因小肠壁肌层收缩将小破口封闭，而无肠液外漏。如伤口大或黏膜外翻，则难于自行闭合。在闭合性损伤时，肠管被压抵脊柱或骶骨时，损伤常较重，破损较大甚至近于横断。肠黏膜的表面有大量肠绒毛，绒毛为肠上皮所覆盖，肠上皮由柱状细胞、杯状细胞和内分泌细胞所构成。柱状细胞又称吸收细胞，是主要的肠上皮功能细胞，具有吸收功能，约占肠上皮细胞总数的90%，在吸收细胞的游离面有大量密集的细绒毛，形成刷状缘。杯状细胞合成与分泌黏蛋白。在绒毛下固有层内有肠腺，为单直管状腺，其顶端开口于绒毛之间的黏膜表面。肠腺上皮的底部有Paneth 细胞和未分化细胞，Paneth 细胞分泌溶菌酶，未分化细胞可以增殖分化、修复上皮。肠上皮不断地更新，每分钟有几千万个细胞脱落，但不断有新生细胞进入绒毛，每 3～7 天为一个更新周期。在固有膜的网状结缔组织间隙中有很多淋巴细胞，包括 T 淋巴细胞和 B 淋巴细胞，还有许多浆细胞、巨噬细胞。因此，小肠具有免疫功能。

三、小肠的肠系膜

小肠系膜为双层腹膜构成的扇形结构，将空肠和回肠固定在腹后壁。腹膜几乎包绕整个肠管，达小肠系膜移行为肠系膜。小肠系膜在腹后壁的附着线为肠系膜根，从第 2 腰椎左侧斜向右下方，达右侧骶髂关节上部，长约 15 cm，依次跨过十二指肠水平部、腹主动脉、下腔静脉、右侧输尿管和腰大肌前方。肠系膜在小肠系膜缘的长度与小肠管的长度一致，为 6～7 m，形成许多皱褶。小肠系膜中部最宽，由肠系膜根至小肠附着缘宽度为 20 cm，由中部向头侧和尾侧肠系膜宽度逐渐减小。因此，小肠中部活动度最大，向两端活动度逐渐减低。

小肠系膜的两层腹膜内有肠系膜上动脉及其到空肠和回肠的各级分支、肠系膜上静脉的属支、神经丛、淋巴管和淋巴结，以及大量脂肪结缔组织。空肠系膜内脂肪组织少，血管弓的级数少，而回肠系膜内脂肪组织多，血管弓的级数多。

肠系膜上动脉在十二指肠水平部前方进入肠系膜，其主干行于肠系膜根内，它向空肠和回肠分支的方式既符合小肠系膜的扇形特点，又适应不断蠕动的肠管需要。由相邻的小肠动脉分支连接成弓，由弓的突侧发出第 2 级分支，再连接成第 2 级弓，如此反复分支连成弓，空肠的动脉弓一般只有 2～3 级，回肠的动脉弓可以有 4～5 级。由最后一级动脉弓发出直小动脉，达到肠管系膜缘，进入小肠管壁内，并分支供应系膜相对侧的肠管壁。由于血管在肠系膜呈扇形分布，小肠切除时，对相应的肠系膜需做扇形切除和缝合。由于肠管壁的血管均由系膜缘向系膜相对缘分支分布，血管的走向与肠管长轴垂直，肠切除时，应取与肠管长轴大于 90°的角度，向外开放的方向作切口，使系膜缘一侧的肠管长于系膜相对侧的肠管，保证肠管壁吻合口有丰富的血液供应。小肠及其系膜血液供应丰富，活动度大，肠管结构和功能的可塑性大，适应性强，一般认为切除 50％以下的小肠不会引起消化吸收功能障碍。因此，临床常用带血管或系膜的小肠作同体移植，用以修补或代替其他空腔器官，可以移植到胸腔代替食管，移植到盆腔代替膀胱或直肠，空肠和回肠是空腔内脏器官理想的修复材料。近年来，随着免疫研究和抗排斥药物进展，异体小肠移植也在临床应用于短肠综合征的治疗。

四、小肠的血液供应、静脉回流、淋巴回流和神经支配

（一）肠系膜上动脉

空肠和回肠的血液供应来自肠系膜上动脉。肠系膜上动脉起始处管径为 1 cm，长度为 20～25 cm。肠系膜上动脉可以与腹腔动脉、胃十二指肠动脉或脾动脉共同发自腹主动脉。

肠系膜上动脉与腹主动脉之间的夹角为 76°。肠系膜上动脉由凸侧发出分支至小肠，由凹侧发出中结肠动脉、右结肠动脉和回结肠动脉，其分支供应范围为中肠演化的肠管及胰，包括胰头、钩突、十二指肠降部、水平部、升部、空肠、回肠、升结肠和横结肠大部分。

（二）肠系膜上静脉

空肠和回肠的血流经肠系膜上静脉注入门静脉。肠系膜上静脉起自右髂窝，由盲肠、阑尾和回肠末段的小静脉会合而成，行于同名动脉右侧，跨过右输尿管、下腔静脉、十二指肠水平部和胰的钩突前方，至胰颈后方，与脾静脉会合形成门静脉。肠系膜上静脉的主要属支有盲肠静脉、阑尾静脉、空肠静脉和回结肠静脉。各静脉皆与同名动脉伴行，收集同名动脉分布区的静脉回流。

（三）肠系膜上淋巴结

空肠和回肠的淋巴在肠绒毛中心的乳糜管形成，经肠壁的淋巴管丛汇集成淋巴管，伴血管走行，注入肠系膜淋巴结。肠系膜

淋巴结位于肠系膜内，约有 160 个，可分为三组。第一组位于肠的系膜缘处肠管壁附近，小肠动脉终末支之间；第二组位于空肠和回肠的各级动脉弓之间；第三组位于肠系膜根部，沿空肠动脉和回肠动脉起始部排列，淋巴结较大，其输出管注入肠系膜上淋巴结。肠系膜上淋巴结止于肠系膜上动脉根部，腹主动脉前方。肠系膜上淋巴结的输出管一部分注入腹腔淋巴结，并会合腹腔淋巴结的输出管组成肠干，注入乳糜池；另一部分直接注入胸导管的起始部。肠结核时，病变可以累及肠壁的淋巴滤泡，引起肠黏膜溃疡，可能导致肠穿孔，或肠管壁挛缩变形；也可能累及膜淋巴结，形成肿块或寒性脓肿。

（四）肠系膜上丛

空肠和回肠的神经支配来自腹腔丛及其副丛肠系膜上丛，其副交感节前纤维来自迷走神经，其交感节后纤维来自腹腔神经节或肠系膜上神经节，其感觉纤维是 $T_{6\sim12}$ 脊神经后根节细胞的周围突，随交感神经纤维至肠管壁；而这些神经细胞的中枢突随交感神经进入中枢。交感神经兴奋时，小肠蠕动减弱，血管收缩；副交感神经兴奋时，小肠蠕动增强，腺体分泌增加。一般认为，肠壁的神经支配有内源神经和外源神经之分。内源神经是通过黏膜下神经丛和肌间神经丛建立的短捷反射弧，而外源神经是经脊髓或脑干建立的长程反射弧。过去认为，肌间神经节和黏膜下神经节为副交感节后神经元，只接受副交感节前神经元的突触，现在认为除外源的副交感节前纤维之外，还接受内源的肠壁感觉神经元突触。一般认为，肠蠕动是通过外源神经反射进行的，而肠管的分节运动和摆动是通过内源神经反射实现的。肠蠕动开始于空肠，由近侧端向远侧端，缓慢推进，传向回肠和结肠，将肠腔内的食糜推向直肠，平时缓慢进行，但每天首次进食后都会引起强烈的蠕动。蠕动牵涉肠管全局的肌层运动，是通过脑干的内脏神经反射活动实现的，也可以说是通过外源神经形成的长程反射弧完成的。而分节运动和摆动是通过短程反射弧完成的，每分钟可进行 10～13 次，将肠管内容反复分段，使食糜与消化液混匀，促进食糜与黏膜面接触，有利于消化和吸收。在切断外源神经的游离肠管上，也可以观察到摆动和分节运动，表明其反射活动是通过内源神经形成的反射弧进行的。

第二节　腹腔镜小肠部分切除术

腹腔镜小肠部分切除术在胃肠微创外科应用较多，肠段切除的范围和吻合方式根据病情及术中情况选择，以保证手术效果。手术方式有全腹腔镜和腹腔镜辅助小肠切除术两种。

一、适应证

（一）小肠肿瘤

小肠良性肿瘤、恶性肿瘤。

（二）小肠损伤

小肠经分离粘连，肠壁浆肌层损伤较重，肠壁菲薄，修补困难；外伤后的小肠穿透性损伤和非穿透性损伤。

（三）小肠炎性疾病

炎性肠道溃疡、穿孔，修补不可靠；或因病变呈节段性。

（四）肠管坏死

由肠粘连、感染性肠疾病、肠系膜疾病、疝等引起的急性肠梗阻所致肠管坏死。

（五）小肠先天性疾病

肠管或肠系膜先天发育异常。

二、禁忌证

（1）腹腔粘连，多次腹部手术史导致腹腔粘连过重，无法通过肠粘连松解术游离病灶肠管。

（2）有凝血机制障碍、腹型过敏性紫癜（Henoch病）、大量腹水、化脓性弥漫性腹膜炎。

（3）一般状态极差无法耐受全麻手术。

三、术前准备

常规检查血、尿、凝血常规，肝、肾功能，胸腹部 X 线片、心电图检查。控制炎症，治疗伴发病，如有贫血、低蛋白血症、电解质紊乱及酸碱平衡失调应及时纠正。

除此之外还应根据患者病情及手术需要进行下列准备。

（1）有明显感染征象者除全身应用抗生素外，应于择期手术前 3～5 天进行肠道准备。

（2）术前行胃肠减压，以减小肠道内压力。

行小肠部分切除的患者其中一部分为急诊患者，如急性肠梗阻、小肠出血等可根据病情给予抗感染、抗休克、胃肠减压等治疗。

四、麻醉

腹腔镜小肠切除术采用全麻。

五、患者体位与手术人员的位置

仰卧位或截石位，根据病情改变手术体位，术者位于患者的左侧，助手站于患者的右侧，持镜者靠术者左侧站在患者左侧。

六、手术步骤

一般放置 4 枚 Trocar：①脐下 2～3 cm 向左 2～3 cm 处，11 mmTrocar。②腹白线脐上 2～3 cm 处 5 mm Trocar。③脐与右髂前上棘连线中点处 5 mm Trocar。④右锁中线肋缘下 2 cm 处 5 mm Trocar。各切口部位如图 8-1。

（一）建立气腹

以开放法为例。术野皮肤常规碘伏消毒，铺无菌巾。取脐下 2～3 cm 处切口长约 1.0 cm，逐层切开皮肤、皮下、腹直肌前鞘、向右侧拉开腹直肌、打开腹膜，置入 11 mm Trocar，接通气腹机，注入 CO_2 建立气腹，理想的气腹压力为 10～14 mmHg，置入腹腔镜。

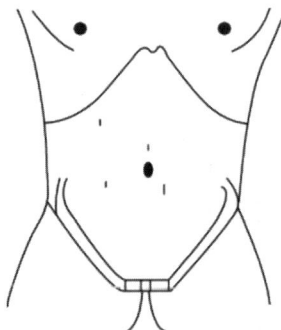

图 8-1　各切口部位

（二）Trocar 置入

镜下分别于脐上 2～3 cm 处、右肋弓下、脐与右髂前上棘连线中点处穿刺置入 5 mm 三个 Trocar，插入手术操作器械，探查。

（三）镜下探查

明确诊断，确定切除范围，阻断肠腔，将欲切除肠管远近端用布带扎紧，如为肿瘤，需切除肿瘤两侧 5～10 cm 正常肠管。用肠钳提起待切除肠管，保持肠管及系膜一定张力，确认肠系膜血管走行情况，用超声刀分离解剖肠系膜血管，细小血管用超声刀直接闭合，较大血管用血管夹夹闭，然后分离离断。

（四）肠管游离及吻合

1. 体外吻合

游离足够的小肠系膜，在适当位置的套管处延长切口，注意小肠系膜有无扭转，同时将小肠两端牵拉出腹壁切口（图 8-2），按开腹手术的小肠吻合，可以手工吻合，也可以使用吻合器。

2. 体内吻合

离断肠管使用 30 mm 内镜切割闭合器切割离断肠管（图 8-3），切除肠管置于内镜袋中防止污染腹腔。将游离断的肠管平行靠拢，缝合线固定肠管在同一水平，两侧肠管在同一水平，两侧肠管分别切开一小口，将 60 mm 内镜切割闭合器由小切口处置入相邻的远近肠管内，击发后行小肠侧侧吻合，再用 30 mm 切割闭合器闭合小肠处小切口。

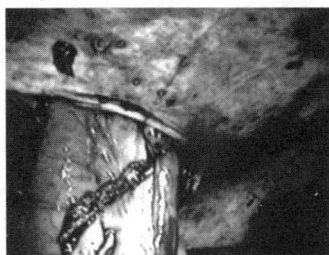

图 8-2　腹壁外吻合

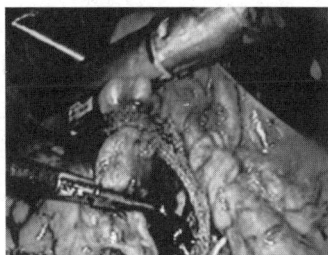

图 8-3　切割闭合器离断肠管

（五）闭合肠系膜孔

缝合小肠系膜的裂孔（图 8-4）。

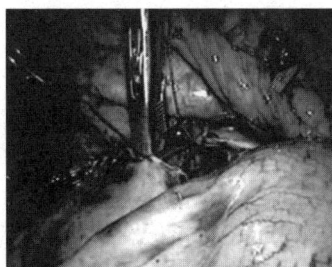

图 8-4　缝合小肠系膜裂孔

（六）关腹

腹腔镜观察下，退出各种操作器械，消除气腹，拔除 Trocar，缝合各操作孔。

七、术后处理

（1）继续持续胃肠减压，直至肠蠕动恢复，肛门排气即可拔除。胃肠减压期间按体重补充能量，确保水、电解质平衡。

（2）术后第 5 天起，每晚口服液状石蜡 30 mL，共 3～4 次。

八、手术要点

（1）小肠肿瘤体积较小、周围粘连不严重的良性小肠病变实施完全腹腔镜下小肠局部切除术，手术操作简单、时间短、创伤小，微创效果显著。手术切除肿瘤肠管，同时要清扫区域淋巴结以达到根治切除的目的，腹腔镜手术亦同传统手术一样，必须彻底清扫与肿瘤转移有关的区域淋巴结，根据肿瘤所占部位采取不同的术式。需行小肠切除的患者，我们主张在腹腔镜下先用布带结扎病灶两端小肠，然后完成小肠系膜的游离结扎，根据肿瘤部位选择辅助腹壁切口 4～5 cm，塑料保护套保护好切口，再将肿瘤提出腹壁外行肠段切除和吻合术，不必强求完全腹腔镜下小肠切除。完全腹腔镜小肠切除和吻合术要求高，而切除的标本仍需经 3 cm 腹壁切口取出。腹腔镜辅助小肠切除术的创伤并不比完全腹腔镜手术创伤大。

（2）小肠探查顺序及病变的定位：小肠病变位置的术中定位是一个难点，我们体会可以遵循从上至下顺序，从上（Treitz 韧带）或从下（回盲部）开始，但须全小肠探查，且应"一个来回"。也可参照术前的初步判定病变部位，必要时将肠管翻转，这样不仅不会遗漏病变，而且可使小肠恢复原来的位置，利于肠功能恢复。探查时宜用两把无损伤肠钳交替钳持肠管，动作轻柔，而不能夹肠管。对于水肿明显的肠管更需要谨慎钳持，以免肠壁受损，一旦发现受损须立即修补。

（3）在行腹腔镜小肠切除术之前，通常是对病变及部位确诊一种探查，对于各种原因所致肠梗阻，不明原因的长期慢性腹痛、小肠出血、小肠肿瘤、克罗恩病、小肠外伤等，我们体会都可作为腹腔镜下全小肠探查适应证。当探查到梗阻部位遇肠管扩张明显时，全程操作必须轻柔、谨慎。

九、常见手术并发症及预防

（一）吻合口漏

因小肠血运丰富，所以小肠吻合口漏相对较少见。一般小的瘘口通过禁食、水，胃肠减压，静脉高营养等支持治疗可以治愈，最关键的是引流管通畅，通常的保守治疗均可治愈，如引流无效，出现弥漫性腹膜炎或大瘘口需再次手术治疗，必要时需要开腹手术。

（二）吻合口狭窄

与吻合口漏相似，发生的概率较低，术后早期的吻合口狭窄一般与肠管的水肿经过2～3周的治疗均可得到缓解，所以术中应尽量操作轻柔以减轻肠管水肿的程度。

第三节 腹腔镜小肠粘连松解术

腹腔镜小肠粘连松解术通常用于治疗术后所致的粘连肠梗阻，采用传统开腹手术治疗肠粘连往往手术次数越多，肠粘连程度越严重，形成恶性循环。与传统开腹手术相比，腹腔镜对腹壁形成的创面极小、腹腔暴露机会少，故腹壁与肠管再粘连的发生率明显降低。研究显示腹腔镜粘连松解术在手术时间、术中出血量、术后恢复、手术并发症发生率等方面均优于开腹手术。随着腹腔镜技术的广泛应用，这一术式常常作为既往有腹部手术史再次行腹腔镜手术的前奏，通过腹腔镜粘连松解术保证其他腹腔镜手术的顺利完成。

一、适应证

（1）由肠粘连造成的急性肠梗阻。

（2）存在腹部手术史，欲再次行腹腔镜手术治疗。

（3）严重的腹腔炎症造成的局部肠粘连。

二、禁忌证

（1）多次腹部手术，进腹困难者。

（2）进展较快的腹膜炎。

（3）一般状态差无法耐受全麻手术。

三、术前准备

同腹腔镜小肠切除术。

四、麻醉方法

均采用气管插管全麻。

五、患者体位与手术人员的位置

患者仰卧位（根据手术的需要可以随时变换体位，如头高足低位），术者位于患者的右侧，助手站于患者的左侧，持镜者靠术者左侧站在患者右侧。

六、手术步骤

腹腔镜小肠粘连松解术的切口选择随机性较大，主要是根据既往手术切口的位置选择本次手术的入口，遵循的基本原则是尽量远离原手术切口，这样切口下黏附小肠的概率较小，再根据术前的影像学检查资料大体判断梗阻粘连的位置等综合考虑入口的选择。

（一）建立气腹

体位以抬高切口粘连处为原则，使肠管下垂，暴露粘连，便于操作。选择尽可能远离原切口的脐孔缘，逐层切开皮肤、皮下、腹直肌前鞘、向右侧拉开腹直肌、打开腹膜，置入 11 mm Trocar，打开腹膜之前确认是否有肠壁位于切口下是关键。

（二）Trocar 置入

置入第一枚 Trocar 后再镜下选择无小肠粘连的腹壁穿刺置入 2~3 枚 5 mm Trocar 配合完成手术过程。

（三）粘连松解

探查后，用无损伤钳牵引粘连组织，使其具有一定的张力，然后进行分离。先松解较易分离的部分，分离粘连带时可用带电剪刀一边电凝，一边分离。对于粘连较致密处，可采用超声刀进行分离。对胃壁、肠管和腹壁的粘连均采用不带电凝剪刀分离，肠管间粘连用钝性与锐性相结合进行分离。遇有血管，宜钳夹或结扎后剪断。

（四）松解后处理

术中肠管浆膜损伤，用 3-0 线无损伤针在腹腔内进行缝合。如发生肠管破裂，先用钛夹夹闭破裂口，防止肠液外漏，按常规实行镜下小肠破裂修补术，如果小肠的破口过多需行小肠部分切除，参考第二节"腹腔镜下小肠部分切除术"。术毕，盐水冲洗腹腔，手术野仔细电凝止血。

七、术后处理

（1）24小时后拔除导尿管，观察术后引流液情况，一般需7～9天拔除引流管。

（2）肛门排气后停止胃肠减压，可进全流质饮食。

（3）术后3天换药。

（4）术后7天拆线。

八、手术要点

（一）进腹

腹腔镜小肠粘连松解术中遇到的第一个难点就是进腹，即选择好第一个Trocar的位置是关键，因为第一个Trocar完全在试探中完成。其原则是尽量选择远离原切口的适当操作位置，应采用开放法进腹，逐层进腹，切开腹膜前需辨认腹膜下是否有肠管粘连。气腹成功后，应营造较广泛的手术空间，这也是手术成功的关键，尤其是有多次手术史者，腹腔粘连较重、较广泛、空间较小，造成解剖不清，操作困难时，应先易后难，扩大手术操作空间后，仔细探查以决定手术方式。

（二）肠粘连松解

分离肠管与腹壁粘连时，先用抓钳轻巧牵拉肠管，保持肠管与腹壁有一定张力，再用分离剪紧贴腹壁分离，分离困难时可剪除部分腹膜，宁伤腹壁勿伤肠管，与肠管距离较近时不可使用电烧，以防热传导损伤肠壁，术后焦痂脱落穿孔。关于松解的程度，以解除梗阻为最终目的，不必对粘连的肠管进行全部的粘连松解。

九、常见手术并发症及预防

（一）肠梗阻复发

术后肠梗阻复发的原因与松解的程度有关，松解不到位可导致肠梗阻无法解除，相反，如过分松解粘连可导致新的梗阻发生。

（二）肠瘘

肠瘘是肠粘连松解术最为常见的并发症，术中用力过猛或粘连过重都可导致分离粘连的过程中发生肠壁破损，尤其注意热传导所致的肠壁损伤，因未及时发现修补破损处而导致肠瘘的发生。所以，每进行一处粘连松解应仔细检查是否有肠壁破损，一旦发现应及时修补，如破损无法确保修补完全，应行小肠部分切除术。

（三）短肠综合征

短肠综合征也是肠粘连松解术发生率较高的并发症，经常由松解过程中发生多处肠壁破损无法修补而切除过多的小肠所致。所以，术中进行松解时应尽量动作轻柔，肠管之间采用钝性分离为主，减少肠管损伤发生的概率。

第九章　腔镜下结肠手术

第一节　结肠的解剖

　　结肠包括盲肠、升结肠、横结肠、降结肠和乙状结肠，全长约 1.5 m，为全肠道的 1/5～1/4。它的下端与直肠相接。结肠在盲肠的直径约为 6 cm，以后逐渐变细，到乙状结肠的终部时直径为 2～3 cm。除升、降结肠后壁无浆膜层外，结肠壁与其他消化管壁一样，由黏膜层、黏膜下层、肌层和浆膜层构成。结肠管壁各层组织结构与小肠相似。黏膜层表面为单层柱状上皮覆盖，上皮间夹杂大量杯状细胞。固有膜比较厚，有许多孤立淋巴结和大量肠腺。上皮和肠腺能分泌肠液，杯状细胞分泌大量黏液，能润滑肠管，保护肠管壁，有利于食物残渣的运送。黏膜上皮层具有渗透特性，能吸收并分泌水分和盐类，灌注一定的透析液于结肠内，可以进行肠管透析。结肠管腔表面平滑，除半月襞之外无其他环状皱襞。黏膜下层由疏松结缔组织构成，含有血管、淋巴管和神经丛。肌层由平滑肌构成，分内环肌层和外纵肌层。环肌较厚，包绕整个肠管，并突入半月襞内，并加深半月襞的形成；纵肌集中形成三条结肠带。由于纵肌短于结肠长度，加之半月襞突入肠腔，结肠管腔在半月襞之间向外突出形成结肠袋。浆膜层是腹膜延续，为结肠壁的最外层，升、降结肠后面无浆膜，借疏松结缔组织与腹后壁结构相连。浆膜下脂肪组织聚集形成肠脂垂。

一、结肠的分区

(一) 盲肠

盲肠是大肠的起端。它的长度和宽径相仿，各约 6.0 cm，是大肠的最宽部分。它的肠壁最薄，有脏腹膜包绕，但无系膜，因而经常呈半游离状态，位于右髂窝内。但也可能高达肝下或低达盆腔内。有时由于升结肠肠系膜未与后腹壁腹膜完全融合，盲肠可以移动至腹腔中部。盲肠的左内侧与末端回肠相连接，远端连接向上行的升结肠。盲肠的起始部靠近末端回肠交接处，与阑尾相连。在回肠盲肠交界处的肠腔内的上、下方有黏膜和环肌折叠所形成的瓣膜，称回盲瓣，具有括约肌样的作用。

(二) 升结肠

升结肠长 15～20 cm，是盲肠向上的延伸，在右髂窝内起自回盲口，沿右侧腰方肌和右肾前方向上伸延至右季肋区，在肝右叶的下方转向左侧，形成结肠右曲，又称肝曲，向左续为横结肠。升结肠为腹膜间位器官，其前面和两侧均有腹膜覆盖，后面借疏松结缔组织贴于腹后壁，位置比较固定。升结肠外侧为升结肠旁沟，升结肠内侧为肠系膜右窦。结肠右曲外侧有一腹膜形成的皱襞，称为右膈结肠韧带，将结肠右曲固定在腹后壁。升结肠后面借腹膜后结缔组织与腹后壁相连，腹膜后结缔组织内有升结肠系膜与腹后壁腹膜愈合而形成的 Toldt 筋膜，十分容易剥离。升结肠后方邻接右侧髂腰肌和腹横肌的筋膜，以及右肾筋膜下外侧部，在疏松结缔组织内有股外侧皮神经、髂腹下神经、髂腹股沟神经经过。升结肠内侧和前方邻接小肠和大网膜。结肠右曲在右肾与肝之间，上方邻接肝右叶，内侧邻接胆囊底和十二指肠降部。横结肠右端的前方有腹膜覆盖，后方借疏松结缔组织连于十二指肠降部和胰头前面，横结肠在此处由腹膜间位转为腹膜内位。做胰头和十二指肠降部外科手术时，往往在结肠右曲外侧切开腹后壁的腹膜，由此处向内侧作钝性剥离，可将结肠右曲、升结肠和横结肠右半翻向内侧，以便显露胰头和十二指肠降部，以及它们深面的右肾和输尿管。

（三）横结肠

横结肠长约 50 cm，起自结肠右曲，由右季肋区先转向左下方，然后向左上方达左季肋区，形成向下的弓形弯曲。横结肠弯曲的最低点视横结肠长短和充盈程度而定，一般在上腹区或脐区，个别可达髂嵴平面甚或进入小骨盆内。横结肠为腹膜内位器官，借横结肠系膜连于腹后壁，其体表位置很难确定，不仅有个体差异，而且同一个体在不同充盈情况亦有差别。横结肠在左季肋区形成一个弯曲，称结肠左曲，位于脾的下方，故又称脾曲。结肠左曲的位置较结肠右曲高而深，弯曲的角度也较锐，由此急转向前向下，续为降结肠。结肠左曲借腹膜形成的左膈结肠韧带连于腹后壁。横结肠上方邻接肝、胆囊、胃大弯，下方邻接小肠肠袢，前面邻接腹前壁，后面邻接十二指肠降部、胰和十二指肠空肠曲。结肠左曲上方接胰尾和脾，后面邻接左肾前面。

横结肠借双层腹膜构成的横结肠系膜连于腹后壁，横结肠系膜内有结肠中动脉和静脉走行。横结肠系膜缘的相对侧，有大网膜附着于横结肠前下缘。大网膜由四层腹膜构成，前两层为胃前、后面的腹膜在胃大弯处向下延伸而成，后两层为包绕横结肠的腹膜，从横结肠的系膜缘向下延伸而成。横结肠以下大网膜四层愈合在一起，横结肠与胃大弯之间的大网膜称胃结肠韧带。

（四）降结肠

降结肠长约 25 cm，从左季肋区向下达左腰区，先在左肾外缘和腰方肌前面，向下达髂嵴平面续接乙状结肠。降结肠前面和两侧为腹膜覆盖，后面借 Toldt 筋膜连于左肾下部外侧的肾筋膜、腹横肌、腰方肌及其筋膜表面。降结肠后面的疏松结缔组织内有左侧的肋下神经，髂腹下神经，髂腹股沟神经，第 4 腰动脉和股外侧皮神经跨过。降结肠管径较升结肠细小，位置较深，后方无腹膜覆盖。其上部前方邻接小肠袢，下部前方往往无肠袢覆盖，因此，通常可在腹前壁左下方直接扪及降结肠下段。降结肠或乙状结肠造口常选择在腹前壁左下方施行。

（五）乙状结肠

乙状结肠长约 40 cm，是结肠末段，在降结肠与直肠间，上端起自左侧髂嵴，下端在第 3 骶椎前方连接直肠。有人将髂嵴平面与小骨盆入口平面之间的结肠称为髂结肠，而将小骨盆入口平面以下的结肠称为盆结肠，但实际上髂结肠为乙状结肠上段，而盆结肠为乙状结肠下段。乙状结肠因其形状似"乙"字而命名。乙状结肠可分为三段：第一段沿骨盆左侧壁下降，形成第一个弯曲，位置比较恒定；第二段男性在膀胱与直肠之间，女性在子宫与直肠之间向右横过盆腔，此部弯曲度不等，有的弯达小骨盆右侧壁；第三段转向后方达第 3 骶椎处续接直肠。由于第二、三段位于盆腔，故又有盆结肠之称。乙状结肠表面有腹膜覆盖，腹膜形成乙状结肠系膜，将肠管连接系于左侧盆壁。乙状结肠系膜根附着线呈"∧"形，"∧"附着线顶端对向左侧髂内、外动脉分叉处，亦即左侧输尿管跨入盆腔之处，是一寻找输尿管的标志，此处系膜转折形成向下开放的乙状结肠间隐窝。小肠有时突入隐窝内形成腹内疝。乙状结肠系膜内有肠系膜下动脉和直肠上动脉走行。乙状结肠系膜中部较长，肠管活动度较大，因此，乙状结肠中部发生肠扭转的机会较多，偶尔此段肠管落入异常扩大的腹股沟管腹环，称为腹股沟斜疝的内容物。直肠癌患者常利用此段肠管作结肠造口，如果系膜过短往往不便在此处作造口术。乙状结肠两端系膜较短，故乙状结肠与降结肠或直肠连接处位置比较固定。在小骨盆内，乙状结肠外侧邻接髂外血管、闭孔神经、卵巢或输精管和骨盆外侧壁。后方邻接髂内血管、输尿管、梨状肌和骶丛。下方男性邻接膀胱，女性邻接子宫和膀胱。上方和内侧邻接回肠肠袢。乙状结肠的形态和位置变化与肠管充盈情况有关，充盈时可由盆腔向上升起，排空时可部分回落到盆腔内。此外，直肠、膀胱和子宫的生理情况改变，也会影响乙状结肠下段的位置。

二、结肠的动脉

（一）回结肠动脉

回结肠动脉为肠系膜上动脉右侧最下一个分支，除分支供应回肠、盲肠、阑尾以外，还发出结肠支供应升结肠下部。结肠支分为升支和降支，升支与右结肠动脉吻合。

（二）右结肠动脉

右结肠动脉发自肠系膜上动脉干中点右侧，在腹后壁腹膜后行向右侧，跨过睾丸（卵巢）动脉和静脉、输尿管和腰大肌前方，在升结肠内侧分为升支和降支。降支沿升结肠内侧下行，与回结肠动脉的结肠支吻合。升支沿升结肠内侧上行，在结肠右曲附近与中结肠动脉右支吻合。右结肠动脉供应升结肠上 2/3 和结肠右曲。右结肠动脉的数目和起点变异很大，根据中国人的资料，此动脉为一支者占 74%，其中以单干起自肠系膜上动脉者占 28%；与回结肠动脉共干起自肠系膜上动脉者占 23%；与中结肠动脉共干者占 22%；与中结肠动脉和回结肠动脉三者共干起自肠系膜上动脉者占 1%。右结肠动脉为两支者占 5%，右结肠动脉缺如者占 21%。Bertilli 等的研究指出，右结肠动脉通常为 2～3 支，在他们的资料中三支右结肠动脉者占 88%，两支者占 12%。常见的三支右结肠动脉的模式是：两支右结肠动脉由肠系膜上动脉分出，另一支来自中结肠动脉或中结肠动脉右支或回结肠动脉。比较少见的两支模式是：一支来自中结肠动脉，另一支来自回结肠动脉。

（三）中结肠动脉

中结肠动脉在胰的下缘发自肠系膜上动脉，向前下方进入横结肠系膜内，向右走行，至结肠右曲附近分为左、右两支。右支与右结肠动脉的升支吻合，供应横结肠右侧 1/3；左支沿横结肠行向左侧，在结肠左曲附近与发自肠系膜下动脉的左结肠动脉升支吻合，供应横结肠左侧 2/3。Bertilli 等认为中结肠动脉作为肠系膜上动脉的第 1 个分支，大多数在胰十二指肠下动脉相同水平上发出。部分中结肠动脉在第 1～4 空肠动脉之间发出，很少在第 4 空肠动脉以下发出。中结肠动脉 50% 发自肠系膜上动脉右侧壁，27% 发自前壁，9% 发自左侧壁，其余的与第 1 或第 2 空肠动脉共干，或是与脾动脉、腹腔动脉、胰十二指肠动脉共干发出。50% 的中结肠动脉左、右两支管径相等，50% 左支比右支粗大。右支行程较短，达到结肠右曲，左支行程较长，行向左上方，达到结肠左曲，与左结肠动脉升支形成吻合弓较右侧明显。中结肠动脉左支常发出一支或多支"角支"，行向结肠左曲，甚或经左膈结肠韧带，折向右侧达到胰，或是分布到胰，或是与空肠动脉吻合。中结肠动脉的数目和起点的变异有重要临床意义。中结肠动脉为一支者占81％，其中以单干起自肠系膜上动脉者占58％；与右结肠动脉共干起自肠系膜上动脉者占22％；与右结肠动脉和回结肠动脉共干起自肠系膜上动脉者占1％。中结肠动脉为两支者占14％，其中一条称为副中结肠动脉，独立于中结肠动脉行于横结肠系膜左侧，在结肠左曲附近与左结肠动脉升支吻合，代替中结肠动脉左侧部分，分布于结肠左曲附近。中结肠动脉与副中结肠动脉均起自肠系膜上动脉者占12％；中结肠动脉与右结肠动脉共干，而副中结肠动脉起自肠系膜上动脉者占12％；中结肠动脉缺如的占5％，这时横结肠的血液供应，大部分由扩大的左结肠动脉升支代替。做横结肠后胃空肠吻合手术时，需要切开横结肠系膜，切开前需注意中结肠动脉的变异情况，避免盲目损伤血管，如损伤共干的中结肠动脉，将有可能使一段横结肠缺血坏死。

（四）左结肠动脉

左结肠动脉为肠系膜下动脉的最上一条分支，发出后在腹膜深面行向左侧，跨过左侧输尿管和睾丸（卵巢）血管，在降结肠内侧分为升支和降支。升支向上走行，在左肾前方，结肠左曲附近进入横结肠系膜，沿肠管系膜缘行向右侧，与中结肠动脉左支吻合；降支沿降结肠内侧缘向下走行，进入乙状结肠系膜，与乙状结肠动脉升支吻合。左结肠动脉供应降结肠、结肠左曲和横结肠左半，有时可以代替部分中结肠动脉的分布范围，特别是在中结肠动脉细小或缺如的情况下。左结肠动脉以单干起自肠系膜下动脉者占53％，与乙状结肠动脉共干者占46％。左结肠动脉升支与中结肠动脉左支之间的吻合，是肠系膜上、下动脉之间的重要交通，当肠系膜下动脉栓塞时，肠系膜上动脉的血流可以通过中结肠动脉左支，供应结肠左曲和降结肠，甚或乙状结肠。有时在肠系膜上、下动脉或它们的第一分支之间，存在一条吻合支，称为 Riolan 弓，多位于横结肠系膜根部，靠近十二指肠空肠曲处，其出现率为 6%。

（五）乙状结肠动脉

乙状结肠动脉常为 2～3 支，在左结肠动脉稍下方发自肠系膜下动脉，经腹膜深面行向左下方，跨过左侧睾丸（卵巢）动脉和静脉和左侧输尿管，进入乙状结肠系膜，每条乙状结肠动脉都分为升支和降支，相邻的升降支彼此吻合。最上一条乙状结肠动脉的升支与左结肠动脉降支吻合，最下一条乙状结肠动脉的降支与直肠上动脉吻合，分布至乙状结肠下段与直肠上段。乙状结肠最下动脉是一条备受关注的动脉，因为它分布到乙状结肠和直肠的邻接区。Bertilli 的研究表明乙状结肠最下动脉可能缺如，可能发自乙状结肠动脉，也可能发自直肠上动脉，或直肠后动脉。

（六）直肠上动脉

直肠上动脉为肠系膜下动脉本干的直接延续，向下行于乙状结肠系膜内，至第 3 骶椎高度分为两支，于直肠两侧下降，分布于直肠，与直肠下动脉吻合。

（七）肠系膜上、下动脉间的吻合弓

关于吻合形式，文献报道有直接、间接和混合三种类型。直接型连通两支肠系膜动脉主干；间接型连通两支肠系膜动脉的主要分支，特别是中结肠动脉和左结肠动脉；混合型连于一支肠系膜动脉主干和另一支肠系膜动脉的主要分支。Bertilli 在 550 例观察中，发现肠系膜间干出现率为 18%，直接型出现率最低，间接型和混合型出现率相等。Bertilli 等认为肠系膜间干是胚胎发生的残留，在生理状态下无功能意义，但在任何一个肠系膜干供血不足的情况下，可能部分或完全取代 Riolan 弓。肠系膜间干的概念涵盖肠系膜上、下动脉之间的各种吻合，当然也包括 Riolan 弓和边缘动脉，它们是位于不同向心程度的吻合支。

（八）边缘动脉

边缘动脉由一系列的动脉弓组成，这些动脉弓连于各段结肠的动脉分支，与肠管平行走向，发出直小动脉供给从盲肠到乙状结肠和直肠近侧端的肠管。Bertilli等（1996）认为Riolan弓和边缘动脉都是肠系膜上、下动脉之间的交通支，只不过前者比后者更向心一些，边缘动脉更接近结肠，并且可能由各段结肠动脉的二级动脉弓组成。

三、结肠的静脉

结肠的静脉血流经肠系膜上、下静脉回流。

（一）肠系膜上静脉

肠系膜上静脉起自右髂窝，伴行于肠系膜上动脉右侧，沿肠系膜根部上行，跨过右侧输尿管、下腔静脉、十二指肠水平部前方和胰的钩突，在胰颈后方与脾静脉会合成门静脉。沿途接受空、回肠静脉、回结肠静脉、左结肠静脉和中结肠静脉。这些静脉接受同名动脉分布区的血液回流，并与同名动脉伴行。肠系膜上静脉接受横结肠右半、升结肠、盲肠、阑尾、空肠、回肠、十二指肠和胰头的静脉回流。此外，在胰颈后方还接受胃的下部和大网膜的静脉回流。

（二）肠系膜下静脉

肠系膜下静脉收集直肠、乙状结肠和降结肠的血液回流。肠系膜下静脉起自直肠上静脉，跨过小骨盆上行，在左侧输尿管内侧跨过髂总血管，伴行于同名动脉的左侧，在腹膜壁层深面上行，越过左侧腰大肌后，逐渐离开同名动脉，行于十二指肠旁皱襞内，继经十二指肠空肠曲和Treitz韧带左侧上行，达胰体后方注入脾静脉，经脾静脉汇入门静脉，或注入肠系膜上静脉，或注入肠系膜上静脉与脾静脉汇合处。在十二指肠旁隐窝明显时，肠系膜下静脉往往行于该隐窝前方腹膜的十二指肠旁皱襞内，当十二指肠旁隐窝发生腹内疝时，往往容易压迫肠系膜下静脉，在进行手术复位时，须注意避免损伤皱襞深方的肠系膜下静脉。肠系膜下静脉的属支包括左结肠静脉、乙状结肠静脉和直肠下静脉，皆与同名动脉伴行。由于门静脉的血流动力学的原因，肠系膜上静脉的血流经门静脉后，往往注入肝右叶；而肠系膜下静脉的血流往往注入肝左叶，因此，阑尾炎引起的肝脓肿多发生在肝右叶，而血吸虫虫卵结节或阿米巴痢疾引起的肝囊肿多发生在肝左叶。

四、结肠淋巴结

（1）结肠上淋巴结：位于肠壁脂肪垂内。

（2）结肠旁淋巴结：位于边缘动脉附近及动脉与肠壁之间。

（3）中间淋巴结：位于结肠动脉周围。

（4）中央淋巴结：位于肠系膜上、下动脉的周围。

结肠淋巴结的分布与动脉相似，右半结肠的淋巴经各组淋巴结汇集注入肠系膜上动脉根部淋巴结，并与小肠的淋巴汇合，再注入腹主动脉旁的淋巴结；左半结肠的淋巴则注入肠系膜下动脉根部的淋巴结，再至腹主动脉旁淋巴结。结肠的淋巴不仅流向结肠动脉根部的淋巴结，而且与邻近动脉弓附近的淋巴结相沟通，因此在行结肠癌根治手术时，应将该部位结肠动脉所供应的整段肠管及其系膜全部切除。结肠壁如同小肠也分为黏膜、黏膜下层、肌层和外膜四层。黏膜表面无绒毛，也无环行皱襞。黏膜表面上皮由吸收细胞和杯状细胞组成，固有膜内有肠腺，含有未分化细胞，结肠上皮细胞经常脱落，不断由肠腺来补充，更新期约为6天。

第二节　腹腔镜结肠手术的术前准备

一、全身状态的准备

高血压、冠心病、糖尿病是术前经常遇到的疾病，且这些疾病趋于年轻化，切勿忽略术前的检查和治疗。尤其是隐匿型冠心病，易被临床医师所忽略，由于麻醉、手术刺激，常于术中或术后突然急剧发病，死亡率高，应引起高度重视。纠正贫血与低蛋白对肠道手术的患者极为重要，术前血红蛋白要达到 100 g/L，血浆白蛋白纠正到 35 g/L。血糖应控制在 7.28～8.33 mmol/L。术前要纠正水、电解质平衡紊乱，给予维生素 K、维生素 B 族、维生素 C，并根据病情应用抗生素治疗。近年来高龄患者明显增加，因此术前应对高龄患者的心、肺、肝、肾、脑、血压、血糖等状况做充分了解，并给予适当的治疗。

二、肠道准备

传统观念认为，富含细菌的大肠内容物的污染是大肠癌术后感染的重要原因，而合理良好的肠道准备对术后感染有决定性预防作用。达到术中小、结肠内空虚、清洁、塌陷、无菌为其理想状态，且在肠道准备过程中不应影响机体内稳态，不增加肿瘤转移的机会。

肠道准备可分为清除肠道内含有细菌的食物残渣和肠道内抗生素的使用两个方面。有研究表明单纯使用抗生素而不清洁大肠内食物残渣，对结肠内细菌数量影响甚微，因此机械性清除肠内容物显得十分重要。

（一）逆行肠道清洁法（传统肠道准备法）

术前 3～5 天进半流质饮食，2～3 天进流质饮食，术前 3 天开始进缓泻剂，番泻叶冲水等，每晚灌肠一次，术前晚清洁灌肠，直至排出大便为清水。这种方法使用的历史较长，效果确切，曾被大多数外科医师所接受，且目前在基层医院使用依然十分广泛。但这种方法有以下缺点：①长期服用泻剂和反复灌肠可导致脱水、电解质失衡和营养不良，使患者体质消耗，降低了患者对手术的耐受力。②存在肠道梗阻的患者尽管反复灌肠其梗阻近端也难达到理想程度。③由于高压逆流灌肠，反复刺激肿瘤增加其转移机会。④逆行灌肠后，脱落的肿瘤细胞被冲向近口端，随着肠内容物的下排，肿瘤细胞可种植于吻合口的创面而增加局部复发的可能性。因此，这种肠道准备法使用日趋减少，有逐渐被顺行法取代的趋势。

（二）顺行肠道清洁法

顺行肠道清洁法有以下几种。

1. 口服甘露醇法

甘露醇系肠道不吸收的渗透性泻剂，其原理主要是由于其高渗特性抑制了肠道分泌的大量水分的再吸收，使其容量骤增，肠腔扩张刺激肠蠕动增快而加速排空。该法简便易行、无痛苦，且甘露醇味甘，患者易于接受。但口服甘露醇易致肠胀气影响手术操作，且甘露醇可使肠道内产生大量沼气，术中使用电刀可引起爆炸，因此，不宜在腹腔镜大肠手术前使用。

2. 全肠道灌洗法

生理学研究发现，胃肠内灌注液体量超过一定流速时可使肠内容物排空加速，而不是肠腔扩张增加容积承受负荷量。在此理论指导下，Hewitt 于 1973 年撰文介绍了全胃肠道灌洗清洁肠道的方法，最初使用平衡电解质溶液，其内容大量吸收可导致负荷超载，20 世纪 80 年代后期改用不吸收的聚乙烯二醇为主的灌洗液，避免了上述并发症的发生。具体方法为：术前不必限制饮食，手术前一天下午开始灌洗，灌洗前禁食数小时，先肌注甲硝唑 20 mg 和地西泮 20 mg，然后插入胃管，患者坐于带便桶的靠椅上，灌洗液加温至 37 ℃左右，然后以 50～70 mL/min 的速度经胃管注入，3 000～4 000 mL/h，灌洗 0.5 小时后患者开始排便，90 分钟后可排出不含粪渣的清亮液体，继续灌注 1 小时，总量达 6 000～12 000 mL。经此法行肠道准备的患者，术中可见肠道空虚、清洁，但因其存在水、钠、潴留的不良反应，故有心肾疾病者应慎用。

（三）术中肠道灌洗法

部分结肠癌患者因肠梗阻或肠穿孔为其首发症状，术前没有足够的时间行清洁肠道的系统准备，而被迫急诊剖腹探查。以往处理该类患者往往先行梗阻近端造瘘，待病情稳定后经系统肠道准备二次手术切除肿瘤，同时恢复肠道的连续性。然而在短期内经两次手术打击，部分晚期肿瘤患者不能耐受而增加了手术死亡率，或二次手术腹内粘连增加了手术难度，同时肿瘤继续增长有使其切除率降低之虞，故这种方法的使用在逐渐减少。

近年来，由于外科基础理论研究的不断深入和高效抗生素的广泛使用，术中清洁肠道，一期切除肿瘤并恢复肠道连续性的方法得以广泛使用和不断推广。其具体方法为：先游离肿瘤和结肠，在肿瘤远端切断结肠，向近端置入螺纹管并连接到一个大塑料袋上，然后经回肠末端或阑尾残端插入 14 Foley 尿管，使气囊充气后顺肠蠕动方向灌注 37 ℃林格液，当塑料袋中排出为无色液体时停止灌注，最后注入的 1 000 mL 液体中可加入卡那霉素 1 g 或庆大霉素 16 万 U，同时由肛门插入导管清洗梗阻远端，此后，可按常规行包括肿瘤的肠切除吻合术。

（四）肠道抗生素的使用

成人粪便中含有大量细菌，种类达百余种。它不仅存在于粪便中，而且大量黏附在肠黏膜表面，故单纯清洁肠道内容物并不能将肠内残存细菌数降至足以避免感染的程度。

传统肠道准备方法需口服抗生素 3～5 天，且主张联合应用肠道可吸收与不可吸收的两类抗生素，效果较好。然而，有人认为连续数天口服抗生素不但达不到最佳效果，且易引起肠道真菌过度繁殖而增加并发症。

现代抗生素预防感染的原则强调，术前两小时静脉注射，保证手术时切口渗出的血液和组织液中有较高的浓度，才能达到最佳效果。因此有人提出只在术前一天口服抗生素 2～4 次即可。我们认为，在临床上清洁肠道的抗生素使用应遵循如下原则：短时、广谱、高效、低毒、肠道不吸收。

第三节　腹腔镜结肠手术的探查及无瘤术

一、腹腔镜下腹腔探查

腹腔镜微创手术，完全可以做到对腹腔的全面探查。首先观察腹膜、肝脏及淋巴结有无转移、扩散。术中肝脏超声检查可进一步明确肝脏有无存在转移病灶。探查时应遵循先从远离癌肿处开始，最后探查癌肿处的原则。以防因探查所造成的癌肿扩散。腹腔镜下探查横结肠系膜、肠系膜上动、静脉以及位于腹膜后的右结肠血管较为容易。探查乙状结肠系膜及肠系膜下动、静脉也非常容易。探查腹主动脉时需通过调整体位，移动小肠来完成。寻找结肠癌肿病灶时，应先从盲肠开始，沿升结肠向上方至结肠肝曲后再转向横结肠，由于结肠肝曲紧靠腹腔的右后上方，寻找病灶时要细致。腹腔镜探查病灶时缺少手的触摸感，观察不到早期较小的病灶，因此腹腔镜手术离不开结肠镜的配合，所谓的双镜联合，即腹腔镜、结肠镜联合探查病灶可以达到满意的效果。在探查癌肿时，应明确癌肿的部位、大小、活动度、癌肿是否侵犯浆膜以及癌缘界限是否清楚等状况。癌肿若已浸透浆膜，则有腹腔种植的可能性。若癌肿较小，界限清楚，活动度良好，尚未浸透浆膜，则可达到根治切除的目的，预后较好。若癌肿活动受限，说明癌肿周围有网膜、系膜等软组织包裹受侵。若癌肿固定，说明已侵犯到周围组织深层。可能有淋巴结转移，手术切除的范围要大，预后不良。

二、腹腔镜手术如何防治肿瘤扩散与种植

腹腔镜手术时，要特别注意由于手术操作而造成的腹腔种植及血行性、淋巴性转移。对于癌肿已浸透浆膜者，可以采取一些局部封闭的方法，如用胶封盖局部浸透的浆膜；用电凝棒电凝杀死癌细胞焦痂封盖局部；用纱布包扎局部封盖的方法等。为防止经血行和淋巴转移，腹腔镜手术时也要遵循肿瘤的治疗原则，亦根据不同术式先处理回结肠、右结肠、结肠中、肠系膜下动、静脉后，再游离肠管及其系膜。当将癌肿肠管经小切口脱出腹腔时，应采用切口保护器，使肿瘤段肠管与切口隔离（图9-1）。取出肠管的小切口不能过小，以肠管通过时无阻力为宜。陈俊卿主张用蒸馏水浸泡20分钟，通过渗透压差破坏脱落的癌细胞，防止腹腔种植。

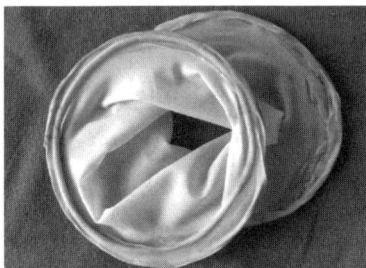

图 9-1　自制切口保护器

第四节　腹腔镜右半结肠切除术

应用腹腔镜微创技术行右半结肠切除术，与传统开腹手术比较，除腹腔镜微创手术方法外，在手术适应证、手术步骤以及术后处理等方面均无区别。行右半结肠切除术时，又根据结肠疾病的性质、肿瘤的部位、横结肠的切除范围有所不同。按供应、接纳右结肠的动、静脉数确定结肠切除术的名称较为合理。将切除回结肠动、静脉及右结肠动、静脉者叫作右侧结肠切除术。在此基础上，再加上中结肠动静脉右侧支者，叫作右半结肠切除术。将从根部切除回结肠动、静脉，右结肠动、静脉，中结肠动、静脉者叫作扩大右半结肠切除术。若为良性疾病则保留后腹膜及其相应的动、静脉血管，而只切除肠管即可。本节以结肠癌根治性手术为例，介绍结肠癌的右半结肠根治切除术。行腹腔镜微创手术时，应准备好相应的设备、器械，较常用的有超声刀、血管结扎速闭合系统、电动手术床、电子内镜、肠钳等。特别应提到的是术前肠道准备，一定要排空肠腔气体，使肠道处于空虚状态，有利手术显露动、静脉根部血管。

一、适应证

（1）盲肠、升结肠及结肠肝曲癌。

（2）经非手术疗法未能治愈的回盲部结核，尤其是伴有梗阻的增殖型结核。

（3）不能复位或已出现肠坏死的回盲部肠套叠。回盲部扭转时出现肠坏死时，也可以采取此术式。

（4）盲肠或升结肠的严重损伤。

二、禁忌证

（1）有严重器质性疾病不能耐受手术者。

（2）D 期、部分 C 期患者及腹腔内癌肿广泛转移者。

三、术前准备

常规检查血、尿、凝血常规，肝、肾功能，胸腹部 X 线片、心电图检查，必要时 CT 检查，了解有无淋巴结转移情况。控制炎症，治疗伴发病，如有贫血、低蛋白血症、电解质紊乱及酸碱平衡失调应及时纠正，术前 3 天行肠道准备。

手术前 1 天常规皮肤准备，术前禁食、水 6 小时以上，术前晚及手术当天晨清洁灌肠，术前留置胃管及尿管，不必备血。

四、麻醉

采用气管插管全身麻醉。

五、患者体位与手术人员的位置

仰卧位，手术床左侧安放固定装置，取手术床头低足高，略向左倾斜位，这种体位促使小肠向腹腔的左侧移动，横结肠向头侧移动。有利于显露位于后腹膜的肠系膜上动、静脉，右结肠动、静脉，回结肠动、静脉，十二指肠水平部等组织，利于第二、三站淋巴结的清扫，术者位于患者的左侧，助手站于患者的右侧，持镜者靠术者左侧站在患者左侧。

六、手术步骤

一般放置 4 枚 Trocar：①脐下 2～3 cm 向左 2～3 cm 处，11 mm Trocar。②腹白线脐上 2～3 cm 处 5 mm Trocar。③脐与右髂前上棘连线中点处 5 mm Trocar。④右锁中线肋缘下 2 cm 处

5 mm Trocar。各切口部位如图 9-2。

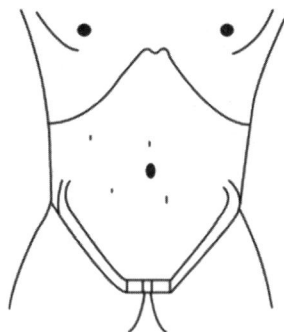

图 9-2　各切口部位

（一）建立气腹

以开放法为例。术野皮肤常规碘伏消毒，铺无菌巾。取脐下 2～3 cm 处切口长约 1.0 cm，逐层切开皮肤、皮下、腹直肌前鞘、向右侧拉开腹直肌、打开腹膜，置入 11 mm Trocar，接通气腹机，注入 CO_2 建立气腹，理想的气腹压力为 10～14 mmHg，置入腹腔镜。

（二）Trocar 置入

镜下分别于脐上 2～3 cm 处、右肋弓下、脐与右髂前上棘连线中点处穿刺置入 5 mm 三个 Trocar，插入手术操作器械（图 9-3），探查。

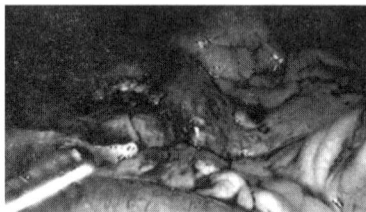

图 9-3　探查，升结肠癌

（三）荷瘤肠段处理

探查后，找到肿瘤部位，分别以纱带结扎荷瘤肠段近远端（图 9-4）。

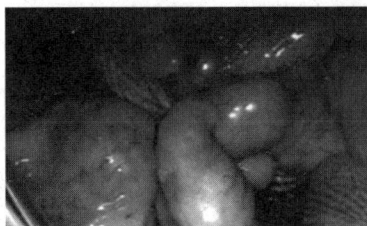

图 9-4　纱带结扎荷瘤肠段

（四）显露后腹膜

将手术床调整至左倾、头低足高位时小肠即随体位移向左侧，再用肠钳将回肠进一步推移向左侧，将盲肠、升结肠、横结肠右半部以及肠系膜上动、静脉右侧的后腹膜显露出来（图 9-5）。

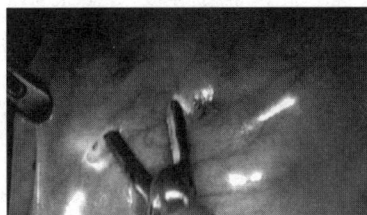

图 9-5　显露后腹膜

（五）游离、结扎

切断右结肠、回结肠及结肠中动、静脉右支血管，清扫外科干淋巴结。根据肿瘤的部位，确定右半结肠切除的范围（图 9-6、9-7）。外科干是 Gillot 于 1964 年提出的，把从胃结肠静脉干注入点到回结肠静脉注入点间的肠系膜上静脉，称作外科干，长 1.4～8.5 cm，个体差异较大。肠系膜上动脉位于外科干左侧，其各主要分支均横越外科干前面走向右侧。右结肠中央淋巴结位于外科干右侧。当腹腔镜下显露出后腹膜及肠系膜上动脉走行部位时，通过观察肠系膜动脉搏动，来初步判断肠系膜上动脉的走向。术者左手持肠钳，右手持直径 5 mm 超声刀，先沿肠系膜上动脉的走向剪开后腹膜。于其右侧用超声刀游离出右结肠动、静脉血管（此时应注意勿损伤位于腹膜后右结肠动、静脉上方，向横结肠系膜根走向的十二指肠水平部），游离出右结肠动、静脉血管后，分别于其动、静脉根部施夹一枚，于夹的远端用 LigaSure 电凝切断，然后沿外科干向下方游离至回结肠动、静脉，于回结肠动、静脉血管根部施锁夹，再于锁夹远端 LigaSure 电凝切断，同时清扫外科干右侧的淋巴结。于后腹壁游离回肠系膜根部，当回肠系膜游离穿透后，应用 LigaSure 连续电凝剪断回肠系膜直至距回盲瓣15 cm 的回肠系膜。远端血管处理后再转向近端的结肠中动静脉血管，将大网膜纵向剪断至结肠预定切断线处，用超声刀向上方剪断胃结肠韧带到胃大弯，保留胃网膜右动、静脉，切除大网膜右1/3 部分。在助手的协助下提起横结肠显露中结肠动、静脉，游离、结扎、切断中结肠动、静脉右侧支，若为肝曲部肿瘤，应切除胃网膜右动、静脉，并清扫幽门下及胃大弯右半部淋巴结，胃右动、静脉要用带锁夹结扎，以免脱落引起出血，应于根部游离切断结肠中动、静脉，至此右半结肠的血供及静脉回流已被阻断。第三站淋巴结已清扫。

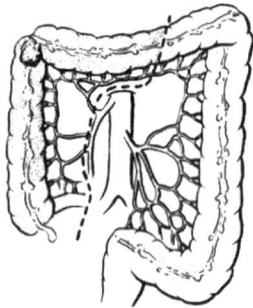

图 9-6　右半结肠切除的范围　　　　图 9-7　右半结肠切除的范围

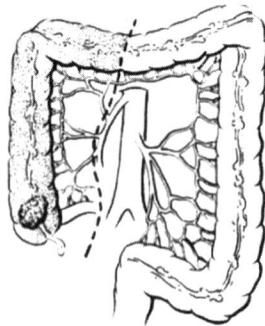

（六）游离右侧结肠及系膜

助手用肠钳钳夹回盲部肠管向左上方牵拉，术者左手持超声刀，右手持肠钳，从回盲部开始，沿右结肠旁沟向上方剪开侧腹膜至结肠肝曲，切除肿瘤处外侧腹膜 2 cm，其他处切除 1 cm，注意保护右输尿管（图 9-8）。剪断肝结肠韧带，向左侧游离升结肠系膜，自胰腺下缘用超声刀游离切断横结肠系膜，直至内侧的肠系膜上动脉血管根部系膜离断处，并向上方清扫外科干右侧的淋巴结，注意勿损伤十二指肠的降部及水平部（图 9-9）。延长右上腹小切口，与肋弓平行切开长约 4 cm，放置切口保护器（图 9-10），以防肿瘤种植。

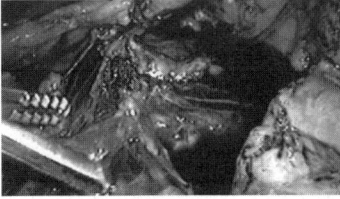

图 9-8　剪开侧腹膜，右输尿管

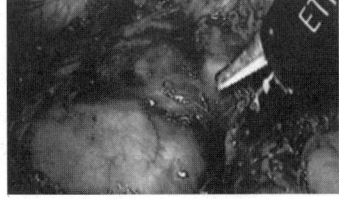

图 9-9　十二指肠

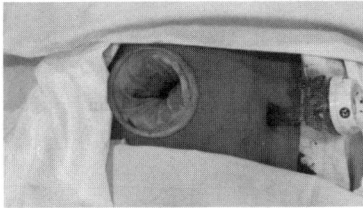

图 9-10　置入切口保护器

（七）切除肠管

将回肠提出至腹腔外，于距回盲部 20 cm 处切断回肠，近端回肠荷包缝合后内翻结扎，断端涂碘伏，保留结扎线，钳夹结扎线盲端留置于腹腔外。将近端回肠放回腹腔。然后将远端回肠、盲肠、升结肠及结肠肝曲提出至腹腔外，装入塑料袋内结扎袋口，提拉肠管时应特别注意，切忌暴力挤压牵拉肿瘤段肠管，以防肿瘤细胞脱落继发切口种植或腹腔种植。于横结肠预定切断线的近、远端分别放置十二指肠钳和肠钳，于两钳间切断横结肠，切除病变肠管。横结肠的断端应有充分的游离度，可轻松提出右上腹切口以备吻合。

（八）肠道吻合

牵拉近端回肠结扎线，将回肠提出切口，肠钳钳夹回肠，45°

斜行切除荷包缝合处回肠残端，腹腔充气，腹腔镜下观察小肠及其系膜无扭转后，行回肠、结肠对端吻合（图 9-11）。吻合完毕确认通畅无狭窄后还纳回腹腔，用两肠钳将回、横结肠系膜拉近并拢，用 LigaSure 多点封合已并拢的系膜（图 9-12），封闭肠系膜。右侧腹部放置引流管，缝合腹壁各切口。

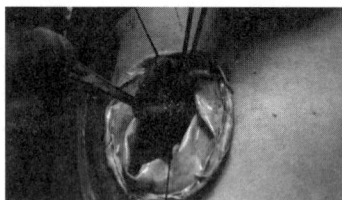

图 9-11　回肠、结肠对端吻合

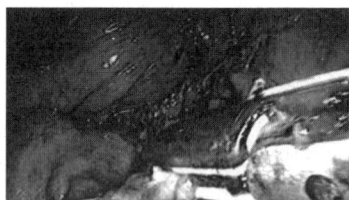

图 9-12　封闭肠系膜，吻合口

七、术后处理

（1）继续持续胃肠减压，直至肠蠕动恢复，肛门排气即可拔除。胃肠减压期间须确保水、电解质平衡。

（2）术后第 5 天起，每晚口服液状石蜡 30 mL，共 3～4 次。

八、手术要点

（1）对于未浸透浆膜的早期肠道肿瘤，依靠双镜联合确定肿瘤部位，这是腹腔镜微创胃肠外科的必要手段。但应该注意的是行术中结肠镜检查时，避免气体进入小肠。若小肠充气膨胀，则腹腔空间减小，术野不易显露，给后期的手术带来不便，甚至使手术无法进行。因此，术中结肠镜检时，应将末端回肠用肠钳夹闭，镜检结束后将肠道气体吸尽，使肠道处于空虚状态。

（2）手术切除肿瘤肠管，同时要清扫区域淋巴结以达到根治切除的目的，腹腔镜手术亦同传统手术一样，必须彻底清扫与肿瘤转移有关的区域淋巴结，根据肿瘤所占部位采取不同的术式。盲肠及升结肠癌，沿肠系膜上动脉在根部分离、结扎右结肠动、静脉，回结肠动、静脉，结肠中动、静脉的右支。距回盲部 20 cm 切断回肠，切断右 1/3 部分横结肠及其所属大网膜。若怀疑结肠中动、静脉有淋巴结转移，或肿瘤位于肝曲部及横结肠右侧者，还应切除胃网膜右血管,幽门下、胃大弯右下部淋巴结。自根部游离、结扎、切断结肠中动、静脉,廓清其周围淋巴结。距肿瘤10 cm处切断横结肠。

(3)有学者主张先阻断血管后再游离肠管的手术顺序。腹腔镜下寻找游离右结肠、回结肠及中结肠血管时,重要的是术野的显露。术前准备时一定要排空小肠内的气体,使小肠处于空虚状态。调整手术床向左侧倾斜、头低足高位,用肠钳将小肠肠管推向左上腹腔。此时,右侧的后腹膜,肠系膜上动、静脉及小肠系膜即可清楚地显露于术野中。肥胖的患者看不到腹膜后的血管时,可先用超声刀纵向剪开后腹膜,于十二指肠水平部下方游离寻找右结肠血管,并将右结肠动、静脉血管根部及肠系膜上动、静脉显露,以此为突破口,向下向上游离血管、清扫外科干淋巴结。

(4)游离结肠及系膜时要注意腹膜后脏器。切开侧腹膜后,向下于髂外动脉的下方转向末端回肠系膜。此时注意寻找右侧输尿管,沿髂血管向内侧游离至接近髂内、髂外血管分叉时,即可于髂外动脉的前面找到右侧输尿管。当向内侧游离后腹膜时,即可通过已显露的右侧输尿管的走向,避免损伤右侧输尿管。游离升结肠及结肠肝曲时要注意右肾、腔静脉及十二指肠。尤其是后两者,当游离横结肠系膜过肾内侧缘后,即应注意勿将其损伤。

(5)右上腹切口应选择回肠横结肠吻合的体表投影处。腹腔镜右半结肠切除术的回肠横结肠吻合时,肠管经右上腹切口提出在腹腔外吻合。因此,右上腹切口应与横结肠断端相对应,横结肠自切口提出时无张力,以利于回肠横结肠吻合。

(6)回肠横结肠的吻合方式,一般采用对端吻合。若回肠、横结肠口径相差较大,应采用端侧吻合。我们也采用直线切割器行侧侧吻合,即选择横结肠的结肠带与回肠的对系膜侧肠壁,将直线切割缝合器的两吻合臂经肠管断端插入肠腔,当吻合器夹闭、击发、切割后,回肠横结肠即完成侧侧吻合。此时,回肠、横结肠的断端已形成一个共同的扩大的肠腔,再用直线切割缝合器将此扩大的肠腔夹闭、缝合、切割,此缝合将回肠横结肠断端封闭。

此直线切割缝合器的缝合是由两排钽钉完成的。

九、常见手术并发症及预防

结肠手术常见并发症不多，预防的关键在于术前准备，术前准备充分，则少有并发症出现。回结肠吻合口漏是可能出现的并发症之一，发生率不高，但一旦发生后果严重，多发生在老年、体弱、术前营养状态差的患者。术后患者出现腹膜炎，腹腔引流管引出肠液或粪便样液体，应警惕吻合口漏。预防：充分的术前准备是预防吻合口漏的根本，包括肠道准备及术前营养支持；术中精细操作，术后营养支持，都可减少或避免吻合口漏的发生。

第五节 腹腔镜左半结肠切除术

腹腔镜左半结肠癌根治术是指完全应用腹腔镜进行左半结肠癌根治术，其切除范围及手术原则同开腹手术，优点是腹壁切口小，腹腔操作空间显露好，对微细结构的观察优于开腹手术时的肉眼观察，视野局部非常清晰，可以非常满意地显露出结肠主干动、静脉的根部，达到廓清中央淋巴结，避免术后肿瘤转移、复发的目的。目前国内外已有许多医院开展了这一术式。

一、适应证

（1）降结肠、横结肠脾曲良性疾病。

（2）降结肠 A、B、C 期恶性肿瘤。

（3）横结肠脾曲部位 A、B、C 期恶性肿瘤。

二、禁忌证

（1）有严重器质性疾病不能耐受手术者。

（2）D 期、部分 C 期患者及腹腔内癌肿广泛转移者。

三、术前准备

同右半结肠癌根治术。

四、麻醉方法

均采用气管插管全麻。

五、患者体位与手术人员的位置

患者取截石位（根据手术的需要可以随时变换体位，如头高足低位），术者位于患者的右侧，助手站于患者的左侧，持镜者靠术者左侧站在患者右侧。

六、手术步骤

腹腔镜左半结肠切除术一般需有 5～6 个腹壁戳孔，置入 Trocar：①脐部置入 11 mm Trocar。②左肋弓下、右中腹穿刺各置入 10 mm Trocar。③左中腹及左、右下腹穿刺各置入 5 mm Trocar。各切口部位如图 9-13。

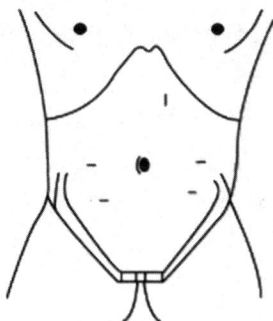

图 9-13　各切口部位

（一）建立气腹

同第五节。

（二）Trocar 置入

镜下分别于左肋弓下、脐与右锁中线连线中点穿刺置入 2 个 10 mm Trocar，脐与左锁中线连线中点及与左右髂前上棘连线中点处穿刺置入 3 个 5 mm Trocar，插入手术操作器械（图 9-14），探查。

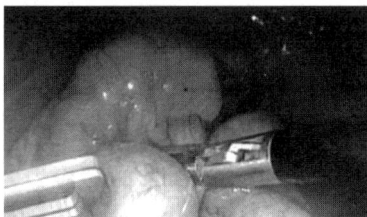

图 9-14　插入手术操作器械

（三）荷瘤肠段处理

探查后，找到肿瘤部位，于距肿瘤两端 10 cm 处以纱布条扎紧。

（四）处理结肠系膜及血管

超声刀剪开侧腹膜，注意保护输尿管，游离降结肠。于肠系膜下动脉根部以钛夹（双重）夹闭血管，以 LigaSure 凝固、离断血管，切断所属肠系膜，同时廓清淋巴结。

（五）切除肠管

游离降结肠至横结肠脾曲及乙状结肠近端，以直线切割缝合器离断乙状结肠；扩大左上腹 Trocar 切口约 5.0 cm，置入切口保护器，拉出预切肠管，切除左半结肠，近端行荷包缝合，插入圆形吻合器抵钉座，收紧荷包缝合线，还纳回腹。

（六）乙状结肠横结肠端端吻合

重建气腹，自肛门插入圆形吻合器，与预先插入近端的抵钉座对接，完成乙状结肠横结肠端端吻合。

（七）关闭肠系膜缺口

两肠钳将两系膜拉近并拢，用 LigaSure 多点封合已并拢的系膜（图 9-15）。以无菌蒸馏水充分冲洗腹腔，吻合口处置胶管引流管一枚，引出体外，拔除诸 Trocar。

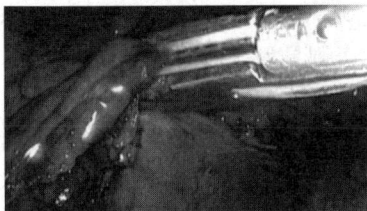

图 9-15　LigaSure **封合已并拢的系膜**

七、术后处理

（1）24 小时后拔除导尿管，48 小时后视引流液情况拔除引流管。

（2）肛门排气后停止胃肠减压，可进半流质饮食。

（3）术后 3 天换药。

（4）术后 7 天拆线。

（5）术后 2 周～1 个月内进行规范化疗。

八、手术要点

（1）左半结肠恶性肿瘤应行根治性切除术，其切除范围同开腹手术（图 9-16、9-17），同时行淋巴结廓清。

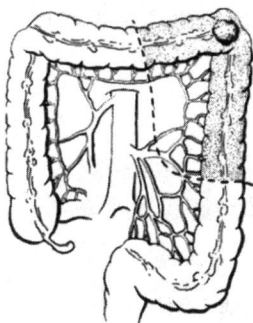

图 9-16　**左半结肠切除范围**

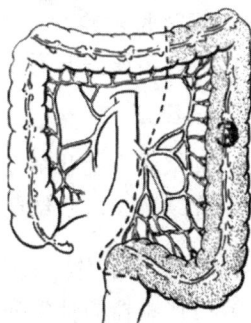

图 9-17　**左半结肠切除范围**

（2）左半结肠切除与右半结肠切除有所不同，尤其在行左半结肠根治性切除术时，其与乙状结肠吻合时多不能在体外进行，需使用吻合器来完成，要求预留肠管有足够的长度，确保吻合后吻合口处无张力，否则易发生吻合口漏。

（3）游离横结肠脾曲时应注意不要过分向下牵拉横结肠，以免造成脾包膜撕裂出血，应使用超声刀或 LigaSure 在无张力条件下进行分离；分离肾结肠韧带时应使用剪刀或超声刀沿肾包膜内侧缘分离，可有效防止出血。

九、常见手术并发症及预防

同右半结肠切除术。

第六节　腹腔镜乙状结肠切除术

腹腔镜乙状结肠切除术是指完全应用腹腔镜进行乙状结肠切除术，其切除范围及手术原则同开腹手术，优点是腹壁切口小，腹腔操作空间显露好，对微细结构的观察优于开腹手术时的肉眼观察，视野局部非常清晰，可以非常满意地显露出结肠主干动、静脉的根部，达到廓清中央淋巴结，避免术后肿瘤转移、复发的目的。乙状结肠系膜长，活动度较大，便于腹腔镜下操作，目前国内外已有许多医院开展了这一术式。

一、适应证

（1）降结肠、乙状结肠交界处或乙状结肠良性疾病。
（2）降结肠、乙状结肠交界处或乙状结肠恶性肿瘤。

二、禁忌证

（1）有严重器质性疾病不能耐受手术者。
（2）D 期、部分 C 期患者及腹腔内癌肿广泛转移者。

三、术前准备

同右半结肠癌根治术。

四、麻醉方法

同右半结肠癌根治术。

五、患者体位与手术人员的位置

患者取截石位（根据手术的需要可以随时变换体位，如头高足低位），术者位于患者的右侧，助手站于患者的左侧，持镜者靠术者左侧站在患者右侧。

六、手术步骤

腹腔镜乙状结肠切除术一般需有 5 个腹壁戳孔，置入 Trocar：①脐部 11 mm Trocar。②右中腹穿刺置入 10 mm Trocar。③左中腹及左、右下腹穿刺各置入 5 mm Trocar。各切口部位如图 9-18。

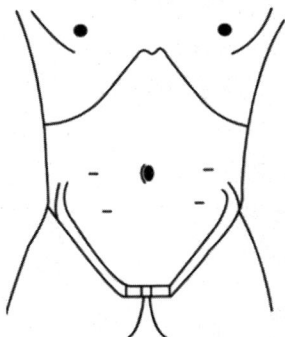

图 9-18　各切口部位

（一）建立气腹

同第五节。

（二）Trocar 置入

镜下于脐与右锁中线连线中点穿刺置入 10 mm Trocar，脐与左锁中线连线中点及与左右髂前上棘连线中点处穿刺置入 3 个 5 mmTrocar，插入手术操作器械，探查。

（三）荷瘤肠段处理

探查后，找到肿瘤部位，于距肿瘤两端 10 cm 处以纱布条扎紧。

（四）处理结肠系膜及血管

超声刀剪开乙状结肠内侧后腹膜，显露腹主动脉，游离肠系膜下动脉，以带锁结扎夹夹闭乙状结肠动脉，于夹远端以结扎速（LigaSure）凝固、离断，切断所属肠系膜，同时廓清腹主动脉旁淋巴结。

（五）切除肠管

将乙状结肠翻向右侧，超声刀剪开乙状结肠外侧腹膜，游离乙状结肠，以直线切割缝合器离断乙状结肠；扩大左下腹 Trocar 切口约 5.0 cm，置入切口保护器，拉出预切肠管，切除乙状结肠，近端行荷包缝合，插入圆形吻合器抵钉座，收紧荷包缝合线，还纳回腹。

（六）乙状结肠横结肠端端吻合

重建气腹，自肛门插入圆形吻合器，与预先插入近端的抵钉座对接，完成乙状结肠直肠端端吻合。

（七）关闭肠系膜缺口

两肠钳将两系膜拉近并拢，用 LigaSure 多点封合已并拢的系膜。以无菌蒸馏水充分冲洗腹腔，吻合口处置胶管引流管一枚，引出体外，拔除诸 Trocar。

七、术后处理

（1）24 小时后拔除导尿管，48 小时后视引流液情况拔除引流管。

（2）肛门排气后停止胃肠减压，可进半流质饮食。

（3）术后 3 天换药。

（4）术后 7 天拆线。

（5）术后 2 周～1 个月内进行规范化疗。

八、手术要点

（1）乙状结肠恶性肿瘤应行根治性切除术，其切除范围同开腹手术（图 9-19），同时行淋巴结廓清。

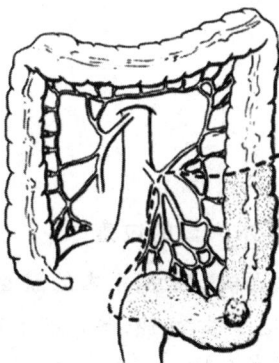

图 9-19 乙状结肠切除范围

（2）要求预留肠管有足够的长度，确保吻合后吻合口处无张力，否则易发生吻合口漏。

九、常见手术并发症及预防

同右半结肠切除术。

第七节 腹腔镜横结肠切除术

横结肠良、恶性疾病并不少见，只是由于其解剖位置较特殊，而容易被误诊为其他疾病。横结肠的良、恶性肿瘤均需手术治疗，腹腔镜横结肠切除术国内外已有报道。

一、适应证

（1）横结肠中段良、恶性肿瘤。
（2）邻近部位肿瘤直接浸润横结肠中段有切除可能者。
（3）横结肠损伤、扭转坏死等疾病。

二、禁忌证

（1）有严重器质性疾病不能耐受手术者。
（2）D期、部分C期患者及腹腔内癌肿广泛转移者。

三、术前准备

同右半结肠癌根治术。

四、麻醉方法

同右半结肠癌根治术。

五、患者体位与手术人员的位置

患者取仰卧位或截石位（根据手术的需要可以随时变换体位，如头高足低位），术者位于患者的右侧，助手站于患者的左侧，持镜者靠术者左侧站在患者右侧。

六、手术步骤

腹腔镜横结肠切除术一般需有 4 个腹壁戳孔，置入 Trocar：①脐部 11 mm Trocar。②脐剑突连线中点穿刺置入 10 mm Trocar。③左、右下腹穿刺各置入 5 mm Trocar。各切口部位如图 9-20。

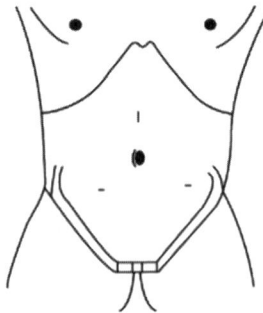

图 9-20　各切口部位

（一）建立气腹

置入 Trocar，荷瘤肠段处理同第五节。

（二）处理横结肠血管

超声刀剪开后腹膜，显露结肠中动脉，于肠系膜上动脉结肠中动脉根部以带锁结扎夹夹闭，于夹远端以 LigaSure 电凝、离断（必要时应离断左结肠动脉）。

（三）处理胃结肠韧带

沿胃大弯胃侧以超声刀离断胃结肠韧带，同时向两侧游离横结肠，分别剪开左右侧腹膜，游离结肠肝曲及脾曲，将横结肠向前翻起，超声刀廓清腹膜后淋巴结。

（四）处理横结肠系膜

于结肠系膜根部，以超声刀或 LigaSure 呈 V 形凝固、离断横结肠系膜。

（五）切除肠管

扩大剑突下 Trocar 切口约 5.0 cm，置入切口保护器，拉出预切肠管，切除预切横结肠，行横结肠（或升、降结肠）端端吻合，确认吻合口通畅后，还纳回腹，缝合小切口，重建气腹。

（六）关闭肠系膜缺口

两肠钳将两系膜拉近并拢，用 LigaSure 多点封合已并拢的系膜。以无菌蒸馏水充分冲洗腹腔，吻合口处置胶管引流管一枚，引出体外，拔除诸 Trocar。

七、术后处理

同右半结肠癌根治术。

八、手术要点

（1）横结肠恶性肿瘤根治性切除术的切除范围同开腹手术（图 9-21），同时行淋巴结廓清。

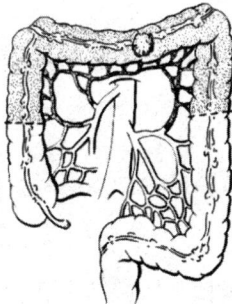

图 9-21 横结肠根治术的切除范围

（2）要求预留肠管有足够的长度，确保吻合后吻合口处无张力，否则易发生吻合口漏。

（3）处理结肠脾曲时应注意不要过分牵拉，以免撕裂脾被膜，造成出血。

九、常见手术并发症及预防

同右半结肠切除术。

第八节　腹腔镜全（次全）结肠切除术

全结肠切除其实是同时进行左及右半结肠切除术，真正的全结肠切除术应是自回盲部开始到直肠全部切除，同时行直肠黏膜剥离、回肠贮袋术，近年也有将切除至直肠乙状结肠交界处者称为全结肠切除，全结肠切除术适应证不多。次全结肠切除适应证相对多一些，次全结肠切除有两种术式，即切除升、横、降结肠及乙状结肠，保留回盲部与直肠吻合；另一式式为保留乙状结肠，行回肠乙状结肠吻合，具体术式应视病变程度、范围而定，原则是完全、彻底切除病灶，确保术后无复发。腹腔镜全（次全）结肠切除术国内已有报道。

一、适应证

（1）慢性溃疡性结肠炎、家族性腺瘤息肉病、黑斑息肉病（P-J综合征）、慢传输型便秘（STC）、先天性巨结肠症等结肠疾病。

（2）多发性原发性结肠癌（肿瘤直径＜6.0 cm）。

二、禁忌证

（1）有严重器质性疾病不能耐受手术者。

（2）克罗恩病、肛瘘、直肠肌层狭窄及纤维化。

（3）妊娠期结肠肿瘤。

（4）肿瘤横径>6.0 cm。

（5）腹腔内肿瘤广泛转移、种植。

（6）邻近多器官浸润，肿块固定或侵犯小肠并形成内瘘。

（7）伴肠梗阻及明显腹胀。

（8）肿瘤穿孔合并腹膜炎。

三、术前准备

同右半结肠癌根治术。

四、麻醉方法

同右半结肠癌根治术。

五、患者体位与手术人员的位置

患者取仰卧位或截石位（根据手术的需要可以随时变换体位，如头高足低位），术者先位于患者的左侧，助手站于患者的右侧，持镜者靠术者站在患者左侧（便于处理右半结肠）。

六、手术步骤

腹腔镜全（次全）结肠切除术一般需有 4 个腹壁戳孔，各切口部位同腹腔镜横结肠切除术。

（一）建立气腹，Trocar 置入

同第五节，探查。

（二）处理右半结肠

同右半结肠切除术。

（三）处理各韧带

以超声刀或 LigaSure 游离切断胃结肠韧带、横结肠系膜及脾结肠韧带。

（四）处理左半结肠

术者与助手交换位置，自直肠、乙状结肠交界处始向上以超声刀切开乙状结肠系膜的左侧叶，游离乙状结肠、降结肠至全部结肠游离完毕（注意保护左侧输尿管）。

（五）肠管切除

以带锁结扎夹夹闭，于夹远端以 LigaSure 凝固、离断左结肠动脉，以直线切割缝合器离断乙状结肠；扩大左下腹 Trocar 切口约 5.0 cm，置入切口保护器，拉出肠管，于距回盲部约 20.0 cm 处切断回肠，近端行荷包缝合，插入圆形吻合器抵钉座，收紧荷包缝合线，还纳回腹。

（六）回直肠吻合

缝合小切口，重建气腹，观察、确认小肠系膜无扭曲，自肛门插入圆形吻合器，与预先插入回肠近端的抵钉座对接，完成回肠直肠端端吻合。

（七）关闭肠系膜缺口

两肠钳将两系膜拉近并拢，以 3 号可吸收带针缝线缝合肠系膜缺口，或用 LigaSure 多点封合已并拢的系膜。以无菌蒸馏水充分冲洗腹腔，吻合口处置胶管引流管一枚，引出体外，拔除诸 Trocar。

七、术后处理

同右半结肠癌根治术。

八、手术要点

（1）结肠多发恶性肿瘤行根治性切除术时，应同时行淋巴结廓清。

（2）术中最好配合结肠镜检查，确定结肠切除范围，在保证手术彻底的同时尽量保留部分结肠，行结肠次全切除术，避免术后因结肠全部切除而完全丧失结肠的水分吸收功能，保留部分乙状结肠及直肠，结肠的水分吸收功能逐渐可以得到代偿。

（3）结肠次全切除时，游离的结肠及回肠经左下腹切口拉出切除，并行回肠与乙状结肠吻合，还纳回腹后应在腹腔镜下将回肠系膜与乙状结肠系膜缝合闭锁，以免术后发生内疝。由于结肠被广泛切除，升结肠及降结肠部位已无腹膜覆盖，横结肠部位亦留有被切断的横结肠系膜残端，这些缺少腹膜覆盖的部位及横结肠系膜残端易与肠管粘连引起术后肠梗阻，因此，术后应嘱患者早期离床活动，同时应用促进肠道功能恢复药物，针灸足三里穴位，以促进肠道功能恢复，避免发生粘连性肠梗阻。

九、常见手术并发症及预防

同右半结肠切除术。

第十章　腹腔下直肠手术

第一节　直肠的解剖

直肠位于盆腔，平对第 3 骶椎高度续接乙状结肠，沿第 4～5 骶椎和尾骨前面向下，达尾骨尖平面续接肛管。直肠上段管腔较宽大，称为壶腹部，直肠下段管腔缩小，在肛柱上端的肛直线延续为肛管。

本节主要讨论直肠上段壶腹部的形态结构，某些方面也涉及肛管上部。

一、直肠的形态

直肠与乙状结肠相接之处无明显界线，一般认为乙状结肠系膜消失之处，即为直肠开始之处，大致平对第 3 骶椎高度。直肠长 12～15 cm，上端管径为 4 cm，上部扩大为直肠壶腹部，其管径随充盈情况不同而异；下部因肛管直肠环环绕面缩小，被称为肛管直肠。直肠的形态结构不同于乙状结肠，肠管表面无系膜、结肠袋、肠脂垂和结肠带。结肠纵肌层在直肠上方 5 cm 处开始形成两束纵肌，沿直肠前后壁下降并逐渐分散。

直肠的命名源于低等哺乳类动物，其实人体的直肠并非直形肠管，无论是从矢状位还是从额状位观察，都略呈 S 状弯曲。从矢状位观察，直肠和肛管在骶骨和尾骨前方形成两个弯曲，上一个弯曲随骶骨凹向前方，称为骶曲，距肛门 7～9 cm；下一个弯曲在直肠下部穿过盆膈处，距肛门 3～5 cm，凹向后方，称为会阴曲。会阴曲男性在前列腺后方，尾骨尖前下方，女性在阴道下段和会阴体后方，尾骨尖前方。从额状位观察，直肠局部偏离正中线，形成三个侧方弯曲。上部与乙状结肠连接处弯向右侧，中部弯向左侧，下部再弯向右侧，但其起始部和下部都在正中线上。

二、直肠与腹膜的关系

腹膜覆盖直肠上端的前面和两侧，直肠前方的腹膜，在男性返折到膀胱后壁，形成直肠膀胱陷凹，在女性返折到阴道上端和子宫后壁，形成直肠子宫陷凹。上述两个陷凹分别为男性和女性腹膜腔的最低点，男性距肛门 7.5 cm；女性较低，距肛门5.5 cm，腹膜炎患者在立位或半卧位时均可在此发生积液。男性患者可以通过肛管指检，检查直肠前壁前方有无波动，并在直肠前壁距肛门 7.5 cm 处穿刺，进入直肠膀胱陷凹抽取积液；女性患者可以做阴道指检，在阴道后穹上方检查有无波动，并在阴道后穹穿刺，进入子宫直肠陷凹抽取积液。

乙状结肠的腹膜借纤维结缔组织牢固地附着在肌膜之外，而直肠上段的腹膜借疏松结缔组织和脂肪覆盖在肌膜表面，所以直肠比乙状结肠有较大的伸展性。

三、直肠管壁结构

直肠与其他消化管壁结构一样，有黏膜层、黏膜下层、肌层和外膜。直肠在排空的情况下，黏膜存在一些皱襞。直肠肛管部有纵行皱襞，在充盈时管腔扩大，纵行皱襞消失。直肠壶腹部有几个半月形的横行或水平皱襞，又称 Houston 瓣，直肠充盈时，横行皱襞更为明显。横行皱襞由黏膜、黏膜下层和肌层参与构成。一类横行皱襞深面有环行和纵行肌纤维参与，在直肠表面有一明显的凹沟，位置比较恒定；另一类横行皱襞无纵行肌纤维参与，直肠表面无明显凹沟，位置不恒定。比较恒定的横行皱襞一般有3～5个，向肠腔内突入，最上一个在直肠起始部的左侧或右侧，有时甚或环绕管壁，缩窄管腔，距肛门约 13 cm；中部的横行皱襞大而恒定，其内环行肌层明显，常被称为第 3 肛门括约肌，位于直肠壶腹的右前壁，距肛门 9～11 cm，正对向直肠前方的腹膜返折处，是直肠镜检时作为腹膜腔最低点的定位标志；最下一个横行皱襞往往不恒定，距肛门约 8 cm，位于中部横行皱襞下方 2.5 cm 处直肠左侧壁。做直肠镜检时，须注意绕过这三个横行皱襞，避免损伤直肠壁。有时在中部横行皱襞上方 2.5 cm 处，尚有另一个横行皱襞。

直肠横行皱襞由黏膜、黏膜下层和肌层构成。镜检时可见直肠横行皱襞游离缘菲薄、柔软、透明而光滑，呈淡红色，如见其表面混浊、增厚、变红，常表明黏膜水肿并有急性炎症；如见其表面苍白、萎缩，表明直肠黏膜有过慢性炎症。

有学者认为直肠可分为功能不同的上、下两部。上部在中部横行皱襞以上，肠腔宽大，能容纳粪便，其前壁被有腹膜，可以自由向腹膜腔扩张，是直肠的容便器；而下部肠腔缩小，肠管壁外有致密的腹膜外结缔组织包绕，通常和肛管一样处于关闭状态，仅在排便时暂时开放，是排便的反应器官。但有人持反对观点，认为乙状结肠是粪便储存器，而整个直肠和肛管都是粪便的通道和排便器官。在生理状态下直肠呈排空状态，排便前粪便进入直肠壶腹，刺激肠壁，引起便意，触发排便反射。实验证明用气球充气扩张直肠管壁，可以引起便意，排便感和肛门括约肌的反射性收缩。Pierre（1976）证明直肠切除后，即使肛门括约肌正常保留也会出现排便反射障碍，表明直肠壁的正常感觉功能是维持排便反射和排便控制能力不可缺少的因素。

四、直肠的毗邻

直肠后面正中邻接最下三个骶椎和尾椎，骶正中血管、奇神经节（最下一个交感神经节）和直肠上血管。直肠后外侧邻接梨状肌、最下三对骶神经和尾神经前支、交感干、骶外侧血管、盆神经丛、尾骨肌和肛提肌的髂骨尾骨肌。直肠筋膜借纤维结缔组织连接于骶前孔前方，这些纤维结缔组织除在直肠下部增厚组成直肠外侧韧带以外，还包绕上述的血管、神经、淋巴管、淋巴结和直肠周围的脂肪。

直肠前方的近邻男女不同。男性直肠在腹膜返折线以上邻接膀胱底部，以及落入直肠膀胱陷凹内的回肠和乙状结肠肠袢；而腹膜返折线下直肠邻接膀胱底下部、精囊腺、输精管、输尿管和前列腺。女性直肠在腹膜返折线以上，邻接子宫和阴道上部，以及落入直肠子宫陷凹内的回肠和乙状结肠肠袢；而腹膜返折线以下邻近阴道下部。对不同性别的患者做肛管指检，可在直肠前壁扣及不同的结构。男性可扣及精囊腺、输精管末段、前列腺以及更外侧的输尿管末段，女性可扣及阴道和子宫颈管外口即子宫口。

五、直肠和肛管的动脉

直肠和肛管的血液供应来自直肠上动脉、直肠下动脉、骶正中动脉和肛门动脉。

（一）直肠上动脉

直肠上动脉又称为痔上动脉，是肠系膜下动脉的最下一个分支，有人认为是肠系膜下动脉的延续。直肠上动脉在乙状结肠系膜内下行，跨过左侧髂总血管，进入小骨盆，在第3骶椎高度分为左、右支，沿直肠两侧下降，通常右支比左支大。直肠上动脉分支供应直肠上部，并与直肠下动脉和肛门动脉吻合。直肠上动脉在分支以前，常分出至少一支最下乙状结肠动脉或直肠乙状结肠动脉，与主干平行上升，分布至乙状结肠下段和直肠上段。过去认为直肠乙状结肠动脉与乙状结肠动脉之间的吻合不佳，与直肠上动脉之间的吻合也不明显，切断直肠乙状结肠动脉，可能导致直肠上段和乙状结肠下段缺血，建议在切除乙状结肠而保留直肠上段时应仔细检查动脉吻合的情况，最好在边缘动脉最低吻合弓处切断，保留直肠乙状结肠动脉，低于此平面，则有可能切断直肠乙状结肠动脉。现在认为乙状结肠动脉、直肠乙状结肠动脉、直肠上、下动脉之间都有吻合存在，Sudeck危险点事实上并不存在，直肠可以在任何水平切断，不必担心血液供应不良。有研究证实直肠后动脉普遍存在，通常作为侧支发自直肠上动脉分为两支以前，也可能与最下乙状结肠动脉共干发出，分布到直肠后壁。直肠上动脉右支穿过直肠肌层，进入黏膜下层内下降，在直肠中点分为右前支和右后支，分别沿直肠右前和右后壁内下降，末支终于痔内丛；直肠上动脉左支同样分为左前支和左后支，但左前支又分出前正中支。直肠上动脉的 5 条分支在肛直线处形成痔丛，向肛柱的黏膜下延伸，达肛门内括约肌水平，在肛瓣处彼此吻合，但在肛柱基部仍然保存一条较大的中心血管。

（二）直肠下动脉

直肠下动脉为髂内动脉的分支，有时发自阴部内动脉和臀下动脉，常与膀胱下动脉共干，行于直肠外侧韧带内，在直肠下段穿过肌层，进入直肠壁内，主要分布于直肠下部，与直肠上和肛门动脉吻合。常在进入直肠以前发出小支，与膀胱下动脉吻合，男性供给精囊腺和前列腺；女性分支到阴道上段。直肠下动脉过去曾被称为直肠中动脉或痔中动脉。

（三）肛门动脉

肛门动脉又称为直肠下动脉或痔下动脉，是阴部内动脉在坐骨直肠窝的分支。阴部内动脉由髂内动脉前干分出，行向前外侧，达坐骨大孔，在梨状肌与尾骨肌之间穿过梨状肌下孔，离开盆腔，进入臀区，绕坐骨棘背侧进入坐骨小孔，通过闭孔内肌筋膜形成的阴部管，在坐骨直肠窝外侧壁沿坐骨支前行，在男性分出阴茎背动脉和阴茎深动脉，供给阴茎，因此男性比女性的阴部内动脉粗大，女性发出阴蒂动脉。此外还发出会阴动脉和肛门动脉。会阴肛门动脉在坐骨结节上方由阴部内动脉发出，穿出阴部管后分为 2～3 支，由外向内横跨过坐骨直肠窝，供给肛门周围的皮肤、肛门内、外括约肌和肛瓣以下的肛管，在肛管下段肛门动脉与直肠上、下动脉发生吻合。肛门动脉还在会阴区坐骨直肠窝内与会阴动脉发生吻合。

（四）骶正中动脉

由腹主动脉分叉点上方 1 cm 处，发自后壁，于骶骨前面下降，发出分支供给直肠与肛管连接处的肛管后壁，与直肠下动脉吻合。

六、直肠和肛管的静脉

直肠和肛管的静脉回流与痔的发生有关，痔是直肠肛管常见的疾患。直肠和肛管的静脉在肠管壁形成静脉丛，称为直肠静脉丛。静脉丛可分为内、外两部，肌层以外为直肠外静脉丛，分布在直肠周围腹膜外筋膜间隙内，男性与膀胱前列腺丛交通，女性与子宫阴道丛交通；肌层以内，分布在直肠层和肛管皮下组织内，与直肠外静脉丛有广泛交通。

（一）直肠内静脉丛

直肠内静脉丛是门静脉与腔静脉之间的重要交通途径，也是痔的发生部位，有重要外科意义。直肠内静脉丛可以齿状线为界分上、下两部，齿状线以上称为痔内丛，分布在直肠下段特别是肛柱黏膜深面；齿状线以下称为痔外丛。痔内丛为一系列纵行扩大的静脉，由横支彼此相连，在直肠柱下端肛瓣上方形成环形的静脉丛，但在左侧、右前外侧和右后外侧三点比较突出，这或许与前述的直肠上动脉的分支走向有关，直肠上动脉的终支在此三点上平行下降，加强静脉丛的血流。这三点往往是内痔好发部位。痔内丛向上会合成7～8条静脉，在距肛门以上7.5 cm处穿出直肠肌层，注入两侧的直肠上静脉。直肠上静脉为肠系膜下静脉的属支，经门静脉回流。直肠壶腹处的痔内静脉丛注入两侧的直肠下静脉，直肠下静脉向上注入髂内静脉，经下腔静脉回流，因而痔内丛构成门静脉系和腔静脉系之间的重要交通吻合途径，门静脉高压时往往出现痔内丛静脉曲张。齿状线以下的痔内静脉丛称为痔外丛，分布在肛管下端皮下组织内，与痔内丛有广泛的吻合存在，痔外丛注入肛门静脉，在坐骨直肠窝内伴随肛门动脉，向外侧注入阴部内静脉，后者也属于下腔静脉的属支。

（二）直肠外静脉丛

直肠外静脉丛可分为上、中、下三组。上组位于腹膜返折线以上、直肠周围，收集肌层以外的静脉回流及黏膜下层的静脉回流，合成直肠上静脉。中组静脉丛位于腹膜返折线以下，肛提肌以上，与膀胱前列腺丛或子宫阴道丛交通，向两侧会合成直肠下静脉注入髂内静脉。下组静脉丛主要位于肛门外括约肌与肛门皮下组织之间，其前部经阴囊或大阴唇后部注入股前部的大隐静脉属支；后部经肛门外括约肌浅、深部之间的小静脉注入尾骨静脉丛；中部静脉丛较大，向外侧经肛门静脉注入阴部内静脉。

（三）内痔与外痔

痔内静脉丛迂曲扩大，形成内痔，原发于齿状线以上，肛柱下段的黏膜静脉丛。由于此处在左侧、右前内侧和右后外侧三点比较突出，原发性内痔多发生在此三点上，即截石位的 3、7、11 点钟的位置，而继发性内痔多由此三点扩大而成多个。齿状线以下的肛管皮下静脉丛迂曲扩大，形成外痔，外痔可见于肛门皮下，由于皮下感觉神经分布特点，肛门神经是躯体神经，所以外痔痛感明显。齿状线上下的静脉丛，同时迂曲扩大，可形成混合痔，此时内痔和外痔相互融合，括约肌间沟消失，甚或肛管黏膜外翻，为痔环脱垂。

七、直肠肛管的淋巴

肛管直肠的淋巴引流以齿状线为界，分上、下两组。上组在齿状线以上，引流途径向上、向两侧和向下。向上沿直肠上血管到肠系膜下血管根部淋巴结，这是直肠最主要的淋巴引流途径；向两侧者先到直肠侧韧带的直肠下血管淋巴结，再到盆腔侧壁的髂内淋巴结；向下穿透肛提肌至坐骨直肠间隙，伴随肛管血管到达髂内淋巴结。下组在齿状线以下向外经会阴部到达腹股沟淋巴结，然后到髂外淋巴结，也可经坐骨直肠间隙到髂内淋巴结。上、下两组淋巴网有时有吻合支互相交通，因此，直肠癌有时也可转移到腹股沟淋巴结。

八、神经

直肠由交感神经和副交感神经支配。交感神经主要来自骶前（腹下）神经丛，该丛位于主动脉分叉下方，在直肠深筋膜之外分成左右两支，各向下与骶部副交感神经会合，在直肠侧韧带两旁组成骨盆神经丛。骶前神经损伤可使精囊、前列腺失去收缩能力，因而不能射精，导致绝育。骶部副交感神经由第 2~4 骶神经分出，为支配排尿和阴茎勃起的主要神经，在会阴部手术时，要注意避免损伤。

第二节　腹腔镜经腹、会阴直肠切除术

腹腔镜经腹、会阴直肠切除术（Miles 手术），腹部的手术操作完全是在腹腔镜下完成，会阴部及结肠造瘘手术操作与传统手术相同。手术切除范围包括乙状结肠下部及其系膜和直肠全部、肠系膜下动脉和周围淋巴结、肛提肌、坐骨直肠窝内脂肪、肛管和肛门周围皮肤 5 cm 直径以及全部肛管括约肌。乙状结肠近端在左下腹壁做永久性人工肛门。手术特点是病变切除较彻底，治愈率高，是低位直肠癌的标准手术。但是，此术式创伤大、可能造成性功能障碍、需做永久性人工肛门是其缺点。

一、手术适应证

目前无完全统一标准规定，但应依据病理的早晚、生物学特性的恶性程度高低、肿瘤所在直肠部位及侵袭程度来决定。

（1）全身重要脏器功能可耐受手术者。

（2）肛管癌是此手术的绝对适应证；进展期直肠癌，浸润型弥漫性生长、黏液腺癌。

（3）低年龄患者无远处转移者，或有肝脏转移可同时手术或其他方法处理者。

（4）进展期直肠癌，虽为局限（Borrmann Ⅰ、Ⅱ型）分化型癌，但淋巴结有转移或癌周组织受侵者。

（5）进展期直肠癌，局限型，但位于直肠下段（距肛缘 6 cm 以内）者。

近些年来，由于检查手段的进步，如内镜超声、MRI、CT等大型设备的检查，加之临床直肠指诊，因此此类患者术前即可有较明确的评估。有学者经验，麻醉后患者做直肠指诊，对肿瘤部位、活动程度、游离时需要注意什么等做到心中有数，不做过大的切除，但一定防止缩小切除范围。对于低位直肠癌在切除范围理想的情况下，双吻合器的应用，保肛比例明显增加，但切忌盲目保肛而不保命。

二、禁忌证

（1）有严重器质性疾病不能耐受手术者。

（2）D期、部分C期患者及腹腔内癌肿广泛转移者。

三、术前准备

常规检查血、尿、凝血常规，肝、肾功能，胸腹部X线片，心电图检查，必要时检盆腔CT，了解有无淋巴结转移情况。控制炎症，治疗伴发病，如有贫血、低蛋白血症、电解质紊乱及酸碱平衡失调应及时纠正，术前3天行肠道准备。

手术前1天常规皮肤准备，术前禁食、水6小时以上，术前晚及手术当天晨清洁灌肠，术前留置胃管及尿管，不必备血。

四、麻醉

采用气管插管全身麻醉。

五、患者体位与手术人员的位置

截石位，取手术床头低足高，这种体位促使小肠及横结肠向头侧移动，有利于显露位于后腹膜的肠系膜下动、静脉，术者位于患者的右侧，助手站于患者的左侧，持镜者靠术者左侧站在患者右侧。

六、手术步骤

手术分两组（腹部手术组和会阴部手术组），可以先后或同时进行。

（一）腹部手术组手术步骤

一般放置 5 枚 Trocar：①脐右侧缘 11 mm Trocar。②脐与右、左锁中线连线上方约 2 cm 处 5 mm Trocar。③脐与右髂前上棘连线中点处 10 mm Trocar。④脐与左髂前上棘连线中点处 5 mm Trocar。各切口部位如图 10-1。

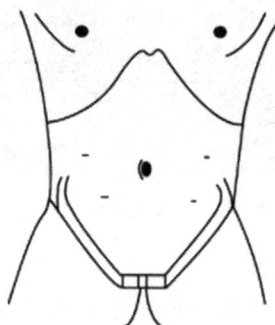

图 10-1　各切口部位

1. 建立气腹

以开放法为例。术野皮肤常规碘伏消毒，铺无菌巾。取脐右侧缘切口长约 1.0 cm，逐层切开皮肤、皮下、腹直肌前鞘、向右侧拉开腹直肌、打开腹膜，置入 11 mm Trocar，接通气腹机，注入 CO_2 建立气腹，理想的气腹压力为 10～14 mmHg，置入腹腔镜。

2. Trocar 置入

镜下于脐与右髂前上棘连线中点处穿刺置入 10 mm Trocar，脐与右、左锁中线连线上方及与左髂前上棘连线中点处穿刺置入 3 个 5 mm Trocar，插入手术操作器械，探查肝脏有无转移灶，腹主动脉前、肠系膜下血管和髂内血管附近有无淋巴结转移，然后探查肿瘤所在部位。女性患者的子宫往往妨碍术野，可用长直针带粗线从下腹部一侧刺入腹腔，再从阔韧带前方刺入后方穿出，绕子宫体后壁，再由对侧扩韧带后方刺入前方穿出，再将针于对侧穿出腹腔外，拉紧两线尾于下腹部结扎，子宫即悬吊于腹壁上。

也可于耻骨联合上方放置直径 10 mm 的 Trocar，将子宫托起，扩大术野。

3. 荷瘤肠段处理

探查后，找到肿瘤部位，以纱带结扎荷瘤肠段近端（图 10-2）。

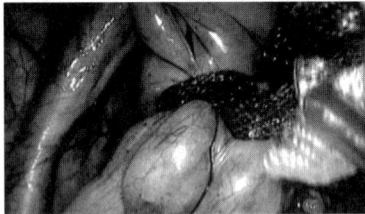

图 10-2　结扎荷瘤肠段

4. 游离乙状结肠系膜

游离系膜之前，首先调整手术床头低足高左倾位。将小肠推向头侧，此时，乙状结肠、直肠和盆腔清晰显露。术者右手持弯血管钳，于肿瘤近端乙状结肠系膜右侧穿向左侧，并于对侧钳夹布带引出，结扎肠管。助手用肠钳钳夹乙状结肠并向右侧牵拉，显露乙状结肠左叶。术者左手持无损伤钳，右手持超声刀，沿乙状结肠系膜左侧根部及降结肠的腹膜返折处剪开。向下一直剪到膀胱直肠陷凹或子宫直肠陷凹。显露左侧输尿管、精索血管或卵巢血管，避免损伤。向右游离乙状结肠系膜到腹主动脉分叉部，注意分离和切除左髂血管附近的淋巴结。再将乙状结肠拉向右侧，用同样的方法剪开乙状结肠系膜的右侧腹膜。向上至肠系膜下动脉的根部，向下至直肠膀胱陷凹，与对侧切口相会合，同时认清右侧输尿管的走向。

5. 处理肠系膜下血管

腹腔镜下沿乙状结肠系膜右叶根部向上方剪开时，很容易找到肠系膜下动脉，清除肠系膜下动脉根部淋巴结及纤维脂肪组织。是否在根部结扎肠系膜下动脉，需根据乙状结肠系膜淋巴结转移和降结肠血供等具体情况而定。一般情况下，肠系膜下动脉根部未见肿大淋巴结，或为姑息性切除时，可在分出左结肠动脉的远端结扎。如肠系膜下动脉根部已有肿大淋巴结，又未发现远隔转移时，则应在肠系膜下动脉根部将其结扎。若从降结肠血供考虑，由于部分患者解剖上存在结肠脾曲的边缘血管发育不全或缺如，则有可能发生肠系膜下动脉根部离断后，剩余左半结肠的血供障碍。因此，对术中血供把握不大的病例，应注意以下两点：一是在根部离断前，可先用动脉夹阻断肠系膜下动脉的血流，观察边缘动脉是否波动及降结肠的颜色是否发生变化；二是在处理乙状结肠系膜时，要保留部分乙状结肠系膜，对确有血供障碍的，向远端分离肠系膜下动脉直至左结肠动脉分支处，在该分支水平以下将肠系膜下动脉用 Hem-o-lok 或钛夹夹闭，LigaSure 封合离断（图 10-3）。肠系膜下动脉离断后，助手向左牵拉拉紧乙状结肠系膜，沿动脉断端向左平行切开，在左侧 2～4 cm 处即可显露肠系膜下静脉。牵开左侧输尿管，尽量在肠系膜下动脉同一水平离断结扎肠系膜下静脉，并清除其周围的淋巴结。然后沿肠系膜下静脉切断处和乙状结肠拟定离断处之间切断乙状结肠系膜。离断乙状结肠动脉时，应在不损伤边缘动脉弓的同时，确保肠系膜下静脉与左结肠动脉交叉处的切除，因为此处常有较多的淋巴组织。腹主动脉和下腔静脉前方为疏松的结缔组织和淋巴结。清扫应从肠系膜下动脉根部开始，一直向下剥离到腹主动脉分叉处，并沿分叉处的顶点及骶骨之间清除脂肪组织及淋巴结，显露出下腔静脉及左、右髂总动脉。

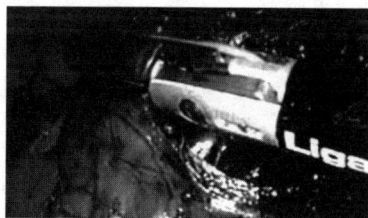

图 10-3 LigaSure 封合离断血管

6. 游离直肠前、后壁

游离直肠后壁时，助手用左下腹肠钳钳夹乙状结肠并向头侧牵拉，左中腹部肠钳于直肠右侧伸入到直肠后方将直肠向前挑起，术者左手持无损伤钳，右手持 5 mm 超声刀，于直肠深筋膜与骶前筋膜之间的疏松结缔组织分离，向下分离直肠后壁直至尾骨尖肛提肌平面。游离上段直肠时，应将直肠后方腹膜包绕的肠系膜上血管、淋巴及蜂窝组织，即所谓的直肠系膜一并切除。沿骶前筋膜游离时，注意切勿将骶前筋膜撕裂损伤引起骶前静脉出血。游离直肠前壁时，用肠钳将膀胱与直肠向前后方推压，分离直肠前壁，使之与膀胱、输精管、精囊、前列腺后壁分开，女性应将直肠和阴道后壁分开。

7. 切断直肠侧韧带

先将直肠向左侧提起，显露右侧直肠侧韧带，用超声刀切断侧韧带及其中的直肠中动脉，切断侧韧带时要注意避免损伤输尿管。用同法处理左侧侧韧带及其中的直肠中动脉。将直肠前后左右都分离到肛提肌平面。

8. 切断乙状结肠

乙状结肠切断部位应保证有良好的血液供应，将其近断端拉出腹腔外做人工肛门时，既不应过短又不可过长。切断前应在腹腔内提拉乙状结肠至造瘘口处确定切断线，用直线切割缝合器切断并封合乙状结肠。

（二）会阴部手术步骤

腹部手术游离直肠完毕，会阴组手术开始。

1. 消毒准备

会阴部皮肤和直肠腔再次消毒，7 号丝线荷包缝合封闭肛门口。

2. 分离肛门、直肠

（1）在距肛门 3～5 cm 处梭形或椭圆形切开皮肤，前方起自会阴中点，两侧围绕括约肌外缘（坐骨结节内侧），后方至尾骨尖。切开皮下组织后肛门和切口外侧相向拉开，沿坐骨结节及臀大肌内侧缘进行分离，切除坐骨直肠窝内脂肪组织，其外侧分出肛门动脉结扎、切断，后方贴近尾骨尖切断肛门尾骨韧带，再用左手示指插入骶尾骨前，挑起两侧肛提肌，分别在盆壁处钳夹切断结扎，然后向前牵开肛门、直肠，横行切开盆筋膜壁层，钝性分离骶前间隙与腹部组会师，将分离好的乙状结肠远端和直肠从切口拉出，显露直肠前壁，用示指、中指向下拉，拇指向下按压，助手拉开会阴切口上缘，逐渐切断肛门外括约肌深部向前交叉纤维、直肠尿道肌和部分耻骨直肠肌。有学者体会此处可用电刀仔细分离，不会有大出血，但应防止尿道损伤，完整切除直肠和肛门。

（2）创口处理方式如下。腹部组用蒸馏水 3 000 mL 冲洗盆腔，检查无确切出血后，有两种方式处理外切口。①一期缝合：缝合两侧肛提肌及皮下皮肤，放胶管引流，引流管可另戳孔引出。②用手套内充填纱布后将手套放入盆底处，外口暂时缝合，一周后拆线，取出手套，创口 2～3 次/天冲洗，3 周可痊愈。

七、术后处理

（1）24 小时后拔除导尿管，48 小时后视引流液情况拔除引流管。

（2）肛门排气后停止胃肠减压，可进半流质饮食。

（3）术后 3 天换药。

（4）术后 7 天拆线。

（5）术后 2 周～1 个月内进行规范化疗。

八、手术要点

（1）严格遵守全直肠系膜切除和肿瘤学原则，保证肿瘤学安全性。TME 是在传统淋巴清扫基础上注重直肠系膜内转移癌的根治性清除，特别强调中下段直肠癌应将直肠全部系膜包括周边缘完整切除；在处理血管时应同时廓清其周围淋巴结。

（2）结扎肠系膜下动脉，需根据乙状结肠系膜淋巴结转移和降结肠血供等具体情况而定。在肠系膜下动脉根部未见肿大淋巴结，或为姑息性切除时，可在分出左结肠动脉的远端结扎；如肠系膜下动脉根部已有肿大淋巴结，又未发现远端转移时，则应在肠系膜下动脉根部结扎；由于部分患者解剖上存在结肠脾曲的边缘血管发育不全或缺如，有可能发生肠系膜下动脉根部离断后，剩余左半结肠的血供障碍。

因此，对术中血供把握不大的病例，应注意以下两点：①在根部离断肠系膜下动脉前，先用动脉夹阻断肠系膜下动脉的血流，观察边缘动脉是否波动及降结肠的颜色是否发生变化。②在处理乙状结肠系膜时，保留部分乙状结肠系膜，对确有血供障碍的，向远端分离肠系膜下动脉直至左结肠动脉分支处，在该分支水平以下将肠系膜下动脉夹闭，再以 LigaSure 封合切断。

（3）术中应注意保护双侧输尿管及骨盆神经丛。

九、手术并发症及预防

出血发生率较低，多由骶前筋膜处理不当所致。术中正确按解剖关系进入骶前间隙，可避免骶前筋膜撕裂损伤引起骶前静脉出血，如术中已发现骶前筋膜撕裂损伤并引起骶前静脉出血，则应于会阴部术后用手套内充填纱布后将手套放入盆底处，压迫止血，外口暂时缝合，一周后拆线，取出手套。术后应密切观察生命体征、腹部情况及各引流管引出物的性质及量，便于及时处理。

第三节　腹腔镜直肠低位前切除术

在直肠癌中有 $75\%\sim85\%$ 为中低位癌。直肠癌的治疗目前仍以手术为首选方法，中低位直肠癌不论是腹会阴切除术，还是各种保肛手术，术后盆腔复发问题一直未能得到很好的解决，其发病率高达 $20\%\sim30\%$，5 年生存率只有 $23\%\sim30\%$。TME 由英国结直肠外科专家 Bill Heald 教授 1982 年提出，经临床实践证明，TME 是中低位直肠癌根治性手术的较好术式，可有效降低局部复发率，提高 5 年生存率及生存质量。TME 主要适用于无远处转移的直肠中下部的 $T_{1\sim3}$ 期直肠癌，并且癌肿未浸出筋膜脏层，大多数适合低位前切除者基本上均适用于 TME。近年研究发现，直肠癌向下浸润很少超过 3 cm。故要求下切缘距肿瘤 3 cm 即可。腹腔镜手术游离直肠时是在直视下进行，下段直肠也能在腹腔镜下得到充分的游离。又由于直线切割缝合器和吻合器的应用，使部分距肛门 6~7 cm 的直肠癌切除后也能成功地吻合。

直肠癌手术后粪便储存功能受损是不可避免的，但括约功能和感觉反射功能是可以保留的，因此，保肛的直肠癌切除术，必须保留健全的肛管括约功能和完整的感觉反射功能。一般而言，如能保留肛管和肛管直肠环，就能达到保留肛管括约功能手术的功能要求。保留自主神经是 TME 的重要手术原则之一，强调直视下锐性分离直肠系膜，有利于骨盆神经丛的保护，腹腔镜手术恰恰符合这一要求。

一、适应证

距肛门 5.0 cm 以上的直肠癌肿。

二、禁忌证

（1）有严重器质性疾病不能耐受手术者。

（2）D 期、部分 C 期患者及腹腔内癌肿广泛转移者。

三、术前准备、麻醉、患者体位与手术人员的位置

同本章第二节。

四、手术步骤

（1）Trocar 的置放、探查、游离乙状结肠、处理肠系膜下血管及游离直肠与腹腔镜经腹、会阴直肠切除术的腹部手术步骤相同。但为了确保结肠与直肠吻合后无张力，有时需游离结肠脾曲。游离结肠脾曲前，应在上腹部放置一枚直径 5 mm 的 Trocar，腹腔镜经脐指向脾下极，首先用超声刀由下向上切断降结肠外侧腹膜，继续向上方游离脾结肠韧带，使结肠脾曲及降结肠自然下降，达到结肠与直肠吻合后吻合口无张力的目的。

（2）切断直肠直肠游离后，结肠镜配合确定直肠下切缘位置。

先将乙状结肠用肠钳夹闭，以免镜检时充入的气体进入近端结肠或小肠，肠管膨胀影响术野。再经肛门插入结肠镜，腹腔镜下可以看到肠腔内结肠镜先端的光亮。通过腹腔镜与结肠镜在肿瘤下缘下方 3 cm 以下的直肠壁内外对比观察确定直肠下切缘位置。直线切割缝合器经右下腹 Trocar 插入，因盆腔呈漏斗状，直线切割缝合器不可能与直肠纵轴垂直夹闭，直线切割缝合器与直肠纵轴的夹角约 35°，为确保横断直肠，术者左手向上方牵拉直肠左侧壁，使直肠纵轴移位，与直线切割缝合器形成 90°角，实现了横断直肠的目的。切割位置越低，切割次数越多。

（3）切断乙状结肠于左下腹反麦氏点处选择切口，长约 4 cm，以取出肿瘤时不挤压肿瘤为原则。进入腹腔后放置切口保护器，防止切口种植。提起直肠近切端，将直肠经左下腹切口拉至腹腔外。距肿瘤近端 5 cm 切断乙状结肠，荷包缝合乙状结肠断端，断端肠腔内放置吻合器抵钉座，结扎荷包线，将乙状结肠还纳入腹腔。

（4）乙状结肠、直肠吻合器端端吻合左下腹切口暂时用巾钳钳夹封闭。由助手扩肛后经肛门插入圆形吻合器，与预先插入近端的抵钉座对接，完成乙状结肠－直肠端端吻合。

以无菌蒸馏水充分冲洗腹腔，吻合口处置胶管引流管一枚，引出体外，拔除诸 Trocar，缝合各切口。

五、术后处理

（1）24 小时后拔除导尿管，48 小时后视引流液情况拔除引流管。

（2）肛门排气后停止胃肠减压，可进半流质饮食。

（3）术后 3 天换药。

（4）术后 7 天拆线。

（5）术后 2 周～1 个月内进行规范化疗。

手术要点及常见手术并发症及预防见本章第二节。

第四节　肛肠镜直肠手术

当前，微创外科技术在各个领域，已得到迅猛发展。对于早期直肠癌及较大的直肠良性肿瘤，考虑到患者的 QOL，在确保根治性治疗的前提下，以最小的创伤来进行手术治疗。肛肠镜下经肛门手术（transanal endoscopy operations，TEO）是近年来应用于临床的新术式。TEO 与过去的经肛门、经骶骨、经括约肌等手术相比较，有以下优点：①手术视野良好。②可切除高度达到距肛门缘 20 cm 的肿瘤。③根据手术熟练程度，能够准确进行操作。④切除深度可达到固有肌层，甚至可全层切除。⑤切除后可缝合闭锁等。

一、适应证

早期直肠癌（术前 EUS 判断浸润深度），经纤维结肠镜完全切除困难，距肛门缘 5～20 cm 范围的肿瘤。

M 期癌及直肠息肉，Sm 期癌手术可局部根治手术，扩展到达到 Sm_{1a} 期。

二、禁忌证

（1）肿瘤位于距离肛门缘 20 cm 以上。

（2）肿瘤分期 Sm_{1b} 期以上。

（3）严重的呼吸、循环功能障碍的患者。

（4）凝血功能障碍者。

三、术前准备

住院后常规检查血常规、凝血四项、血液生化检查及病毒学检查，心电图检查、胸部 X 线检查、腹部彩色多普勒检查。手术前天低渣饮食，术晨禁食、水。

四、麻醉

TEO 手术，需要充分的肛门括约肌和腹壁肌肉的松弛，所以原则上在全麻下进行手术，但有时在合用肠蠕动抑制剂的前提下，在硬膜外麻醉或腰麻、骶麻下也可进行手术。一般情况下采取连续硬膜外麻醉。

五、患者体位及术者位置

患者的体位采取截石位。但是为了方便手术操作，根据肿瘤部位的不同，可采取不同的体位。即，如果肿瘤位于 3 点处，可采取左侧屈膝卧位，9 点则采取右侧屈膝卧位，12 点则采取折刀卧位。折刀卧位时，双侧髂前上棘部位应垫软垫。

六、操作步骤

（一）探查

常规消毒肛周皮肤及肛管，首先以手或手术用两叶肛门镜，缓慢扩肛后，插入手术用直肠镜，拔出 TT 型鞘芯，连接直接观察用后盖后，用持撑系统将直肠镜固定于手术台。更换带有各种通道的后盖固定好后，连接腹腔镜用二氧化碳气腹装置送气，压力维持在 $6 \sim 8$ mmHg，确认有无漏气，连接显像系统，观察显示器，重新调节好持撑装置，探查。

（二）切除肿瘤

于距病变部位 $2 \sim 3$ mm 距离范围，用高频电刀标记切除范围，用超声刀沿着标记线从右下方开始切，用持钳钳夹此部位电切向左侧方，如有出血，可用带有电凝功能的吸引器吸引电凝。Sm 直肠癌时，如果肿瘤位于腹膜返折部以下，可全层切除，如果位于腹膜返折以上，可仅限于黏膜切除或部分锥形切除黏膜下肌层。如果黏膜下肌层切除范围过大，可导致脓肿或肠瘘。

（三）缝合

将病变部位切除以后，将离体标本取出，进行创面止血，以 3-0 带针可吸收线单层连续缝合创面。如果切除范围仅限于黏膜或一小部分黏膜下肌层时，可行单层缝合。如果是全层切除则需要双层缝合闭锁。线的断端用银夹固定。

七、术后处理

术后禁食 1 天，以观察有无穿孔情况。静滴抗生素预防感染。

八、手术优点

与既往的局部切除手术相比较有以下优点：①手术视野良好。②切除高度可达到距肛门缘 20 cm 处。③可经过正确的手术操作充分切除肿瘤边缘。④切除深度可达到黏膜肌层，甚至可进行全层切除术。⑤可缝合闭锁手术切口处。所以，充分利用其优势，可完整切除更大病灶的肿瘤。而且与后方切口手术相比，身体体表无创口，局部创伤更小，并发症更少。

九、并发症处理

任何一种手术治疗方法不可能完美无缺，TEO 手术也是如此。但是优点多，缺点少。如日本 Takahashi 等报道的 TEO 手术 25 例中，有 3 例出现并发症，其中 1 例有术后出血，为术中插入直肠镜时肛门管皮肤黏膜裂伤所致，经局部压迫治愈。还有 1 例是直肠全层切除，双层缝合后，肠腔相对狭窄，但是经过局部扩张疗法而治愈。还有 1 例为术后合并肛周脓肿，经常规手术治疗而治愈。

第五节　吻合器痔上黏膜环切术

1993 年，意大利外科医师 Antonio Longo 博士基于肛垫增生及滑脱学说，发明了吻合器痔上黏膜环切术（procedure for prolapse and hemorrhoids，PPH）。此方法不用常规手术刀，用特制的吻合器（PPH），将脱出的内痔上方直肠黏膜及黏膜下层环状切除吻合，以悬吊固定脱出的黏膜及皮肤，同时阻断了痔动脉血流，解决了痔出血的原因，完整保留了肛门垫及肛门精细感觉功能，恢复了肛管直肠的正常解剖构造。

2000 年 7 月，上海复旦大学附属中山医院姚礼庆教授率先在国内开展 PPH 手术。如今，国内对于重度痔疮，如Ⅱ～Ⅳ度内痔及直肠黏膜内脱垂的 PPH 手术治疗已普遍应用于肛肠科临床，得到了良好的治疗效果。

一、适应证

（1）Galigher 分度Ⅱ～Ⅳ度内痔。

（2）直肠黏膜内脱垂。

（3）部分直肠前突。

（4）混合痔环切术后的 Whitehead 肛门。

二、禁忌证

有严重的基础疾病患者，如：严重冠心病、高血压、肝肾功能不全、糖尿病等疾病，上段直肠黏膜亦松弛明显者。

三、术前准备

常规检查血常规、凝血四项、血液生化检查及病毒学检查，心电图检查、胸部 X 线检查、腹部彩色多普勒检查。手术前天低渣饮食，术晨禁食、水，术前排空大便（根据情况需要开塞露或清洁灌肠），保持静脉通路。

四、麻醉

麻醉一般采取骶管麻醉，根据患者状态亦可采用连续硬膜外麻醉。

五、患者体位及术者位置

一般采取截石位，也可采取侧卧位或折刀卧位。术者在面对会阴部正对方操作。

六、操作步骤

（一）准备

肛周皮肤及肛管、直肠下端黏膜常规碘伏棉球消毒，铺无菌洞巾及手术单。用两叶肛门镜检查术区情况的同时，充分扩肛，将圆形肛门扩张器缓慢塞入肛管内（图 10-4）。

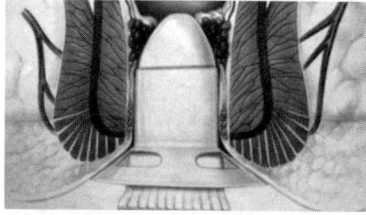

图 10-4　肛门扩张器塞入肛管

（二）缝合黏膜

取出内栓，在肛镜缝合器引导借助下，自 12 点位置起，用 2-0 Prolene（普理灵）线于齿状线上 3～4 cm 处，将直肠黏膜及黏膜下层行荷包缝合（图 10-5）。

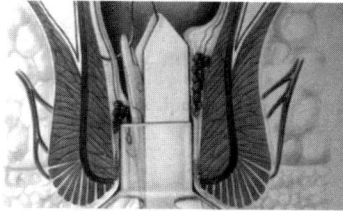

图 10-5　荷包缝合

（三）订合

将吻合器头部放入荷包线以上，于颈部将荷包线打结，将结扎线从侧孔拉出后止血钳钳夹，边牵拉荷包线边旋紧吻合器（图 10-6），指针到位确认后击发吻合器，压榨 40 秒钟后缓慢旋松吻合器并取出。吻合口位于齿状线上方 1.5～2 cm 处为佳（图 10-7）。

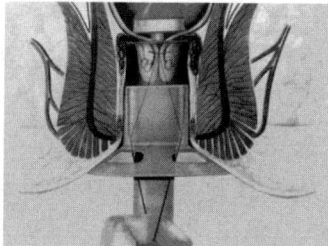

图 10-6　牵拉荷包线、旋紧吻合器

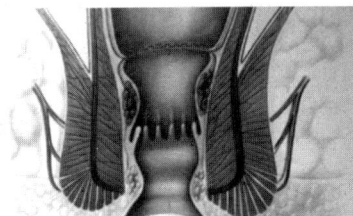

图 10-7　吻合口位置

（四）缝扎出血点

仔细检查吻合口有无出血点，若有，可用 3-0 Vicryl（薇乔）线缝扎出血点。检查切除物，应该完整，宽度一般要在 3 cm 或以上，取出肛门扩张器后，脱出物应回缩还纳良好。往往不少患者合并有结缔组织外痔，所以先行 PPH 手术以最大限度悬吊后，将结缔组织外痔高频电刀切除。如果合并有直肠前突，可行 3-0 Vicryl 线闭式修补术。肛内放入一枚痔疮栓，吻合口放置两片止血海绵，肛门口纱条引流以观察术后有无出血，外敷纱布固定。

七、术后处理

术后无须禁食，可正常进食，静滴抗生素以预防感染。每次排便后局部温热水坐浴，局部消毒后外用栓剂及药膏。

八、手术优点

现代医学认为，痔是肛门垫增生滑脱所致，由扩张的静脉（窦状静脉丛）、Treitz 肌及胶原纤维和弹性结缔组织纤维所组成。劳累及过度用力排便可使静脉压力明显升高，造成肛门垫充血下移，久而久之，Treitz 肌被伸展甚至断裂，引起间歇性以至永久性的衬垫脱垂。基于以上病机学说，意大利外科医师 Antonio Longo 博士发明了 PPH 手术方法，并于 1998 年首次应用于临床。其原理是将直肠下端直肠黏膜及黏膜下层环状切除，以悬吊脱出的肛门垫组织，恢复到正常的解剖状态，同时阻断了痔动脉血流，使曲张的静脉逐渐萎缩到正常大小，恢复到正常解剖肛门垫状态。

术后随访观察患者，无一例复发，远期疗效肯定。进口吻合器及国产吻合器对照，手术操作过程及远期疗效无明显差异，相比之下，国产吻合器头部可以拆卸下来进行荷包打结，更加方便操作，而且国产吻合器价格低廉，更加适合国情，更容易被患者接受。

第十一章	肛瘘微创手术

第一节　肛瘘泄液线射流术

肛瘘泄液线引流术历史悠久，早在公元前 6 世纪印度外科医师采用含药线治疗肛瘘，在公元前 4 世纪希波克拉底用马鬃和软麻布切断肌肉治愈肛瘘。泄液线引流包括松弛挂线、切割挂线和药物挂线。近年来，随着对肛周括约肌保护意识的增强，松弛挂线应用广泛，它具有引流和标记的作用。本节重点介绍松弛挂线。

一、适应证

肛周脓肿急性期患者，高位肛瘘或肛瘘与括约肌关系不明并伴急性感染者，复杂性肛瘘分期治疗的一期引流，复杂性肛瘘姑息治疗及克罗恩病肛瘘患者。

二、禁忌证

对泄液线过敏者。

三、术前准备

术前晚清洁灌肠，肛门皮洁。

四、麻醉

腰麻，局麻或全身麻醉。

五、体位

根据瘘管的位置采用俯卧折刀位或截石位。通常位于肛门前侧的瘘管以折刀位为佳，而位于肛门后侧的瘘管可采用截石位。

六、手术技巧

将球头探针从瘘管外口探入，沿瘘管管道白内口探出，内口部位的肛管内括约肌部分切开或不切开，然后选用大小合适的鼻饲引流管套紧球头探针的头部，牵引探针尾部，并顺势将鼻饲引流管引入瘘管，再将泄液线引入引流管中，之后移除引流管，使泄液线松弛放置于瘘管中（图 11-1～图 11-4）。

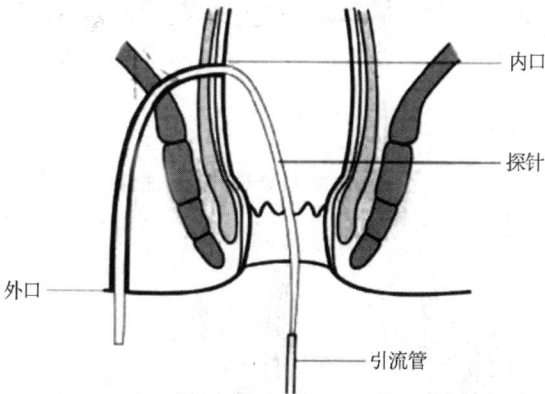

图 11-1　将引流管套入球头探针的头部

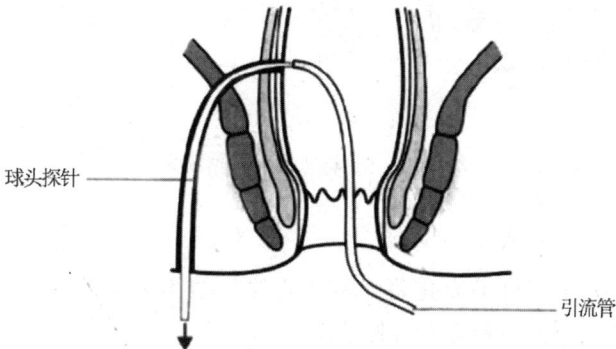

图 11-2　牵引探针将引流管引入瘘管

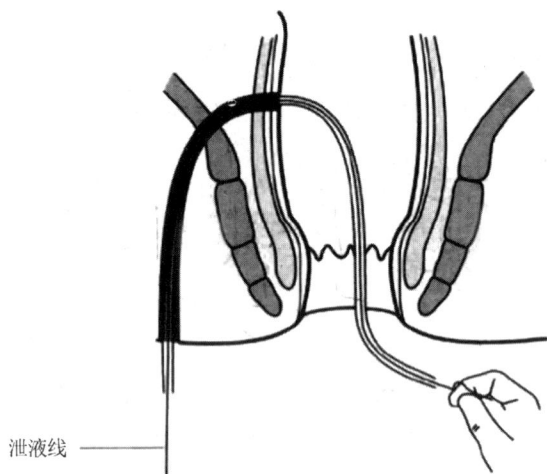

泄液线 ————

图 11-3　将泄液线引入引流管

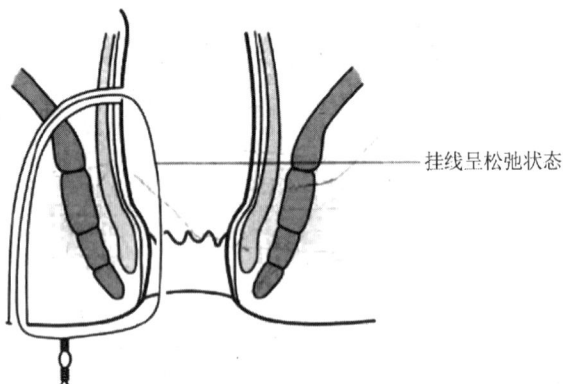

———— 挂线呈松弛状态

图 11-4　将泄液线打结固定

七、术中要点

（1）术中也可简化将泄液线直接打结固定于探针，通过探针将泄液线引入瘘管管道后打结固定。

（2）泄液线应保持松弛状态，通常以能自由旋转为度，且需牢固打结，防止脱落。

八、术后处理

（1）常规换药，保持肛周清洁。

（2）更换松弛挂线时，可将新的泄液线穿过固定于原泄液线的尾部线结间，剪断原泄液线，顺势牵引，引入新线。

（3）泄液线放置的时间可根据泄液线的目的选择，若是急性脓肿期的引流可放置 3 天～2 周；若为肛瘘分期手术的一期引流，或高位复杂性肛瘘，或克罗恩病肛瘘，则放置时间较长，文献报道 1～18 个月不等，甚至长期放置。此外克罗恩病肛瘘同时需要配合药物治疗。

九、述评

肛瘘泄液线引流术最大的优点在于适应证范围广，对肛管括约肌保护好，但治疗周期长，复发率不确定。国外文献报道松弛挂线用于分期切开瘘管的治疗中，复发率为 0～8％，轻度肛门失禁率为 34％～63％，严重失禁率为 2％～26％。在高位肛瘘的治疗中，应用松弛挂线的复发率为 15％～56％。单纯应用松弛挂线治疗肛瘘的小样本报道显示其复发率为 3.7％～25％，轻度失禁率为 0.9％～8％，但引流时间平均 54.8 周。泄液线种类很多，常选用不易吸收，不易打滑，舒适，刺激性小，能起到引流并使局部纤维化的材质。例如：橡皮圈，外科手套带，橡胶尼龙线，硅橡胶，软导管，医用丝线，烟卷式引流条等。有文献报道尼龙线较锋利，橡皮线打结较大。国内上海中医药大学附属龙华医院顾氏外科治疗复杂性肛瘘及肛周泛发性脓肿所采用的"拖线引流术、拖线置管术"与泄液线引流术有异曲同工之处，但其通过与"垫棉疗法、负压吸引法"相结合，并辩证配合使用具有"提脓祛腐"或"生肌敛疮"的外用中药，更具治愈率高、复发率低、疗程短的优势。

第二节　肛瘘切除伴括约肌一期重建术

肛瘘切除伴括约肌一期重建术由 Parkash 等人于 1985 年正式提出。该方法治疗肛瘘成功率较高，复发率为 2.5%～21%，且对肛门括约功能影响轻微。

一、适应证

慢性期无明显炎症反应的各种类型肛瘘。

二、禁忌证

肛瘘伴有急性感染或脓腔者。

三、术前准备

术前晚清洁灌肠，术中静脉使用抗生素。

四、麻醉

腰麻，局麻或全身麻醉。

五、体位

可采用截石位。

六、手术技巧

（1）用球头探针自瘘管外口探入寻找瘘管内口，并顺利探出，同时用手指探查瘘管涉及的括约肌厚度（图 11-5～图 11-6）。

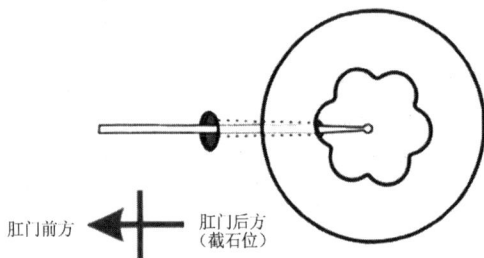

肛门前方　　肛门后方（截石位）

图 11-5　以球头探针探查内口

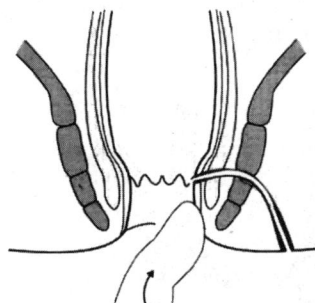

图 11-6   用手指探查瘘管涉及的括约肌

（2）先自内口处切除肛管上皮至肌缘处，再游离外口周围皮肤和皮下组织（图 11-7）。

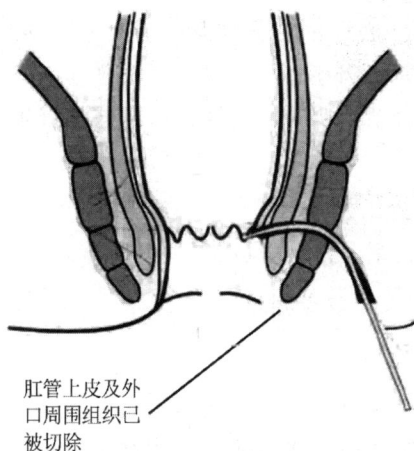

肛管上皮及外口周围组织已被切除

图 11-7   自内口切除肛管上皮，并切除外口周围组织

（3）将瘘管探针表面的括约肌切开，充分暴露瘘管基底部及其周围组织（图 11-8）。

（4）为使括约肌重建缝合时无张力，需将括约肌与肛缘皮肤及坐骨直肠窝的部分脂肪组织游离数毫米。重建时先缝合最里端，在缝合肌层时必须完全贯穿两侧括约肌，并打结收紧，不能残留空隙。

（5）括约肌缝合重建后，可见肛管皮肤已基本对合，外口侧远端创面可开放，使引流通畅。

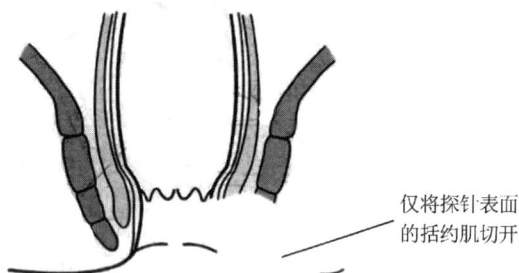

仅将探针表面的括约肌切开

图 11-8　切开探针表面的括约肌

七、术中要点

（1）瘘管探针表面的括约肌切开后，若有深部管道或脓腔，则必须彻底暴露并将肉芽。

（2）术中缝合括约肌时，进针方向要与瘘管轴向呈 45°，以保证全部组织缝闭。

八、术后处理

（1）术后第一天即可清洗局部。

（2）术后 4~6 周避免剧烈活动。

九、术后并发症

（1）若术后 4 周内出现缝合的括约肌裂开，可再次缝合处理。而黏膜和肛管皮肤缝合后裂开则不会影响愈合。

（2）术后有少数患者出现轻度排气或液便失禁，可嘱多做提肛运动，使括约肌功能得到加强，并使用补中益气中药，以增强括约肌的收缩能力，如口服补中益气丸。

十、述评

瘘管切除伴括约肌一期重建术术中暴露了瘘管基底部和所有支管空腔，使医师能充分了解瘘管的整体情况。与推移皮瓣术、肛瘘栓、生物胶及 LIFT 术相比，瘘管的复发率明显要低。

第三节　经括约肌间沟瘘管结扎术

经括约肌间沟瘘管结扎术（ligation of intersphincteric fistula tract，LIFT 术）是由 ArunRojanasakul（2007 年）提出。该方法治疗肛瘘成功率为 40%～90%，由于该术式不切开括约肌，避免了术后肛门失禁，若手术失败可以采用 LIFT 术再次治疗。

一、适应证

经括约肌肛瘘，管道有一定长度且纤维化明显者。

二、禁忌证

肛瘘伴有急性感染者。

三、术前准备

术前晚清洁灌肠。肛门皮洁。

四、麻醉

蛛网膜下腔阻滞麻醉，局麻或全身麻醉。

五、体位

根据瘘管的位置采用俯卧折刀位或截石位。通常位于肛门前侧的瘘管以折刀位为佳，而位于肛门后侧的瘘管可采用截石位。

六、手术技巧

（1）将探针从瘘管外口探入，沿瘘管管道自内口探出，用小圆刀在瘘管表面括约肌间沟处做一弧形切口（图 11-9）。

（2）在括约肌间沟处钝性分离组织，暴露瘘管后，用弯血管钳将瘘管与围组织游离。

（3）两把血管钳分别钳夹已游离的瘘管近内口侧及外口侧，并在中间剪开。

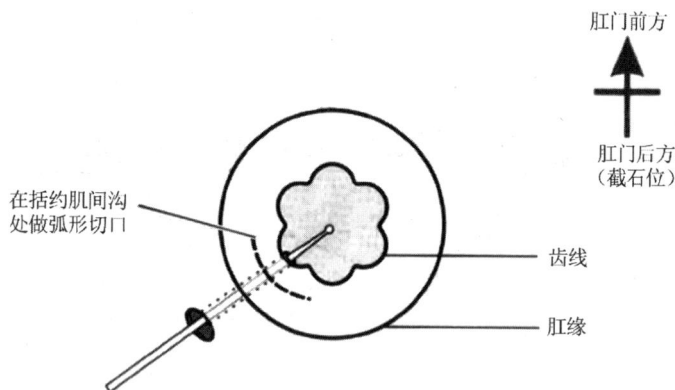

图 11-9　探针从外口探入

（4）用 3-0 圆针可吸收线将两血管钳处瘘管断端缝扎处理，同时切除部分瘘管组织（图 11-10）。

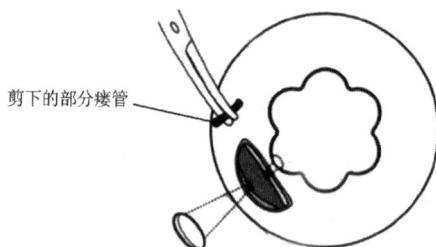

图 11-10　部分瘘管，两断端分别缝扎

（5）切除外口，剥离靠近外口处瘘管。3-0 可吸收线间断缝合关闭括约肌和分离的腔隙，再间断缝合皮肤。内口只用刮匙轻柔搔刮，使不留炎症病灶，可不再做任何处理，术毕（图 11-11）。

七、术中要点

（1）于括约肌间沟做标记，弧形切口的长度 1～1.5 cm 即可。

（2）术中结扎瘘管断端后，可将过氧化氢溶液分别从外口、内口注入，以验证瘘管是否已完全被扎闭。

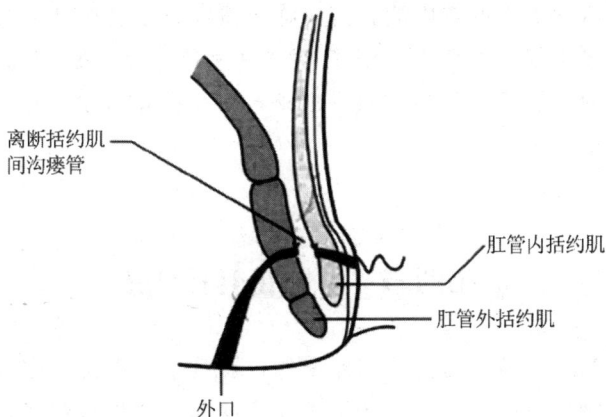

图 11-11　冠状位示意图

八、术后处理

（1）口服抗生素，预防创口感染。

（2）使用缓泻剂，保持排便通畅。

（3）常规换药，无须坐浴。

九、术后并发症

（1）若 LIFT 手术失败，局部出现感染时可将括约肌间沟缝线拆除，此时经括约肌肛瘘多已成为括约肌内瘘管，只需将瘘管涉及肛管内括约肌的部分切开即可。

（2）若术后瘘管复发，可再次行 LIFT 术或瘘管切开术、皮瓣推移术治疗。

十、述评

（1）若瘘管伴有感染可先采用肛瘘泄液线引流术引流 1～6 个月，待瘘管纤维化后再行 LIFT 术，可以提高手术成功率。

（2）肛瘘 LIFT 也可用于克罗恩病肛瘘及人类免疫缺陷病毒（HIV）阳性患者。

（3）LIFT 术最大的优点不仅在于其成功率较高，而且该手术不会损伤肛管括约肌，即使手术失败也不会造成患者肛门功能受损，对后续治疗没有影响。已有临床研究显示其成功率与传统瘘管切开术相当。虽然采用 LIFT 术无法避免术后复发，但该术式可使经括约肌肛瘘成为括约肌内肛瘘，从而简化后续治疗，提高最终治愈率。

第四节　肛瘘切开挂线术

挂线疗法早在明代已广泛采用，首载于徐春甫《古今医统》，治疗的原理是利用结扎线（丝线或橡皮筋）的机械作用，以其紧缚所产生的压力或收缩力，使局部组织的血循环受阻，导致缺血性坏死，而缓慢切开，达到治疗目的的方法。

对于高位肛瘘采用低位部分切开、高位部分挂线的方法，称为"肛瘘切开挂线术"，是目前治疗高位肛瘘常用的手术方法。

一、适应证

瘘管主管贯穿肛管外括约肌深层或耻骨直肠肌以上，包括骨盆直肠间隙瘘和直肠后间隙瘘。

二、禁忌证

低位单纯性肛瘘。

三、术前准备

（1）术前肛肠专科检查、肛门直肠超声检查或 MRI 检查，明确瘘管数量、走行及内口位置。

（2）术前晚清洁灌肠，肛门皮洁。

四、麻醉

局麻，椎管内麻醉或全身麻醉。

五、体位

根据瘘管的位置采用侧卧位、俯卧折刀位或截石位。通常位于肛门前侧的瘘管以折刀位为佳，而位于肛门后侧的瘘管可以采用截石位。

六、手术技巧

（1）用球头探针从外口纳入，轻柔探查瘘管的走向、分支及有无脓腔，并结合肛内细致的指检，大致确定内口位置。球头自内口穿出并拉出肛门外。

（2）切开或切除肛瘘低位部分所有管道、脓腔，清除纤维化管壁及外口周围的瘢痕组织。术中注意保护肛管直肠环（图 11-12）。

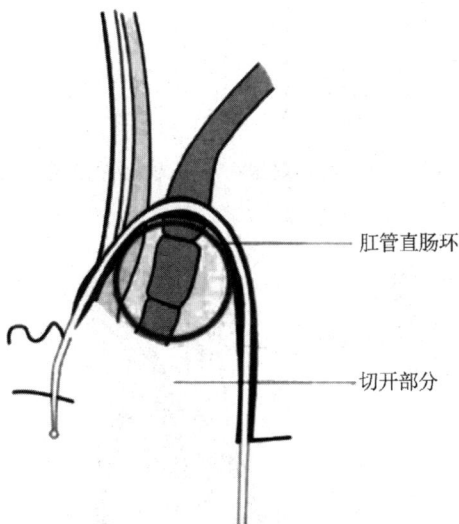

图 11-12　肛瘘的低位部分切开

（3）用丝线做成双套结，将橡皮筋线结扎在自内口穿出的球头探针的头部，再由内口回入管道，将球头探针连同橡皮筋从外口抽出，使橡皮筋与丝线贯穿瘘管管道内外两口（图 11-13、图 11-14）。

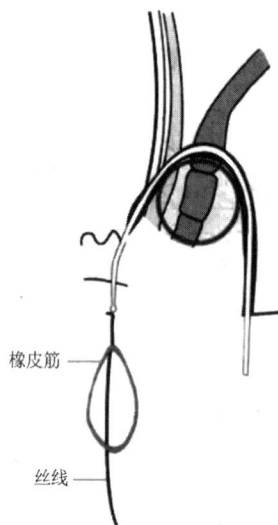

橡皮筋

丝线

图 11-13　橡皮筋结扎于球头探针的头部

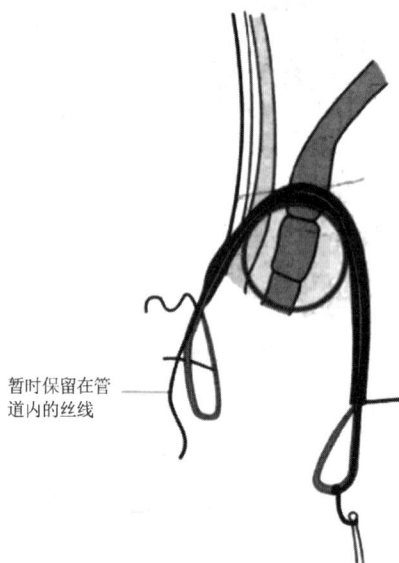

暂时保留在管
道内的丝线

图 11-14　橡皮筋贯穿瘘管管道内外口

（4）提起橡皮筋两端拉紧，合并一处，血管钳收紧贯穿肛瘘高位部分管道处的橡皮筋，用丝线缚扎。

（5）修剪创缘，以利引流通畅，创面填塞油纱条压迫止血及引流，常规包扎固定。

七、术中要点

（1）术中需仔细探查瘘管管道，以免形成假道，而不能达到治愈的目的。

（2）当球头探针连同橡皮筋从外口抽出时，丝线可以暂时保留在管道内，以备橡皮筋线在结扎折断时，用以另外引橡皮筋线作更换之用。

八、术后处理

（1）口服抗生素，预防伤口感染。

（2）术毕第二天起每天早晚常规换药1次。

（3）保持大便通畅，可使用缓泻剂。

（4）换药时拭净创面、橡皮筋及丝线上的脓腐组织，引流纱条应填塞到底，以利创面从基底部向上生长。

（5）挂线脱落后，如原挂线部位创面脓腐较多，可将提脓祛腐药九一丹或八二丹撒敷在创面上以利祛腐。

（6）视挂线处理组织多少，一般在术后10天左右挂线脱落，如术后15天仍不脱落，可能挂线松弛，应视情况给予再次紧线，或直接切开。

九、述评

（1）将高位肛瘘的低位部分切开、高位部分挂线的"切开挂线术"是目前处理高位复杂性肛瘘的主流术式，该术式结合了肛瘘切开术和挂线术两者的优点（去除病灶和预防肛门失禁）。近年来，挂线疗法在临床上仍然应用十分普遍，但在具体办法及应用目的上，有较大的发展，主要表现在以下几方面。①挂线的目的：分为切开挂线和引流挂线两种，根据所需目的不同，可以选用引流为主的挂线（类似西方的泄液线），用于肛瘘伴有深部高位脓腔者和以慢性切割为主的切开挂线。②对有两处同时需要切开挂线的，可以一处先紧线，另一处先挂浮线，待紧线切开后再紧浮线，这样既可以预防肛门失禁，又可以避免二次手术。

（2）对于高位肛瘘应用切开挂线术，挂线是缓慢切开，使断端与周围组织之间产生炎症性粘连，可防止因肛管直肠环突然断裂回缩而引起肛门失禁的后遗症。

第五节　瘘管剔除术

1961 年 Parks 根据肛瘘是肛门腺感染学说，从肛瘘内口切除原发病灶，开放内口创面；再从外口切除瘘管，不切断肛管外括约肌，创面开放逐渐愈合。自 Parks 创用此术式治疗肛瘘，这一术式成了现代保存括约肌手术的基础。

一、适应证

经括约肌间瘘。

二、禁忌证

肛瘘伴有急性感染者。

三、术前准备

（1）查血常规、出凝血时间。

（2）术前晚清洁灌肠，肛门皮洁。

四、体位

截石位。

五、手术技巧

（1）对肛瘘内口的感染肛隐窝，从上方 0.5 cm 到肛门上皮做一椭圆形切口。

（2）切除部分肛管内括约肌，彻底清除肛管内括约肌下腐败组织，创面开放。

（3）从外口剔除瘘管，使呈口大底小的洞状开放创面。放置油纱条引流，外盖敷料，

包扎固定（图 11-15～图 11-20）。

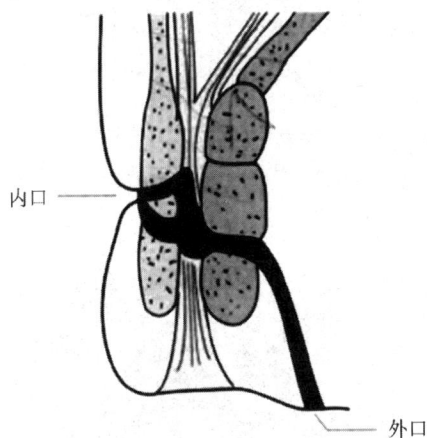

图 11-15　肛瘘原发部位与走行

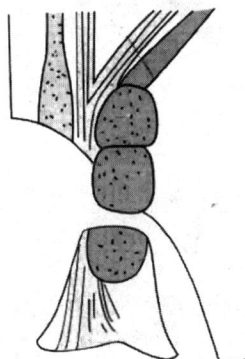

图 11-16　剔除区设计

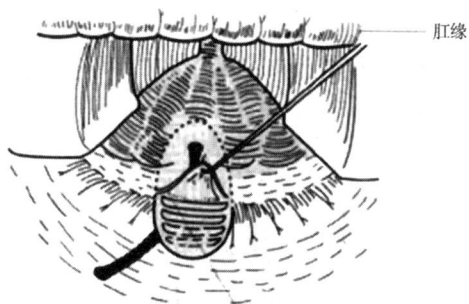

肛缘

图 11-17　切除肛门皮肤

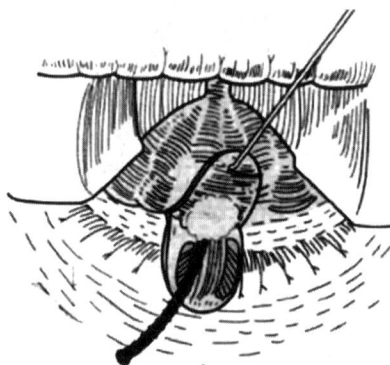

图 11-18　切开肛管内括约肌

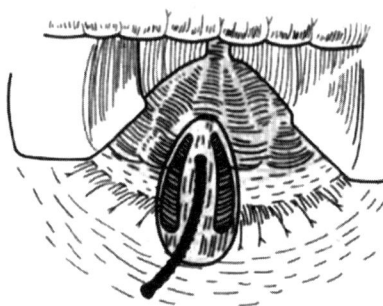

图 11-19　彻底清除原发病灶

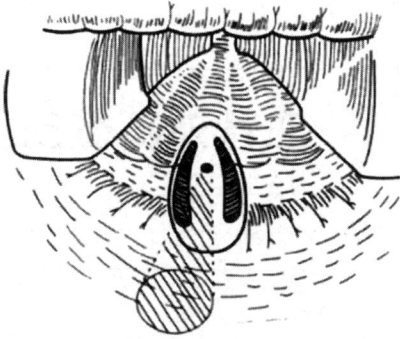

图 11-20　剔除肛外瘘管

六、术中要点

（1）术中切口深达肛管内括约肌时，可用浸有 0.1％浓度的肾上腺素生理盐水纱布压迫止血。

（2）当切除内口及其周围与部分肛管内括约肌之后，要用刮匙尽量搔刮从肛管外括约肌中穿入的瘘管及其支道。

（3）外口周围切开之后，紧沿管壁将切口深入，最后将瘘管剔除，不切断肛管外括约肌。

七、术后处理

（1）口服抗生素，预防伤口感染。

（2）使用缓泻剂，保持排便通畅。

（3）常规坐浴，术后换药时应注意创口冲洗，清洁后塞入油纱条以阻止肠内容物流入创口内。

八、述评

该手术对肛门组织尤其是肛管括约肌损伤小，能有效防止肛门畸形和肛门失禁的发生，而且术中切除了内口和全部瘘管，故术后复发的可能性小。该术式经过不断改进，如将内口黏膜瓣缝合等，成为保留括约肌肛瘘手术的基本思路。

第十二章　血管外科微创手术

第一节　血栓闭塞性脉管炎

血栓闭塞性脉管炎是一种以周围血管炎症和闭塞为特点的疾病，主要累及四肢中、小动静脉，尤以下肢为甚。绝大多数患者为青壮年男性吸烟者。

此病曾称为 Buerger 病。尽管有学者曾提出血栓闭塞性脉管炎是动脉硬化性闭塞症的早期表现，但大多数学者仍认为血栓闭塞性脉管炎是不同于动脉硬化性闭塞症的一种独立的疾病。

血栓闭塞性脉管炎的病因至今尚不清楚，一般认为与吸烟、寒冷、潮湿、外伤、感染、营养不良、激素紊乱、遗传、血管神经调节障碍及自身免疫功能紊乱有关。血栓闭塞性脉管炎主要累及肢体的中、小动静脉。以下肢胫前动脉、胫后动脉、腓动脉、足背动脉和趾动脉最为多见，也可累及上肢桡动脉、尺动脉和指动脉，较少累及较大的动脉，如股动脉和腘动脉。伴行静脉和浅表静脉也可累及，但程度较轻。累及心、脑、肠、肾等内脏的血管较罕见。

病理改变的特点是血管全层非化脓性炎症，管壁结构仍然完整。病变呈节段性，节段之间有内膜正常的管壁。病变血管有广泛内皮细胞增生和全层成纤维细胞增生及淋巴细胞浸润。早期即有血栓形成，血栓内含有许多内皮细胞和成纤维细胞。后期血栓机化并伴细小的再管化。病变后期，动脉周围广泛纤维化，常包绕静脉和神经形成纤维条索。受累静脉的病理变化与动脉相似。血管壁的交感神经可发生神经周围炎、神经退行性变和纤维化。血管闭塞的同时，虽可逐渐建立侧支循环，但常不足以代偿。

血栓闭塞性脉管炎的病理生理变化可归纳为中、小血管炎症所产生的局部影响和动脉闭塞所引起的肢体供血不足两个方面。

一、临床表现

（一）疼痛

疼痛是本病最突出的症状。病变早期，由于血管痉挛，血管壁和周围组织神经末梢受到刺激而使患肢（趾、指）出现疼痛、针刺、烧灼、麻木等异常感觉。随着病变进一步发展，肢体动脉狭窄逐渐加重，即出现缺血性疼痛。轻者行走一段路程以后，患肢足部或小腿胀痛，休息片刻疼痛即能缓解，再次行走后疼痛又会出现，这种现象称为间歇性跛行。产生间歇性跛行的机理一般认为是血液循环障碍时，肌肉运动后乳酸等酸性代谢产物积聚，刺激局部神经末梢引起疼痛。也有学者认为，动脉狭窄或闭塞后，动脉压降低，肢体运动时，肌肉收缩所产生的压力超过肌肉内动脉的压力，使局部血流最著减少，从而引起患肢疼痛。重者即使肢体处于休息状态，疼痛仍不能缓解，称为静息痛。此时疼痛剧烈、持续，尤以夜间为甚。患肢抬高疼痛加重，下垂后则略有缓解。患者常屈膝抱足而坐，或将患肢下垂于床旁，以减轻患肢疼痛，形成血栓闭塞性脉管炎的典型体位。一旦患肢发生溃疡、坏疽、继发感染，疼痛更为剧烈。

（二）发凉，皮温降低

患肢发凉、怕冷，对外界寒冷敏感也是血栓闭塞性脉管炎常见的早期症状。随着病情的发展，发凉的程度加重，并可出现动脉闭塞远端的肢体皮肤温度降低。

（三）皮肤色泽改变

患肢缺血常使皮肤呈苍白色，肢体抬高后更为明显。下述试验有助于了解肢体的循环情况。

1. 指压试验

指压趾（指）端后观察局部皮肤或甲床毛细血管充盈情况，如果松开后 5 s 皮肤或甲床仍呈苍白色或淤紫色，表示动脉供血不足。

2. 肢体抬高试验

抬高肢体（下肢抬高 70°～80°，上肢直举过头），持续 60 s，如存在肢体动脉供血不足，皮肤呈苍白或蜡白色。下垂肢体后，皮肤颜色恢复时间由正常的 10 s 延长到 45 s 以上，且颜色不均呈斑片状。肢体持续处于下垂位时，皮肤颜色呈潮红或淤紫色。

3. 静脉充盈时间

抬高患肢，使静脉排空、瘪陷，然后迅速下垂肢体，观察足背浅表静脉充盈情况，如果静脉充盈时间大于 15 s，表示肢体动脉供血不足。此外，部分患者受寒冷刺激或情绪波动，可出现雷诺综合征，表现为指（趾）皮肤苍白、青紫、潮红的间歇性改变。

（四）游走性血栓性浅静脉炎

40％～50％的血栓闭塞性脉管炎患者发病前或发病过程中可反复出现游走性血栓性浅静脉炎。急性发作时，肢体浅表静脉呈红色条索、结节状，伴有轻度疼痛和压痛。2～3 周后，红肿疼痛消退，但往往留有色素沉着。经过一段时间，相同部位或其他部位又可重新出现。因此，游走性血栓性浅静脉炎常是血栓闭塞性脉管炎的前驱表现。

（五）肢体营养障碍

患肢缺血可引起肢体营养障碍，常表现为皮肤干燥、脱屑、皲裂、汗毛脱落、出汗减少、趾（指）甲增厚、变形、生长缓慢、肌肉萎缩、肢体变细。严重时可出现溃疡、坏疽。溃疡、坏疽常先出现在趾端、甲旁或趾间，可因局部加温、药物刺激、拔甲、损伤等因素诱发。开始多为干性坏疽，继发感染后形成湿性坏疽。根据溃疡、坏疽的范围可分为三级。Ⅰ级：溃疡、坏疽局限于趾（指）部；Ⅱ级：溃疡、坏疽超过跖趾（掌指）关节；Ⅲ级：溃疡、坏疽超过踝（腕）关节。

（六）肢体动脉搏动减弱或消失

根据病变累及的动脉不同，可出现足背动脉、胫后动脉、腘动脉或尺动脉、桡动脉、肱动脉等动脉搏动减弱或消失的现象。但须注意，约有 5% 的正常人足背动脉先天性缺如而不能扪及搏动。尺动脉通畅试验（Allen 试验）可鉴别尺动脉搏动未扪及者动脉体表位置解剖变异和动脉闭塞。方法是抬高上肢，指压阻断桡动脉后，重复握拳数次，促使静脉回流。然后将手放至心脏水平，如果尺动脉通畅，手指和手掌皮肤迅速转为粉红色（40 s 内）。反之，只有解除桡动脉指压后，皮色才能恢复正常。尺动脉通畅试验还可了解尺动脉搏动存在者的尺动脉远端通畅情况。方法同上，如持续指压阻断桡动脉后，手指保持苍白色，提示尺动脉远端闭塞。应用同样原理，可以了解桡动脉有无闭塞性病变以及桡动脉远端通畅情况。

二、诊断

诊断血栓闭塞性脉管炎不难，但应进一步明确动脉闭塞的部位、范围、性质、程度以及侧支循环建立情况。

（一）皮肤温度测定

在一定室温（15～25 ℃）条件下，肢体温度较对侧相应部位下降 2 ℃以上，表示该侧肢体血供不足。

（二）红外线热像图

红外线热像仪能探测到肢体表面辐射的红外线，并转换成热像图。同时，可用数字表示各采样点的温度。血栓闭塞性脉管炎的肢体红外线热像图可显示患肢缺血部位辉度较暗，出现异常的"冷区"。

（三）节段性测压和应激试验

节段性测压可了解肢体各节段的动脉收缩压。血栓闭塞性脉管炎常表现为患肢腘动脉或肱动脉以下血压降低。如病变仅限于下肢，踝/肱指数（正常值≥1）可反映患肢缺血的严重程度。节段性测压正常者，可采用应激试验，如运动试验、反应性充血试验,早期血栓闭塞性脉管炎患者应激试验后踝压明显下降,踝压恢复时间延长。

（四）脉波描记

采用多普勒血流流速仪和各种容积描记仪均可描记肢体各节段的动脉波形。血栓闭塞性脉管炎的患肢远端动脉波形常表现为单向波,波幅低平,波峰低钝。病变严重时动脉波形呈一直线。

（五）动脉造影

动脉造影可明确动脉闭塞的部位、范围、性质和程度,并可了解患肢侧支循环建立情况。血栓闭塞性脉管炎动脉造影的典型表现为中小动脉节段性闭塞,而在病变的动脉之间,可见管壁光滑的正常动脉。此外,常可显示许多细小的侧支血管。由于动脉造影为创伤性检查方法,可引起动脉痉挛和血管内皮损伤,加重肢体缺血,一般不作为本病的常规检查方法。

根据本病的病程演变,临床可分为三期。

1. 第一期（局部缺血期）

主要表现为患肢麻木、发凉、酸胀和间歇性跛行。足背动脉和（或）胫后动脉搏动减弱或消失。可伴有游走性血栓性浅静脉炎。

2. 第二期（营养障碍期）

除第一期的临床表现外,患肢缺血性疼痛由间歇性跛行转为持续性静息痛。并出现患肢营养障碍表现,如皮肤干燥、无汗,皮色苍白、淤紫或潮红,趾甲增厚、变形,汗毛脱落,小腿肌肉萎缩等。

3. 第三期（组织坏死期）

除第一、第二期的临床表现外,患肢出现缺血性溃疡、坏疽。开始为干性坏疽,继发感染后转变为湿性坏疽。

三、鉴别诊断

（一）动脉硬化性闭塞症

本病也是常见的肢体动脉慢性闭塞性疾病。多见于中老年,男女均可发病。病变主要累及大、中动脉,尤以腹主动脉下段和髂股动脉最为多见。常可扪及浅表动脉变硬、扭曲。有时可闻及血管杂音。常合并高血压、高血脂、糖尿病和内脏动脉硬化缺血。多无游走性血栓性浅静脉炎。胸腹部平片可显示主动脉弓突出和动脉钙化影,动脉造影显示动脉腔不规则充盈缺损,呈虫蚀样改变,闭塞远端的动脉可经侧支血管显影。病理检查可见动脉中层和内膜均有变性,静脉则不受累。

(二)多发性大动脉炎

多发性大动脉炎多见于青年女性。病变常同时累及多处大动脉,主要侵犯主动脉弓的分支和(或)主动脉及其内脏分支。病变部位常可闻及血管杂音,并可扪及震颤。常有肢体慢性缺血的临床表现,但一般不出现肢体缺血性溃疡、坏疽。动脉造影显示主动脉主要分支开口处狭窄或闭塞。

(三)特发性动脉血栓形成

特发性动脉血栓形成少见。多见于结缔组织疾病、血液系统疾病和转移性癌肿患者。起病较急,主要表现为髂股动脉突然闭塞,可引起肢体广泛性坏死。可伴有髂股静脉血栓形成。

(四)结节性动脉周围炎

本病主要累及中、小动脉,可出现与血栓闭塞性脉管炎类似的肢体缺血症状,但多伴有发热、乏力、关节酸痛等全身症状。病变广泛,常累及肾、心、肝、肠等内脏动脉,出现相应内脏缺血的临床表现。常出现沿动脉行经排列的皮下结节。实验室检查显示高球蛋白血症和血沉增快。活组织检查可以明确诊断。

(五)糖尿病性坏疽

肢体出现坏疽,应考虑到糖尿病性坏疽的可能。以下特点有助于鉴别诊断:三多一少的临床表现,即多饮、多尿、多食和体重减轻;实验室检查显示血糖升高或尿糖阳性。

四、治疗

血栓闭塞性脉管炎的治疗原则是防止病变发展,改善患肢血供，减轻患肢疼痛，促进溃疡愈合。具体方法如下。

（一）一般治疗

坚持戒烟是血栓闭塞性脉管炎的治疗关键。本病的预后很大程度上取决于患者是否坚持戒烟。其他治疗措施能否取得疗效也与是否坚持戒烟密切相关。避免寒冷、潮湿、外伤和注意患肢适当保暖，有助于防止病变进一步加重和出现并发症。但也不宜采用患肢局部热敷，以免增加组织氧耗量，造成患肢缺血坏疽。促进患肢侧支循环建立，增加患肢血供。方法是，平卧位，患肢抬高 45°，维持 1～2 min。然后坐起，患肢下垂床旁 2～5 min，并做足部旋转、伸屈运动 10 次。最后将患肢放平休息 2 min。每次重复练习 5 回，每天练习数次。

（二）药物治疗

1. 复方丹参针剂（丹参和降香，每毫升含生药各 1 g）

复方丹参针剂具有改善微循环，增加患肢血供的作用。常用剂量 2～4 mL，肌注，每天 1～2 次。或将复方丹参注射液 20 mL 加入 5% 葡萄糖溶液 500 mL 中，静脉滴注，每天 1～2 次。2～4 周为一疗程。

2. 血管扩张药

血管扩张药具有解除动脉痉挛，扩张血管的作用。适用于第一、二期患者。对于动脉完全闭塞的患者，有学者认为血管扩张药不但不能扩张病变的血管，反而由于正常血管的"窃血"作用加重患肢缺血。常用药物有妥拉苏林 25 mg，口服，每天 3 次，或 25 mg，肌注，每天 2 次；烟酸 50 mg，口服，每天 3 次；盐酸罂粟碱 30 mg，口服或皮下注射，每天 3 次。采用动脉内注射妥拉苏林、654-2、普鲁卡因等药物能提高疗效，但须反复穿刺动脉，可造成动脉损伤或痉挛，临床应用受到限制。

3. 前列腺素

前列腺素具有扩张血管和抑制血小板作用。治疗血栓闭塞性脉管炎取得良好效果。常用给药途径为动脉注射和静脉滴注。国内报道采用前列腺素 E_1（PGE_1）100～200 mg，静脉滴注，每天

1 次，有效率为 80.8%。前列环索（PGI$_2$）具有更强的扩张血管和抑制血小板作用，但因其半衰期短，性能不稳定，临床应用疗效不肯定。

4. 己酮可可碱

己酮可可碱能降低血液黏滞度。增加红细胞变形性，使其能够通过狭窄的血管，从而提高组织灌注量。常用剂量为 400 mg，口服，每天 3~4 次。连续服药 1~3 个月，或长期服用。国外报道服药后能减轻静息痛和间歇性跛行，促进溃疡愈合。治疗肢体动脉闭塞性疾病有效率达 95%。

5. 低分子右旋糖酐（平均分子量 2 万~4 万）

低分子右旋糖酐具有减少血液黏滞度、抑制血小板聚集、改善微循环的作用。用法：低分子右旋糖酐 500 mL，静脉滴注，每天 1~2 次，10~15 d 为一疗程，间隔 7~10 d，可重复使用。

6. 蝮蛇抗栓酶

蝮蛇抗栓酶是从蝮蛇蛇毒中提取的具有降低纤维蛋白原和血液黏滞度的物质。近年来，我国先后用从东北蛇岛和长白山蝮蛇蛇毒中提纯的抗栓酶和清栓酶治疗血栓闭塞性脉管炎，显效率分别达到 64% 和 75.4%。无明显不良反应。

7. 激素治疗

意见尚不统一。有学者认为激素能控制病情发展，缓解患肢疼痛。国外有报道采用泼尼松龙 20 mg，动脉注射，治疗血栓闭塞性脉管炎，3 d 和 7 d 内疼痛明显减轻或消失者，分别占 43.5% 和 26.1%。不能施行动脉注射者，采用溃疡、坏疽以上部位的健康组织皮下注射，止痛效果优良者也占 37%。

8. 二氧化碳

二氧化碳能使血管平滑肌电活动减弱或消失，使血管壁处于松弛状态使血管扩张。动脉内注射二氧化碳能扩张血管、促进侧支循环建立。一般采用 95% CO$_2$ 2 mL/kg 股动脉注射，或 0.3 mL/kg 肱动脉注射。每周 1 次，4~8 次为 1 疗程，一般治疗 1~2 疗程。国内报道疗效优良率 75.7%。

（三）手术治疗

1. 交感神经节切除术和肾上腺部分切除术

交感神经节切除术能解除血管痉挛，促进侧支循环建立，改善患肢血供。适用于第一、二期患者。根据病变累及上肢或下肢腘动脉，采用同侧胸或腰第2、3、4交感神经节及其神经链切除术。对于男性患者，应避免切除双侧第1腰交感神经节，以免引起性功能障碍。术前应常规进行交感神经阻滞试验，如阻滞后患肢症状缓解，皮肤温度上升1～2 ℃以上，提示患肢存在血管痉挛，切除交感神经节后常能取得良好疗效；反之，则说明患肢动脉闭塞，不宜选用交感神经节切除术。由于交感神经切除术主要改善皮肤血供，因此常能使皮肤温度升高，皮肤溃疡愈合，但不能缓解间跛症状。对于第二、三期患者，有学者认为采用交感神经节切除合并肾上腺部分切除术，能提高近、远期疗效。

2. 动脉血栓内膜剥除术

动脉血栓内膜剥除术是将病变动脉的血栓内膜剥除，从而重建患肢动脉血流的手术方法。适用于股腘动脉闭塞，而腘动脉的分支（胫前动脉、胫后动脉和腓动脉）中至少有一支通畅的第二、三期患者。常用方法如下。

（1）开放法：切开整个闭塞的动脉段，直视下剥离并取出血栓内膜，适用于短段动脉闭塞。

（2）半开放法：多处短段切开闭塞的动脉，用剥离器分离血栓内膜后，将其取出，适用于长段动脉闭塞。此外，还有二氧化碳气体剥离法和带囊导管剥离法。由于动脉血栓内膜剥除术治疗血栓闭塞性脉管炎临床适应者较少，远期疗效不佳，现已较少采用。

3. 动脉旁路移植术

在闭塞动脉的近、远端行旁路移植，是另一种重建患肢动脉血流的方法。适应证同动脉血栓内膜剥除术。动脉移植材料多采用自体大隐静脉，膝关节以上也可采用人造血管。由于血栓闭塞性脉管炎病变主要累及中、小动脉，输出道条件往往较差，很少有条件采用动脉旁路移植术。

4. 大网膜移植术

游离血管蒂大网膜移植术能使大网膜组织与患肢建立良好的侧支循环，改善患肢血供，具有明显缓解静息痛和促进溃疡愈合的作用。适用于腘动脉以下三支动脉均闭塞的第二、三期患者。方法是游离大网膜，将胃网膜右动、静脉与股动脉、大隐静脉或腘动、静脉吻合，然后把经剪裁或未经剪裁的大网膜移植于患肢内侧。近期疗效满意，远期疗效尚不肯定。

5. 静脉动脉化

将闭塞近端的动脉与静脉吻合，使闭塞近端的动脉血转流到患肢的静脉系统，从而改善患肢血供。适应证同大网膜移植术。早年采用动、静脉直接吻合，因动脉血流不能冲开正常静脉瓣膜的阻挡，结果多告失败。近 10 年来，国内外学者在动物实验的基础上，采用分期或一期动静脉转流重建患肢血液循环获得成功。方法是根据患肢动脉闭塞平面不同，采用股、腘动脉与股浅静脉、胫腓干静脉或大隐静脉吻合形成动静脉瘘，使动脉血既能不断向瘘口远端的静脉瓣冲击，又能从瘘口近端的静脉向心回流。经过一段时间（2～6 个月）后，瘘口远端的静脉中的瓣膜由于长期承受逆向动脉血流冲击和静脉段扩张而发生关闭不全。这时再将瘘口近端的静脉结扎，就能使动脉血循静脉单向灌注到患肢的远端。国内文献报道疗效满意。

（四）高压氧治疗

高压氧治疗能提高血氧含量，增加肢体供氧量，从而减轻患肢疼痛，促进溃疡愈合。方法是每天在高压氧舱内行高压氧治疗 1 次，持续 2～3 h。10 次为 1 个疗程，休息 1 周后再进行第二疗程。一般可进行 2～3 个疗程。

（五）其他治疗

1. 镇痛

（1）止痛药：吗啡、哌替啶等止痛药能有效地缓解患肢疼痛，但易成瘾，应尽量少用。解热镇痛药如索米痛、安乃近、吲哚美辛等也可试用，但疗效不肯定。

（2）连续硬膜外阻滞：能缓解患肢疼痛，扩张下肢血管，促进侧支循环建立。适用于严重静息痛的下肢血栓闭塞性脉管炎患者。一般选择第 2、3 腰椎间隙留置硬膜外导管。间断注入 1% 利多卡因或 0.1% 丁卡因 3～5 mL。操作时应严格掌握无菌技术，导管留置时间以 2～3 d 为宜，留置时间过长容易并发硬膜外间隙感染。

（3）药物麻醉：主要药物为东莨菪碱和洋金花总碱，能使患者安睡，疼痛缓解。其中东莨菪碱尚有扩张周围血管、增加心肌收缩力和改善微循环的作用，能增加患肢血流量。用法：东莨菪碱 1～3 mg，洋金花总碱 2.5～5 mg，静脉推注、静脉滴注或肌内注射。每次辅以氯丙嗪 12.5～50 mg。连续应用 3～5 d，改为隔天或隔两天一次。一般用药后 3～4 小时患者清醒。必要时可于用药后 5 h 注射毒扁豆碱 0.5 mg 催醒。

（4）小腿神经压榨术（Smithwich 手术）：根据患肢疼痛部位施行小腿下段感觉神经压榨术，能起到良好的止痛效果 70% 的患者可得到长期止痛。主要缺点是足部感觉迟钝，常需几个月才能恢复。

2. 创面处理

（1）干性坏疽：保持创面干燥，避免继发感染。可用乙醇消毒创面并覆盖无菌纱布保护。

（2）湿性坏疽：去除坏死组织，积极控制感染。可采用敏感的抗生素溶液湿敷或东方 1 号、金蝎膏、玉红膏外敷。坏疽边界清楚，可行清创术或截趾（指）术。

3. 截肢术

足部坏疽继发感染并出现全身中毒症状、肢体剧痛难忍影响工作生活，经各种治疗难以控制，或足部坏疽达足跟、踝关节以上，且界限清楚，可行截肢术。施行截肢术应注意以下两点：①在保证残端愈合的前提下，尽量选择有利于义肢安装的较低截肢平面。②截肢术操作过程中应注意保护截肢残端血供，尽可能避免加重患肢缺血的因素。具体措施包括：皮肤、皮下组织和筋膜一层切开，不宜过多游离皮瓣；切断骨膜时应贴近截骨平面，避免向近端过多分离骨膜；肌肉切断平面与截骨平面相同，尽量切断可能坏死的肌肉组织。此外，术中应避免使用止血带。

第二节 血管痉挛性疾病

血管痉挛性疾病主要发生在上肢，通常为掌部小动脉和指动脉的发作性血管收缩。主要症状是疼痛、麻木、凉感，偶尔可发生皮肤溃疡。血管痉挛性疾病可与胶原血管病、动脉粥样硬化、创伤、周围动脉疾病所导致的栓塞等疾病并存，也可能查不到明确的伴随疾病。

一、常见的血管痉挛性疾病

（一）Raynaud 现象

Raynaud 现象是一种发作性血管收缩，主要见于手指部，偶尔也可见于足部。本病主要见于女性，常在寒冷的条件下或情绪波动的情况下诱发。

1. 症状

轻者表现为手指部麻木不适，重者有溃疡形成或坏疽。

（1）手指典型色泽变化顺序。①苍白：其原因是皮肤血管强烈痉挛。②发绀：其原因是血流缓慢，导致血氧饱和度下降。③潮红：其原因是反应性充血。

（2）伴随的局部或全身疾病 Raynaud 现象。最常伴随的疾病是硬皮病。

2. 治疗 Raynaud 现象的治疗措施

（1）避免手部受冷，注意手部保暖，在极度寒冷的季节戴手套、使用取暖器。

（2）戒烟，因为烟草可刺激血管收缩。

（3）酚苄明等 α 受体阻滞剂有效。硝苯地平等钙通道阻滞剂也可选用。利合平动脉内注射也有效。

（4）控制情绪波动。

（5）一般不主张做交感神经切除术，因为交感神经切除术不能解除指部血管闭塞。

（二）Raynaud 病

Raynaud 病与 Raynaud 现象很相似，但 Raynaud 病不伴有其他全身疾病，且很少发生坏疽。70％的患者是年轻女性，一般为两侧对称性发病。本病的治疗与 Raynaud 现象也相仿，80％的患者用非手术疗法有效。对症状严重、手部功能有障碍、内科治疗无效的患者，交感神经切除术可能有效，因为这种患者指部血管只痉挛没有闭塞。

（三）Raynaud 冷过敏

冷过敏发生于冻伤之后。冻伤的部位呈浅蓝色伴灼痛。内科治疗一般有效，偶尔需要行交感神经切除术。

二、并发症

（1）冷球蛋白血症或冷血细胞凝集素病是免疫球蛋白 M 抗体引起的自体免疫性疾病，又称为"冷血凝集素病"或"冷凝集素病"。其特点是在较低的温度下，这种抗体能作用于患者自身的红细胞，在体内发生凝集，阻塞末梢微循环，发生手足发绀症或溶血。在体外，抗体与抗原发生作用的最适宜温度是 $0\sim4$ ℃，在 37 ℃ 或 31 ℃ 以上的温度，抗体与红细胞抗原发生完全可逆的分解，症状迅速消失。本综合征可以是特发性的或继发于淋巴组织系统的恶性肿瘤或支原体属肺炎及传染性单核细胞增多症等病毒感染。

（2）黏液性水肿。

（3）麦角中毒。

（4）血小板增多症。

（5）巨球蛋白血症。

（6）职业性手部反复损伤，如石匠。

（7）神经受压综合征，如腕管综合征。

（8）动脉受压综合征，如胸廓出口综合征。

三、血管痉挛性疾病的诊断

下列检查有助于进一步证实血管痉挛的存在。

（1）多普勒检查测定肘部或腕部的血压。

（2）指动脉体积描记检查。如果指动脉体积描记值降低或不随温度变化而变化，提示动脉有闭塞。如果温度增高后指动脉体积描记值增高，提示血管痉挛。

（3）颈部或腋部听诊闻及血管杂音提示血管闭塞。动脉造影对明确有无血管闭塞极为重要。在动脉造影期间可向动脉内注入血管扩张剂，然后再次注入造影剂。如果此时血管扩张、血流增加，则强烈提示血管痉挛性疾病。

第三节　腹主动脉瘤

腹主动脉局限或者弥漫性扩张、膨出称为腹主动脉瘤（abdominal aortic aneurysm，AAA）。临床上腹主动脉瘤累及的部位一般在肾动脉水平以下的腹主动脉和髂动脉，而将累及肾动脉或（和）肾动脉以上内脏动脉的腹主动脉瘤称为胸腹主动脉瘤。

一、病因和病理

动脉硬化、外伤、感染、动脉炎症和动脉壁发育不良等都会引起腹主动脉瘤。研究表明，铜缺乏症、基质金属蛋白水解酶活性增加和某些遗传倾向与腹主动脉瘤密切相关。腹主动脉瘤是动脉壁和血流动力学因素相互作用的结果。动脉硬化是腹主动脉瘤最常见的病因，占全部病例的95％以上，约10％的腹主动脉瘤患者伴有髂动脉及下肢动脉硬化性闭塞症。男性肾动脉以下腹主动脉因为缺乏中层滋养血管，特别容易形成动脉硬化性动脉瘤。一般认为，男性、老年、家族史、吸烟、高血压病、高脂血症、下肢动脉硬化闭塞症和冠状动脉硬化性心脏病等是患腹主动脉瘤的危险因素。

二、病理改变

主要表现为内膜消失、弹力纤维和胶原纤维断裂、降解和损伤。几乎所有腹主动脉瘤腔内都有血凝块。血凝块可机化、感染和脱落。血凝块脱落可引起远端动脉栓塞。彩色多普勒超声扫描随访腹主动脉瘤，发现瘤体直径平均每年增长 3.8 mm。

三、临床表现

（一）腹部搏动性肿块

这是腹主动脉瘤最常见最重要的体征。多数患者无自觉症状，偶尔患者自己或被医师检查时发现在脐周或中上腹的搏动性包块。肿块多位于左侧腹部，具有向着多方向的搏动和膨胀感。如果肿块上界与肋弓之间能容纳 4 横指常提示病变在肾动脉水平以下。如无间隙，则提示动脉瘤多位于肾动脉水平以上。同时腹部触诊也是诊断腹主动脉瘤最简单而有效的方法，其准确率在 70% 左右。虽然触知腹部搏动性肿块可确诊腹主动脉瘤，但瘤体的大小和范围还尚需其他辅助检查来确定。肿块表面可以压痛，可听到收缩期杂音或（和）扪及震颤。部分肥胖、腹水以及查体不合作的患者，可导致腹主动脉瘤触诊的失败。

（二）疼痛

疼痛是腹主动脉瘤较为常见的临床症状，约 1/3 的患者表现出疼痛。其部位多位于腹部脐周，两胁部或腰部，疼痛的性质可为钝痛、胀痛、刺痛或刀割样痛。一般认为疼痛是瘤壁的张力增加，引起动脉外膜和后腹膜的牵引，压迫邻近的躯体神经所致。巨大的腹主动脉瘤侵蚀脊柱时亦可引起神经根性疼痛。值得注意的是，突然的剧烈腰痛往往是腹主动脉瘤破裂或急性扩张的特征性表现。破裂性腹主动脉瘤几乎 100% 都有剧烈腹痛的表现。腹主动脉瘤急性扩张引起的疼痛特点与其破裂极其相似，只是急性扩张时出现的疼痛多不伴有低血压或休克。正因疼痛的表现如此重要，故把腹主动脉瘤突然出现腹痛视为最危险的信号，因此疼痛是和手术适应证紧密联系在一起的。

（三）压迫

随着腹主动脉瘤瘤体的不断扩大，可以压迫邻近的器官而引起相应的症状，临床上比较多见。

1. 肠道压迫症状

这是腹主动脉瘤最常压迫的器官。由于十二指肠的活动度较小，因受到压迫可早期出现症状。可表现出腹部不适，饱满感，食欲缺乏，重者会出现恶心、呕吐，排气、排便停止等不全或完全性肠梗阻等症状。多半误诊为胃肠道的其他疾病，延误了腹主动脉瘤的早期诊断。

2. 泌尿系受压迫症状

由下腹主动脉瘤压迫或炎症性腹主动脉瘤侵犯到输尿管时可以出现输尿管的梗阻，肾盂积液，并且泌尿系结石的发病率也随之增高。可出现腰部的胀痛，甚至向腹股沟区放射的剧烈腹痛，并且可伴有血尿。由于解剖学的关系，左侧的输尿管更易受累。

3. 胆管压迫症状

临床上比较少见。患者多表现为肝区的不适和厌食油腻，严重者可出现周身皮肤和巩膜的黄染，小便赤红，大便为陶土色。生物化学检查呈梗阻性黄疸的改变。

4. 栓塞症状

腹主动脉瘤的血栓一旦发生脱落便成为栓子，栓塞其供应的脏器或肢体而引起与之相应的急性缺血性症状。如栓塞部位为肠系膜血管，表现为肠缺血，严重者可引起肠坏死。患者出现剧烈的腹痛和血便，继而表现为低血压和休克，以及全腹的腹膜刺激症状。栓塞至肾动脉，则可引起肾脏相应部位的梗死，患者表现为剧烈的腰痛和血尿。栓塞至下肢主要动脉时，则出现相应肢体的疼痛，脉搏减弱以至消失，肢体瘫痪，颜色苍白，以及感觉异常等。

5. 破裂

腹主动脉瘤破裂是一种极其危险的外科急症，死亡率高达 $50\%\sim80\%$，因此有人形容腹主动脉瘤是埋在人体内的一颗炸弹，随时可以引爆。动脉瘤的直径是决定破裂的最重要的因素。根据 LaPlace 定律，管壁的负载压力与瘤体的半径呈正比。瘤体的直径越大，则其破裂的危险性越大。资料表明，腹主动脉瘤 5 年内的破裂率为：①瘤体直径在 4 cm 以内者 $10\%\sim15\%$。②5 cm 以内者 20%。③6 cm 者 33%。④7 cm 以上者为 $75\%\sim95\%$。根据腹主动脉瘤的破裂率与瘤体直径的曲线关系，把直径在 6 cm 以上者称之为危险性动脉瘤。但近来大量的影像学观察表明，当腹主动脉瘤的直径达到 5 cm 时，其破裂的危险性即明显增加，这一观点已得到血管外科界的认可。

腹主动脉瘤破裂出现的临床症状及其持续时间决定于其破裂的具体情况。一般说来，一个典型的腹主动脉瘤破裂具有以下三联征：突然出现的剧烈或弥散性腹痛，低血压甚至失血性休克及搏动性腹部肿块。

四、诊断

大多数腹主动脉瘤可通过体格检查触及腹部搏动性肿块做出初步诊断。如果肿块上极与剑突之间有 $3\sim4$ 横指距离，提示瘤体位于肾动脉水平以下。较瘦者，通过腹部触诊大致可了解腹主动脉瘤的大小，而在肥胖的患者则比较困难。

彩色多普勒超声检查可以明确有无腹主动脉瘤，瘤的部位和大小，可作为筛选和随访的主要方法。CT 扫描对诊断腹主动脉瘤有肯定价值，能发现很小的腹主动脉瘤、主动脉壁的钙化、瘤内血栓以及动脉瘤破裂形成的腹膜后血肿。而 CTA 则能立体显示动脉瘤及其远近端动脉的形态，特别是能明确动脉瘤与肾动脉的关系。MRA 诊断腹主动脉瘤的作用与 CTA 大致相同。在上述三种检查不能做出腹主动脉的诊断或者不能明确动脉瘤与肾动脉以及各内脏动脉的关系时，应做 DSA 检查。DSA 无疑可提供腹主动最直接的影像，但瘤体内有血凝块时，不能正确显示瘤腔的实际大小。

五、鉴别诊断

腹主动脉瘤需与后腹膜肿瘤和来源于胃肠道、胰腺和肠系膜的肿瘤进行鉴别。

六、治疗

自 1952 年 Dubost 完成首例腹主动脉切除以来，动脉瘤切除和人造血管原位移植术曾是治疗腹主动脉瘤唯一有效的方法。腹主动脉瘤的选择性切除术死亡率已从早期的 9％～39％下降至近年来的 5％以下。腹主动脉瘤切除术后 5 年生存率已从早年的 50％上升至 70％。手术不仅安全，而且改善了患者的生活质量，腹主动脉切除人造血管移植术患者基本上享有同龄人的寿命。20 世纪 90 年代以来，血管腔内治疗是治疗腹主动脉瘤创伤小、恢复快的一种新方法，在国内已经广泛开展，疗效肯定。

（一）手术指征

原则上所有腹主动脉瘤患者都应接受手术治疗。患者的年龄和伴随疾病不是手术的绝对禁忌证。直径小于 4 cm 的腹主动脉瘤可暂时用超声随访，如果增大较快，应考虑手术。直径大于 5 cm 的腹主动脉瘤应尽早手术。患者有较剧烈的背痛等动脉瘤趋于破裂的征象时，应立即手术。腹主动脉瘤破裂者，必须急诊手术以挽救生命。

（二）术前准备

腹主动脉瘤者多为老年高危患者，并发症较多，术前应做全身各系统的检查。若有异常发现，应予以充分的评估和最大限度的纠正。吸烟者应于手术前 2 周起戒烟。麻醉可选用硬膜外麻醉联合全身麻醉。手术开始前静脉注射一个剂量的预防性抗生素，以后每 6 小时用一个剂量，共两次，如无特殊指征，不须再用。

（三）手术方法

手术的方法是阻断瘤体近远端动脉后剖开瘤体，将人工血管吻合于正常的动脉，恢复血流通畅。

1. 肾动脉下的腹主动脉瘤的手术方法

（1）切口：患者取仰卧位，腰下垫高。选用腹部正中切口、起自剑突向下达耻骨联合。

（2）探查：进腹腔后探查腹腔内各脏器、腹主动脉瘤的大小和范围以及其近端主动脉，远端髂总，髂内、外动脉等。

（3）显露动脉瘤：将大网膜和横结肠推向上方，小肠纳入塑料袋内置于切口的右侧，切开后腹膜，向上达十二指肠第四段的左侧，胰腺下缘，向下至髂动脉。显露肠系膜下静脉，并予以牵开或结扎、切断。

（4）游离动脉瘤：显露左肾静脉，并向上轻轻地牵引以利于近侧主动脉（瘤颈）的显露。在动脉瘤的上方分离腹主动脉的前侧，并延伸至两侧。分出界线后，可用手指轻柔地插入腹主动脉后方，绕过一牵引带，以备安置动脉钳，此时须注意勿损伤腰动脉及右侧下腔静脉。以同样方法分离两侧髂动脉及肠系膜下动脉。

（5）切开动脉瘤：在阻断主动脉前，先对患者进行全身肝素化（静脉注射肝素 1 mg/kg）或在瘤腔内注入含肝素 20 mg 溶液。先后钳夹主动脉和两侧髂动脉。纵向切开动脉瘤前壁，清除瘤腔内的血块和变性的内膜等组织，可见腰、骶中动脉开口出血，用纱布垫或手指暂时压迫止血，随后逐一缝扎止血。试钳夹肠系膜下动脉，如见乙状结肠的血供仍良好，则可结扎或在瘤腔内缝合动脉开口；如见乙状结肠的血供不良，则须沿瘤壁切取肠系膜下动脉，缝合于移植的人造血管壁上。

（6）吻合：在动脉瘤颈部环状切断主动脉或其前半周，注意勿损伤下腔静脉。以同样方法处理髂动脉，注意勿损伤髂静脉。选用直径、长度合适的人造血管。主动脉用 3-0 线，髂动脉用 5-0 线做端端吻合；先主动脉，后髂动脉。移植分叉型人造血管时应保持主干与两支之间的自然分义角度：即主干宜短，因为主干过长，移植后两支易扭曲成角，影响肢体血供。当一侧髂血管移植完毕，先后缓慢地松开髂、主动脉血管钳，使血块等能由人造血管的另一支冲出，然后将血管钳移至人造血管的另一支上。血液由腹主动脉经人造血管流入一侧髂动脉以恢复一侧下肢的血流。用同样方法，吻合人造血管的另一支与髂动脉。

（7）缝合：将残留的腹主动脉外壁缝合包裹在人造血管之外，缝合后腹膜，逐层缝合腹壁各层组织。术毕，须立即检查两下肢动脉搏动，如疑有动脉栓塞，即做下肢动脉造影，确诊后，再做下肢动脉探查取栓。

2. 肾动脉上的腹主动脉瘤的手术法

胸腹主动脉瘤手术时须同时进入胸、腹腔，手术范围大，须暂时阻断腹腔动脉、肠系膜上动脉、两侧肾动脉和肋、腰动脉的血液供应，可影响这些重要内脏和脊髓的机能，因此手术危险性大，手术死亡率也高，术前必须做好充分准备。下面介绍Crawrord（1974 年）法。

（1）切口：患者取右侧斜 60°，卧位，两下肢置伸直位，选用经左侧第 6 或第 7 肋间隙胸腹联合切口。

（2）动脉瘤切除和人造血管移植：将降结肠、脾、胰体尾、肾等翻向右前侧以显露动脉瘤的左后侧，阻断胸主动脉和两侧髂总动脉血流，在左肾动脉右侧的动脉瘤壁上纵向切开，植人造血管于动脉瘤腔内与胸主动脉做端端吻合。于肾动脉、肠系膜上动脉和腹腔动脉相应部位的人造血管上做卵圆形开窗，逐个由上而下与内脏动脉进行补片状侧端吻合。每完成一个吻合后，可将阻断人造血管的动脉钳移向下方，使该内脏血流畅通。最后，将人造血管的另一端与腹主动脉或两侧髂总动脉做端端吻合，将动脉瘤外壁包裹、缝合于人造血管外。

3. 腹主动脉瘤破裂的手术方法

紧急暂时止血法有下列四种。

（1）膈下腹主动脉阻断法：进入腹腔后，在腹主动脉瘤近侧主动脉处安置弧形压迫止血器、或用手指直接压迫，或用夹纱布的海绵钳压迫腹主动脉前壁，并推向后面的椎体；然后，再从胃小弯处分离，在主动脉裂孔部位腹主动脉上安置动脉钳。

（2）动脉瘤颈阻断法：进腹后，术者用手指自破裂口或瘤体前上壁切口进入，伸向瘤颈，以利于瘤颈的显露和钳夹。

（3）球囊导管阻断法：经股动脉插入气囊反搏导管，向上至动脉瘤近端腹主动脉，迅速于囊内注入 50 mL 左右等渗盐水。堵塞腹主动脉内腔以控制出血，然后送往手术室。

（4）胸主动脉阻断法：进入胸腔，迅速用手指钝性分离，捏住或用动脉钳夹住降主动脉以控制出血，然后再进入腹腔。在控制主动脉血流后，须同时控制两侧髂总动脉的血流。待腹主动脉瘤部位显露改善后，再将主动脉钳向远侧移动，钳夹在肾动脉下方主动脉上，迅速恢复患者的有效血容量后，按上述方法，切开动脉瘤，做人造血管移植术。

（四）手术并发症

1. 腹腔内出血

腹腔内出血发生率＜5％，基本上都来自主动脉近端吻合口。

2. 急性肾衰竭

选择性腹主动脉瘤切除术后发生率约 2.5％，而动脉瘤破裂急诊手术后发生率高达 21％。急性肾功能衰竭的发生与下列因素密切相关：①术前有无肾功能损害。②术中有无低血压和低血压时间的长短。③术中是否阻断肾功能血流。

3. 假性动脉瘤

吻合口不牢靠，血液外漏可形成假性动脉瘤。人造血管感染形成的动脉瘤常发生在人造血管与动脉的吻合口处。术后假性动脉瘤的发生率在 5％以下。

4. 急性心肌梗死

急性心肌梗死发生率不高，国内报道为 2.8％，但常致命。

5. 肺部感染和急性呼吸功能不全

70％的腹主动脉瘤患者有长期吸烟史和慢性支气管炎史，30％患者有慢性阻塞性通气障碍，手术创伤、大量出血和大量输血、输液等都会加重急性肺损伤，术后患低氧血症和肺部感染。

6. 下肢动脉缺血

下肢动脉缺血较常见，往往由于动脉瘤附壁血栓脱落或血管阻断性损伤引发的血栓形成引起。

7. 乙状结肠缺血和截瘫

乙状结肠缺血和截瘫发生率不高，然而一旦出现，预后较差。

（五）破裂腹主动脉瘤的手术原则

腹主动脉瘤破裂的诊断一旦确立，应立即将患者送手术室，必须避免因烦琐的辅助检查延误手术时机。手术的关键是控制动脉瘤近端的主动脉。大部分病例可以在肾动脉水平以下解剖出动脉瘤近端的主动脉而控制血流。少数病例因血肿广泛，必须在膈肌下方暂时阻断主动脉，待解剖出肾动脉下方的主动脉后再移除膈下的主动脉钳。手术开始前即从一侧股动脉向主动脉插入一根球囊阻断导管，也是一种阻断主动脉的稳妥有效的方法。其余手术步骤与选择性腹主动脉瘤切除相同。

（六）腹主动脉假性动脉瘤的处理

损伤、感染或其他原因引起腹主动脉局部破裂，形成动脉周围搏动性血肿称为腹主动脉假性动脉瘤。若不及时处理，假性动脉瘤将破裂导致患者死亡。外伤性腹主动脉假性动脉瘤可采用主动脉缝合法修补，或将破裂的动脉段用人造血管置换。用修补法处理感染性腹主动脉假性动脉瘤效果不佳，常于术后短期内复发。通常采用的方法是局部彻底清创，切除病变的动脉段后行原位人造血管移植术，也可采用腔内治疗。

七、预后

手术技术、麻醉、监护技术的进步及良好血管移植材料的问世，使腹主动脉瘤手术疗效令人满意。择期病死率已从 20 世纪 50 年代的 15％以上降至目前 5％以下，某些医疗中心，病死率已可降至 2％以下。腹主动脉瘤手术后远期疗效满意，5 年后的生存率为 58％，10 年后为 30％。未接受手术治疗的腹主动脉瘤患者，有 40％死于动脉瘤破裂，30％死于其他疾病，而仅 30％患者能存活到 5 年。这些资料表明腹主动脉瘤的患者应尽早进行手术治疗。

第四节　血管移植

动脉或静脉闭塞后，又无足够的侧支循环供给缺血的肢体，则必须行血管重建术。血管重建术的常用方法是血管旁路转流术，所用材料有生物血管和合成血管两种。

一、生物血管

（一）自体静脉

本法是将人体某一部位的静脉取下后移植到另一部位，行血管旁路来取代闭塞的动脉或静脉。自体静脉移植后的远期通畅率比合成血管高，因此，在有可能的情况下应尽可能用自体静脉移植。

（1）自体大隐静脉的可取长度几乎与下肢等长，其管径约为 2～8 mm，因此，仅适用于小口径血管移植。

（2）大隐静脉动脉化后，其静脉壁会增厚。尽管大多数大隐静脉动脉化后，通畅良好，但有少部分因内膜和中层损伤形成增生纤维组织，长期的异常增生造成狭窄。

（3）动脉化的静脉吻合口处动脉粥样硬化的发生率约为2%～15%。

（4）应用阿司匹林等血小板抑制剂可提高远期通畅率。

（二）自体动脉

本法是将人体某一部位的动脉一端切断后吻合到另一部位闭塞的动脉远侧。如小儿肾动脉狭窄时，可将髂内动脉吻合到狭窄的肾动脉远侧。

（三）同种异体血管

本法是从一个人身上取下的静脉，然后移植至另一个人身上。

（1）同种异体动脉这种动脉在移植后很容易变性，临床上很少应用。

（2）同种异体静脉本品在经过蛋白降解消化或冷冻处理后，降低了抗原性，可用于移植。如不经处理，由于组织相溶性屏障和 ABO 血型屏障的存在，会发生免疫排斥反应。

（3）人脐静脉本品目前已用于临床。本品经戊二醛处理，消除了其抗原性。本品外周包有 Dacron 聚酯网，目的是防止移植后动脉瘤的发生。临床结果提示无论用作下肢血管重建还是血液透析通道，本品都有甚佳的远期通畅率。

（四）异种血管

本品取自动物，经特殊处理后使其不具抗原性。临床上最常用的是经双醛淀粉处理后的牛颈动脉。这种血管已广泛用于下肢血管重建和血液透析通道，效果满意。但是有 3％～6％的患者会发生动脉瘤。

二、人造血管

（一）种类

人造血管由高分子或合成材料制成，分织物和非织物两种。织物主要指涤纶和真丝涤纶人造血管，其可分为编织和针织。非织物主要指聚四氟乙烯人造血管。人造血管来源广，有不同的口径和长度供选用，适用于大、中血管移植。用于中、小动脉移植后，血栓栓塞率高，远期通畅率比较低。

1. 涤纶血管

涤纶血管主要用于主动脉和髂动脉等大血管替换，效果满意。但是，本品用于四肢血管替换容易发生栓塞。涤纶血管有编织和针织两种。

（1）编织涤纶血管：编织涤纶血管结构致密、网孔度小，从而阻止了周围组织向内长入。缺点是不能织成各种分支，需要另行缝接，须预凝处理。

（2）针织涤纶血管：针织涤纶血管结构较疏松、网孔度大。与编织涤纶血管相比，周围组织容易向血管内长入，容易形成比较稳定的假性血管内膜。能织成各种分支。但这种血管需要用未肝素化的血做预凝处理，以减少移植时的渗血。

（3）毛绒型涤纶血管：它与编织涤纶血管的特性相同，其管壁上具有的孔隙结构由纤维交错嵌叠组成，理论上有利于假性血管内膜的附着、阻碍假性血管内膜向管腔内脱落。

2. **膨体聚四氟乙烯血管本品由 PTFE 树脂制得**

（1）由于本品带有氟原子，在该聚合物的表面形成强大的负电荷，因此，网孔度小。血液中的蛋白凝集后可黏附于该血管表面，在其表面形成一层薄的、与血管内面粘连不甚紧密的假性血管内膜。不需预凝处理。

（2）该血管的外面有时还有一层加强层，从而使这种血管的强度增加，不易破裂，也阻止了周围组织向内长入。

（3）对下肢血管而言，PTFE 血管比涤纶血管效果好，仅次于大隐静脉，是二线移植替代物。

（二）存在的问题

（1）目前临床上所用的合成纤维人造血管都不能形成真正的血管内膜。①假性血管内膜主要由白细胞、血小板、红细胞碎片与纤维蛋白等结合而成，就其本质而言是一种血栓。因此，容易发生血栓形成，容易因血源性细菌种植而发生感染。②在吻合口附近内皮细胞仅能爬行 $1\sim2$ cm，该区域称血管翳。

（2）一旦有菌血症嫌疑时，应毫不犹豫地预防用抗生素，防止细菌在假性血管内膜上种植。

第五节　原发性下肢深静脉瓣膜功能不全

一、病因

原发性下肢深静脉瓣膜功能不全的发病原因至今尚未完全明确，可能的发病因素如下所述。

（1）瓣膜结构薄弱，在持久的逆向血流及血柱重力作用下使瓣膜游离缘松弛、伸长、下垂而对合不全，最终失去单向开放功能，导致血液倒流。

（2）由于持久的超负荷回心血量，导致静脉管腔扩张，以致瓣膜相对短小而关闭不全，故又称"相对性下肢深静脉瓣膜关闭不全"。

（3）深静脉瓣膜发育异常，仅有单叶，或虽有三叶但不在同一平面，或瓣膜缺如，必然失去正常的瓣膜关闭功能。

（4）由于小腿肌关节泵软弱，泵血无力，引起静脉血液淤滞。静脉高压，垂直血柱重力作用，首先破坏股浅静脉第1对瓣膜，并按照"多米诺骨牌"效应，顺序损坏其远侧股浅静脉中的诸瓣膜。

二、病理生理

病变初期，由于人体的代偿功能，特别是腓肠肌有效的泵作用，静脉血液仍然能快速向心回流，不发生任何症状。当瓣膜破坏越过腘静脉平面，一方面小腿静脉壁和瓣膜因离心较远而承受更高的压力；另一方面，在小腿深静脉瓣膜破坏后，深静脉血液向远侧倒流，由于腓肠肌泵的收缩作用，可使远侧深静脉瓣膜和交通静脉瓣膜遭到破坏，出现所谓"破风箱"样的作用，即腓肠肌收缩时，深静脉中的部分血液经交通静脉倒流入踝上静脉网，使局部静脉系统处于淤血和高压状态，从而引起足靴区一系列皮肤营养障碍性病理变化。此外，长期的小腿深静脉高压和静脉缺氧，使腓肠肌出现病理改变，即收缩力下降和泵样功能减退，又进一步加重小腿深静脉瘀血和高压。来自近侧髂股静脉的血柱重力，还同时作用于大隐静脉和股深静脉的瓣膜。大隐静脉瓣膜比较薄弱，位置较浅而缺乏肌保护，所以当股浅静脉瓣膜破坏时，大隐静脉瓣膜多已失去功能，因而两者往往同时存在。股深静脉的开口斜向外方，受血柱重力的影响较小，受累及的可能较迟。

三、临床表现

本病出现与原发性浅静脉曲张类似的症状和体征，但是远较大隐静脉曲张明显和严重。

（一）浅静脉曲张

浅静脉曲张是最早出现的病理改变。多发生沿大隐静脉和（或）小隐静脉解剖分布位置的浅静脉扩张、伸长，而行程蜿蜒迂曲，部分可出现球状扩张。曲张静脉可因血流缓慢而合并感染，导致血栓性浅静脉炎。

（二）肿胀、胀痛

肿胀、胀痛是深静脉功能不全、静脉高压的特征性表现，下肢出现明显的乏力、酸胀、不适或胀痛，有时可有小腿肌肉抽搐。小腿均匀性肿胀，胫前可有指压性水肿。症状在午后或行走时加重，晨起、休息、抬高患肢可缓解。夏天高温季节症状发作更为频繁。

（三）皮肤营养性改变

皮肤营养性改变包括皮肤萎缩、脱屑、瘙痒、色素沉着、皮肤和皮下组织硬结、湿疹和溃疡形成。如果合并踝部交通静脉功能不全，则可加速这些变化的出现。高度扩张的浅静脉易因轻度外伤或自行穿破而并发出血，且难以自行停止。

四、辅助检查及诊断

（一）静脉造影

造影剂的浓度大多为 60%，为避免刺激静脉内膜，常用生理盐水稀释到 30%～40% 后再经静脉注入体内。成人每次造影剂的总剂量一般为 100 mL 左右。目前常用的下肢静脉造影术包括顺行造影、逆行造影、腘静脉插管造影（深静脉瓣膜定位检测）和经浅静脉造影术等。

1. 顺行造影

顺行造影显示如下特点：①深静脉全程通畅，明显扩张，瓣膜影模糊或消失，失去正常的竹节状形态而呈直筒状。②Valsalva

屏气试验时，可见含有造影剂的静脉血自瓣膜近端向远心端逆流。

2. 逆行造影

根据造影剂向远端逆流的范围，分为如下五级。①0级：无造影剂向远端泄流。②1级：造影剂逆流不超过大腿近端。③2级：造影剂逆流不超过膝关节平面。④3级：造影剂逆流超过膝关节平面。⑤4级：造影剂向远侧逆流至小腿深静脉，甚至达踝部。0级表示瓣膜关闭功能正常；1级、2级造影剂逆流，应结合临床加以判断；3级、4级表示瓣膜功能明显受损害。

（二）肢体应变容积描记（SPG）检测

肢体应变容积描记可检查深静脉通畅的程度，根据静脉容量增加值（VC）和静脉排出容量值（VO），可以探明深静脉回流是否正常、回流受阻还是可疑回流受阻。一般认为，其诊断下肢深1静脉主干是否通畅的准确率达100%，但在少数髂股静脉闭塞，而侧支十分丰富的患者中，由于侧支的分流量较大，可以得到"深静脉通畅"的结果。

（三）肢体光电容积描记（PPG）检测

肢体光电容积描记可对静脉瓣膜功能进行测定。主要根据静脉再充盈时间（VRT）来判断瓣膜功能不全的静脉段：VRT0 大于 20 s，提示静脉瓣膜功能正常；VRT0 小于 20 s，VRT1（在膝下置止血带）小于 20 s，提示大隐静脉瓣膜功能不全；VRT0 小于 20 s、VRT1 小于 20 s、VRT2（在小腿置止血带）大于 20 s，提示交通静脉瓣膜功能不全；VRT0 小于 20 s、VRT1 小于 20 s、VRT2 小于 20 s，提示深静脉瓣膜功能不全。

（四）动态静脉压测定

在确诊患者有深静脉倒流或回流障碍病变后，动态静脉压测定可了解静脉高压病情的严重程度。正常人下肢静息时，穿刺足背浅静脉所测得的静脉压（RVP）为 16 kPa（120 mmHg）左右；做踝足运动（每秒钟 1 次，共 15 次）后，静脉压下降的幅度大于 60%，运动后静脉压（AVP）一般不超过 5.33 kPa（40 mmHg）；运动停止后，静脉压上升并回复至原来水平，恢复所需的时间

（RT）应大于 20 s。深静脉瓣膜功能不全时，AVP 往往大于 8 kPa（60 mmHg），VRT 一般在 10 s 左右，严重者可降为 5 s；深静脉回流障碍时，也有同样的表现。

（五）双功彩超检查

双功彩超能观察静脉瓣膜的活动，判别倒流的部位，并利用血流频谱，测定静脉血倒流的量，这是迄今为止最先进的无损伤检查方法，在一定程度上可替代静脉造影检查。

五、治疗

凡诊断明确，瓣膜功能不全 2 级以上者，结合临床表现的严重程度，应考虑实行深静脉瓣膜重建术，主要方法如下。

（一）股浅静脉瓣膜腔内修复术

1. 手术切口

在患肢大腿根部股动脉搏动内侧做纵切口，长约 10 cm。

2. 手术显露

切开筋膜找到股动脉后，从其后内方游离出股总静脉和股浅静脉，并在股浅静脉外侧显露出股深静脉及与股浅静脉汇合处。在此内侧 2～3 cm，可找到股浅静脉第 1 对瓣膜。该处静脉略为膨出，于管壁上可见瓣膜的两个杯状外形。在此瓣膜远侧 3～5 cm处阻断血流，用手指将瓣膜远侧的血液迫挤到其近侧，使瓣膜和阻断处之间股浅静脉内的血液排空，放开手指，若血液即越过此瓣膜向远侧倒流，或者嘱患者咳嗽、屏气或压迫腹部后发生倒流者，即证实此瓣膜关闭不全。

3. 手术步骤

经静脉一次注入肝素 6 250 U，使全身肝素化。阻断股总、股浅和股深静脉血流。按 Kinster 的手术方法，在管壁上清楚地识别两个瓣叶的汇合部位，选择其中 1 个外形轮廓清晰而位置合适者，在其正中的管壁上用 6-0 号无损伤缝针线缝 1 针作为标记，然后于以标记的远侧 3 cm 处，正对此标记纵向切开管壁，以细小剪刀再向近侧切开 3 cm，绝对不能切破瓣叶本身。将切缘向两侧牵开，以含肝素的生理盐水向瓣窝冲洗，使瓣叶游离缘漂浮在溶液中，观察其病变的情况和程度，可清楚地见到两个瓣叶的游离缘均有不同程度的松弛、伸长的状态，呈荷叶边形。先分别修复切缘两侧的瓣叶游离缘，具体方法是：以 6-0 号无损伤缝针线，分别在两侧瓣叶会合处的平面，从管壁外向内进针，穿过距交会点 2 mm 的游离缘，然后于进针的平面向管外出针，最后在管壁外将缝线收紧打结；另一个未被切开的瓣叶会合处，可将两个游离缘按上述方法同时做一次性修复，这样每缝合 1 针，即可使松弛的游离缘缩短 2 mm 左右。如果缝合修复后，游离缘仍有松弛、下垂的情况，可再于瓣叶会合处做追加缝合，直到两个瓣叶游离缘恢复正常的半挺直状态为止。

修复完毕后，以无损伤针线缝合关闭管壁切口，再以手指迫挤方法测试已修复的瓣膜，主要测试以下 4 个方面：①阻断瓣膜远侧静脉，用手指将血液向近侧推挤。②将血液挤入瓣膜近侧。③近侧加压，如瓣膜功能不全，血液倒流入远侧段。④瓣膜功能完好时，无血液倒流。如股浅静脉第 1 对瓣膜缺如，或者修复不满意时，可在其远侧 3~5 cm 处找出第 2 对瓣膜，做修复术。瓣膜修复满意的标准是再度测试时血液不再倒流，即用手指在股总静脉上向远侧轻加迫挤时，血液受阻于修复的瓣膜处，管壁膨出、扩大而无倒流。

（二）股浅静脉瓣膜管壁外修复术

管壁外修复术是于瓣膜所在部位的静脉管壁上，做一系列间断缝合，使管腔缩窄，以恢复静脉瓣膜的单向开放功能。手术方法简便，手术创伤小、并发症少，而且具有满意的术后疗效。

1986 年，有学者通过在静脉造影时，显示瓣窝远侧静脉宽度、瓣窝、瓣膜三者长度比例关系的研究，提出相对性瓣膜关闭不全的概念，主张在股浅静脉第 1 对瓣膜的瓣环下 2 mm 处，做环形缩窄管腔 1/3 的环缝缩窄术，目的在于恢复瓣窝宽度明显大于瓣窝远侧静脉宽度的正常解剖状态，从而使瓣膜功能得到恢复。

1988 年，某学者报道股浅静脉瓣膜远端带戒术（图 12-1），即以大隐静脉片作为包窄材料，在第 1 对瓣膜的远端，环绕管壁一圈，并固定缝合于管壁上。环绕的松紧度是在刺激静脉引起痉挛状态下，予以环绕带戒。

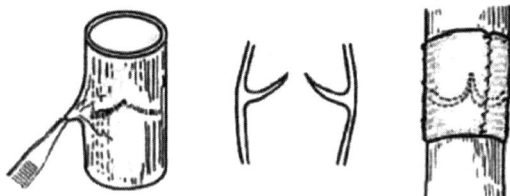

图 12-1　静脉瓣膜包窄术

通过动物实验发现：将犬股静脉缩小 1/3 时，血流量减少 10%；缩小 1/2 时，减少 49%；缩小 2/3 时，减少 65% 以上，发生血液回流障碍。因此，将股浅静脉包窄的限度定为缩小其管径的 1/3。临床实践发现，在解剖血管和寻找瓣膜的过程中，股浅静脉常发生不同程度的痉挛，此时可用温盐水（或加局部麻醉剂）纱布湿敷数分钟，等到静脉放松后再测量其周长。另一种方法是在静脉痉挛状态下，以手指迫挤法测试瓣膜功能，如已不再倒流，即可按照此时的静脉周长予以包窄。

（三）下肢深静脉移位术

20 世纪 80 年代，Kismer 又提出做深静脉移位术来治疗下肢深静脉倒流性病变。他认为股腘静脉瓣膜功能不全时，可于股浅静脉近侧段切断股浅静脉，将近侧断端予以结扎，将远侧断端与有完好瓣膜功能的大隐静脉或股深静脉近侧段做端一侧吻合。选用本手术的关键是股腘静脉瓣膜功能不全时，必须在大隐静脉或股深静脉的近侧段中有功能完好的瓣膜存在（即大隐静脉或股深静脉无倒流性病变）。但是，在临床所见原发性下肢深静脉瓣膜功能不全的患者中，绝大多数都有大隐静脉瓣膜功能不全，约 50% 以上的患肢同时有股深静脉倒流性病变。因此，适宜做本手术的患者临床并不多见。

（四）腘静脉外肌祥形成术

本手术早在 20 世纪 60 年代由 Psathakis 所提倡使用，并称为"腘静脉瓣膜替代术"。手术原理是在腘窝部选用内侧和外侧各 1 条大腿屈肌肌腱，形成"U"形肌祥，置于腘动、静脉之间，在下肢活动时，肌祥与小腿肌肉（主要是腓肠肌和比目鱼肌）交替作用，发挥瓣膜样作用。当时 Psathakis 规定的手术适应证为下肢深静脉血栓形成后遗症。

20 世纪 70 年代末，Psathakis 在阐述下肢深静脉功能不全时，开始指出病变多发生于股腘静脉，其病因除血栓形成后，深静脉瓣膜遭血栓破坏外，可能还有一种原发性因素，就是瓣膜先天性发育不全和萎缩。由于瓣膜关闭不全，当腓肠肌放松时，下肢近侧深静脉中的血液即向远侧倒流；腓肠肌收缩时，小腿深静脉中的血液，可通过功能不全的交通静脉倒流入浅静脉中，从而选造成下肢静脉系统的持续瘀血和高压状态，因此，在腘静脉处形成肌祥制止深静脉中血液倒流，是一种有效的治疗方法。

第十三章 烧伤整形外科的微创治疗

第一节 眼、眉部烧伤瘢痕畸形的修复

眼部皮肤是全身最薄的，烧伤后易产生瘢痕，发生挛缩。眼睛是人体最重要的感觉器官之一，对眼部烧伤瘢痕的治疗应积极而慎重。

一、眼部烧伤后畸形的修复

包括眼眦瘢痕畸形和眼睑畸形，眼睑畸形又包括眼睑外翻、眼睑内翻、眼睑缺损、球睑瘢痕粘连等。

（一）眼眦瘢痕畸形

主要为内、外眦蹼状瘢痕。若瘢痕在内眦平面以下，牵拉内眦角向下移位，可采用单个或连续"z"成形术矫正；若是跨越上下睑的蹼状瘢痕，遮盖内眦角，可采用墨氏手术（Mustard operation）、五瓣成形术进行矫治。

（二）眼睑外翻

颜面部烧伤后易发生眼睑外翻，表现为睑缘和睑结膜向外翻转，易引起炎症、溢泪、干燥、溃疡等，严重睑外翻导致眼睑闭合不全时，角膜失去滋润和保护，有可能发生溃疡和溃疡穿孔而导致失明。睑外翻发生时应及时治疗：睑外翻的治疗主要有皮片移植和局部皮瓣转移修复法。

1. 皮片移植修复法

适用于瘢痕松解切除后出现皮肤缺损，而睑板等支持组织仍

结构完好者。切口距睑缘 2 mm 左右，切口两端一定要超过内外眦，松解要彻底，使泪小点与眼球相贴，忌剥离过深，以免形成凹陷。植皮时将切口两侧创缘向上下拉开，植入大小合适皮片。眼睑皮肤张力小，皮片移植后收缩率可达 30%～50%，皮片移植面积足够大，松解彻底是预防术后复发的关键。皮片选择中厚或全厚皮片，如全厚皮片最好选用耳后皮片或于臂内侧皮片（图 13-1）。

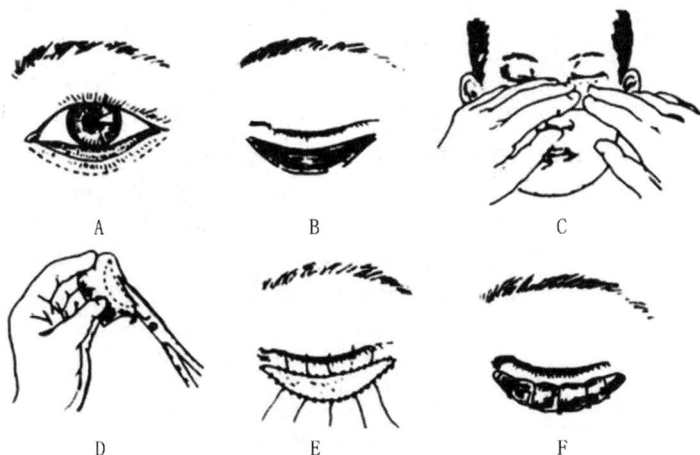

图 13-1 睑外翻全厚皮片移植修复
A. 切口设计；B. 切开；C. 设计皮片印模；
D. 修剪皮片；E. 皮片移植；F. 打包加压包扎固定

2. 局部皮瓣转移修复法

对直线瘢痕引起的轻度睑外翻可采用"V-Y"和"Z"成形术矫治；对伴有皮下组织和睑板缺损的睑外翻，可采用从额颞部、颧部易位皮瓣与前额颞浅动脉岛状皮瓣进行修复。在修复眼睑组织全层缺损时，内层衬里的解决是关键。如下眼睑缺损面积不大，可于距上缘 2 mm 左右处由内眦到外眦做一平行切口，将皮肤、眼轮匝肌自睑板浅层剥离，下睑者在结膜与瘢痕的分界处切开，剥离残留的睑板结膜，用 3-0 丝线将下睑残留的结膜与上睑结膜边缘

缝合，在上下睑之间形成一创面，在创面上植皮或覆盖皮瓣，10 d
拆线，术后 2～3 个月，自上睑缘缝合处剪开皮肤和结膜组织，将
睑缘的结合膜与皮肤缝合。另外，也可采用皮瓣预制眼睑组织的
方法进行修复。先将额颞部或颞部易位皮瓣游离、掀起，然后取
口腔下唇黏膜组织移植于皮瓣内层，将黏膜与皮肤缝合，制成内
衬黏膜的复合皮瓣，将皮瓣在原位延迟 3 周后，再行睑外翻松解，
易位修复创面，将黏膜与缺损区睑结膜缝合，然后分层缝合皮下、
皮肤（图 13-2）。

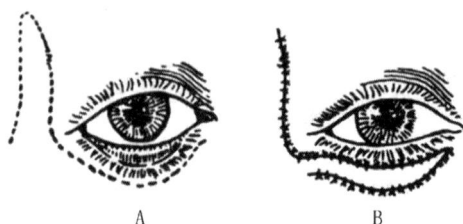

A   B

图 13-2　睑外翻局部皮瓣移植修复
A. 皮瓣切口设计；B. 皮瓣转移缝合

（三）眼睑内翻

瘢痕性睑内翻的病理基础是睑板瘢痕收缩变形，手术治疗也
围绕睑板进行，临床表现为倒睫，倒睫刺激摩擦角膜，可引起疼
痛及角膜损伤。

1. "Z" 成形术

在睑缘下方设计两条约 3 mm 宽的狭长皮瓣，其中一条皮瓣包
含倒翻的睫毛及其毛囊在内，将两条皮瓣分离后按 "Z" 成形术原
则互换位置，完成睑缘 "Z" 成形术，使内翻的睫毛离开眼球，矫
正睑内翻倒睫。

2. 霍茨（Hotz）手术

适应于上睑内翻。手术切口设计于重睑线上，楔形切除睑板
和部分眼轮匝肌，对皮肤松弛者需要切除部分皮肤，缝针由皮肤
切口下唇进针，穿经睑板切口下唇前面，再向上经睑板上缘，从
皮肤切口上唇出针，缝合后即可见睑内翻得到矫正，同时完成重

睑术（图 13-3）。

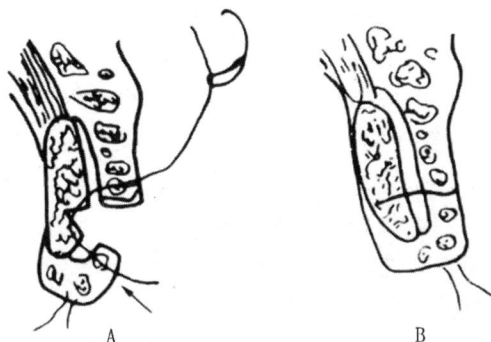

图 13-3 睑内翻霍茨（Hotz）法修复
A. 术中；B. 术后

3. 潘作新手术

此手术属睑板切断术，适合于睑内翻较重的患者。手术时翻转眼睑，沿睑板沟切断睑板，褥式缝合时穿过切口上唇之结膜、睑板，于睫毛前 1～2 mm 处穿出皮肤，结扎，如此缝合 3 针。

4. 睑板切除术

适合于睑板有增生性瘢痕明显变形者。手术时翻转眼睑，在睑结膜面距睑缘 2 mm 处做平行于睑缘的切口，游离并切除睑板，缝合结膜切口。

（四）睑球粘连

睑球粘连是指睑结膜与球结膜以致角膜间发生的粘连。多由化学烧伤引起，热烧伤、眼裂伤、结膜疾病等引起者，亦偶尔见到。睑球粘连临床表现为眼球活动受限，严重者因眼球活动不能同步出现复视，若粘连累及角膜，则视力受损。粘连可发生在下睑，亦可上下睑同时发生，常见为下睑不完全性粘连。根据粘连的范围和部位可将粘连分为 3 种：①睑球前粘连，粘连发生于睑缘附近的睑结膜与球结膜之间，穹隆部结构正常。②睑球后粘连，粘连发生于穹隆部，睑缘部结构是正常的。③睑球全粘连，睑结膜与球结膜全粘连，严重时，上下睑缘也粘连，患者穹隆部结膜囊完全消失。轻微睑球粘连，并无功能损害者，一般无须治疗。粘连限制眼球活动，影响视力者均需要手术治疗。

1. 睑球粘连瘢痕为索状者

切开瘢痕，解除粘连后，行"Z"成形术缝合修复。

2. 小片状粘连

在球结膜粘连部边缘做切口，沿眼球向穹隆部剥离粘连，形成瘢痕结膜瓣，用此组织瓣修复睑结膜创面，球结膜创面采用结膜下分离，结膜瓣推进，拉拢缝合。

3. 黏膜移植术

适合较大面积的粘连手术时分开粘连，直达穹隆底部并看眼球活动是否恢复正常，然后在眼穹隆部、下唇或口颊部切取黏膜一片，覆盖并间断缝合在眼球与睑板的创面上，下穹隆底部应用褥式缝合3针在下睑皮肤上穿出固定，结膜囊内置入事先制备好的丙烯酸酯薄壳状弧形模型，以保持上下穹隆的深度，术毕加压包扎，术后4d轻拭分泌物，更换干净敷料，至术后10d拆除缝线，取出模型，清洗后继续戴用此壳状模型3～6个月，以防止黏膜后期收缩。

4. 结膜桥形瓣术

对粘连分离后角膜下方的球结膜缺损创面，可于角膜上方做双蒂结膜瓣即桥形结膜瓣移植修复球结膜缺损区。具体操作是于角膜缘上1～2 mm做弧形切口，切口两侧与角膜下方的缺损相连接，再根据球结膜缺损创面的宽度做双蒂结膜瓣的另一切口，游离后越过角膜，移植到下部的球结膜缺损区。在其上部供区广泛结膜下游离后，缝合切口。

（五）睑缺损

睑缺损即眼睑的全层缺失。眼睑是眼球特别是角膜的保护屏障，一旦发生缺损，需要及时进行手术修复。眼睑全层缺损小可如切迹状，大则包括全部眼睑。严重烧伤时，眼睑的全层缺损常限于睑缘部分。全眼睑缺损者极为少见。眼睑缘损伤常合并睫毛缺损。

1. 直接缝合

适用于下眼睑缺损不超过全睑长 1/4，老年人不超过 1/3 者。沿灰线将缺损两侧眼睑劈开为前后两片，分层拉拢缝合，应避免两片的缝线在同一平面上。

2. 推进式睑板结膜瓣加皮瓣修复术

适用于睑缺损超过全睑长度的 1/4 者。于缺损处沿肌层与睑板间分离至穹隆部，形成睑板结膜瓣，向缺损部推进修复睑板结膜。皮肤侧用推进皮瓣修复。

3. 外眦及韧带切开松解缝合术

适用于睑缺损水平宽度小于 1 cm 者。在距外眦角 0.5 cm 的灰线处做与灰线垂直的 1 cm 长切口，分离结膜与皮肤、肌肉，切断外眦韧带上脚或下脚，将外眦角部的垂直切口横行缝合。

4. 旋转皮瓣法

适用于睑缺损达睑长 40％者。在外眦角处形成直径约 2.0 cm 的半圆形皮瓣，其方向是背向缺损侧，内侧与外眦相接，切断睑缺损侧的外眦韧带脚和睑结膜，将皮瓣旋转，修复缺损，分层缝合。

5. 颞部推进皮瓣

适用于下睑缺损小于全睑长度 1/2 者。自外眦角向颞部发际方向做切口，外端附加"Z"形切口，切断外眦韧带下脚，睑外侧组织向鼻侧推移，修复缺损，分层缝合。将颞部皮瓣推进修复继发缺损，穹隆部结膜分离后移作皮瓣衬里，"Z"形皮瓣交错缝合。

6. 睑板结膜或眼睑全层复合游离片移植

前者适用于修复上、下睑板部分缺损或上睑板或下睑板全缺损，方法为在同侧或对侧上睑板上缘切取一块与缺损同大的睑板结膜复合游离移植片缝于缺损部位，供区行直接拉拢缝合。

（六）眼窝缩窄

化学性烧伤或烧伤合并爆炸伤，以及眼部高温物直接接触烧伤均可引起眼球毁损，眼内感染、结膜缺损，眶内瘢痕性愈合，以致结膜囊缩窄，甚至闭锁。有时可伴有上、下眼睑缺如。

1. 扩张法

适用于眼窝轻度狭窄，结膜正常者。利用正常结膜和皮肤的弹性与伸展性，先后置入由小到大的眼模，加压包扎，逐渐扩张成能容纳正常大小和形状的义眼球的结膜囊。

2. 眶内瘢痕切除矫正术

适用于眶内瘢痕与结膜相粘连的轻度结膜囊狭窄。自眶上缘外侧做 3 cm 长的弧形切口，分离眼轮匝肌，暴露眶上外缘骨膜，在距眶缘 3～4 mm 的骨膜上做一与眶缘平行的切口，用骨膜剥离子将眶骨膜向眶内剥离，在已剥离的骨膜上做一长约 2.5 cm 纵形切口。使上睑提肌位于切口的鼻侧，用眼科弯剪以锐钝性分离相结合的方式或用手指导引剪刀方法，进入眶内分离粘连的结膜并彻底切除结膜下瘢痕组织，使眶内组织变平、结膜复位。注意勿损伤上睑提肌。纱布填塞结膜囊止血，用 5-0 丝线分层缝合骨膜、眼轮匝肌及皮肤切口。术后结膜囊用凡士林纱布填塞或放置眼模。术后 7 d 拆线，佩戴合适的义眼。

3. 全结膜囊成形术

适用于全部或绝大部分结膜为瘢痕所替代的患者。全结膜囊成形术可采用中厚皮片游离移植法、双旋转皮瓣法或口腔黏膜移植法。

（七）泪点外翻

瘢痕涉及内眦部位时，常导致下泪点外翻，内眦角裂开变钝，可出现溢泪，周围皮肤可发生湿疹样改变。轻度泪点外翻可采用布拉斯考威克斯和克雷克法矫正，也可采用电烙法修复。重度泪点外翻常采用双"V"形切开缝合法治疗。

（八）睫毛缺失

睫毛可遮挡阳光直射，并因其灵敏的反射功能，有助于防止灰尘和飞虫落入眼内，故睫毛缺失，既影响外观，也有功能障碍。睫毛缺失最简易的修复方法为黏着人造睫毛，但烦琐不便，多数患者愿采用手术方法修复。以上睑睫毛为例。先在同侧眉偏内侧端的中央区、毛发方向指向外下方的部位，根据所需要修复的长度，切取包含 2~3 排毛发的移植片一条。于相当上睑游离缘外上方 2~3 mm 部位，做与睑缘平行、深及睑板的切口，稍将切口创缘两侧游离，将移植片嵌植其中，用细丝线缝合固定，最后包扎。10~12 d 后拆线，正常眼球角膜的存在，有助于使移植的睫毛从睑缘向外前方的方向生长。如发现睫毛方向不符合要求时，可及早在一定时间内用火棉胶黏着以资引导，有可能使其按所要求的方向转变。

二、眉烧伤后畸形的修复

眉毛参与构成人的容貌特征，在面部表情起着重要作用，还可阻挡汗水直接流入眼内。烧伤后眉畸形主要包括眉缺损和眉移位。

（一）眉缺损

烧伤后眉缺损常与上睑烧伤同时发生，对于缺损眉毛可采用画眉、文眉或者手术再造。手术包括毛囊移植，复合头皮片游离移植，头皮带蒂或岛状皮瓣移植，根据缺损情况和性别加以选择。

1. 毛囊移植法

适用于眉部分缺损的患者。耳后发际内切取全层头皮一块，顺毛发方向切取有毛囊的头发，用特制的注射推进器穿刺眉再造部位，将毛囊逐一移植到皮下组织内，针刺时与皮面呈 45°角，使植入的毛囊与正常眉毛方向一致。此法效果较好，但手术时间长。

2. 复合头皮片游离移植法

适用于一侧或者双侧眉毛缺损的患者（图 13-4）。先在眉部受区切开眼轮匝肌或额肌、帽状腱膜层，形成良好的血液供应创面基底。在同侧耳后发际按再造眉的形状，顺毛发方向切取带脂肪层的全层头皮片，宽度以 0.5~0.8 cm 为宜。剃除毛囊间的脂肪颗粒，将皮片移植于眉部创面间断缝合创缘，敷料加压包扎。术后 10~12 d 拆线，该法更适合于女性的眉再造。

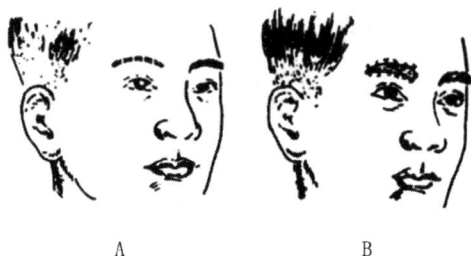

A   B

图 13-4   全厚头皮片游离移植再造眉

A. 术前切口设计；B. 全厚头皮片游离移植

3. 头皮动脉岛状瓣修复法

一般采用颞浅动脉顶支作为眉再造的血管。术前眉形设计、定位同头皮移植法。剃头后，用超声血管探测仪标出颞浅动脉及其分支：顶支、额支的行走方向，在顶支的末端画出眉形，使动脉的走向包括在眉形的中央。手术根据动脉走向做一切口，将头皮瓣于帽状腱膜深层掀起后，由皮瓣向血管蒂根部游离，在帽状腱膜浅层，分离头皮，找出动脉，在动脉旁开 0.5～1 cm 的距离结扎动脉分支，于帽状腱膜深层将动脉蒂游离出来，观察血液循环良好后，做眉部切口，在颞部打一皮下隧道至颞浅动脉根部，将皮瓣牵引至眉区创面。将头皮、皮瓣缝合，颞部置一橡皮引流片，适当加压包扎，在眉头留一小洞观察皮瓣血液循环。术后9～10 d拆线。

（二）眉移位

表现为眉倾斜、眉过高或过低、眉向心性或离心性移位。有时几种畸形可同时存在。

1. 眉倾斜

周围瘢痕牵拉造成，多使用"Z"成形术（图 13-5）。

2. 眉过高或过低

由额部或睑部瘢痕牵拉造成，可采用切除瘢痕，松解植皮术。

3. 眉向心性或离心性移位

这是指眉头向内侧移位，或眉尾向外侧移位，由局部瘢痕牵拉。采用：①"V-Y"或"Y-V"切开缝合术，适合于轻度移位者（图 13-6）。②松解移位，游离植皮术。

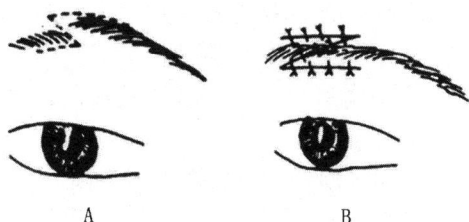

图 13-5 "Z"成形术治疗眉移位
A. 切口设计；B."Z"成形修复

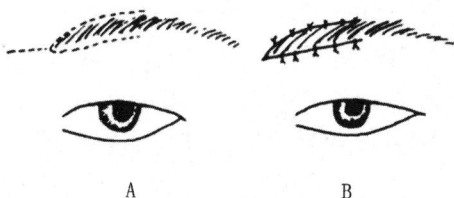

图 13-6 "V-Y"成形术治疗眉移位
A. 切口设计；B."V-Y"成形修复

第二节 鼻部烧伤瘢痕畸形的修复

鼻部位于颜面部中央，容易被烧伤。深度烧伤后，鼻部可出现瘢痕增生、挛缩，也可导致鼻孔缩窄、鼻翼缺损或鼻大部缺损，严重影响美观和功能，均需要后期整形修复，其手术时机一般等瘢痕成熟、软化后，以确保手术效果。

一、鼻部表浅瘢痕的修复

对仅有色素沉着和表面凹凸不平的表浅瘢痕以磨削为主，辅以其他治疗。磨削术理论上为磨除皮肤的表皮层或包括一部分表浅真皮层，达到消除凸或凹的瘢痕，使皮肤表面平滑的目的。磨除的厚薄或多少依皮肤的厚薄而定，磨除最深处犹如中厚植皮取皮的厚度，但通常情况下不宜太深，宁可多做几次，也不要一次磨得过深，以免造成新的瘢痕或色素沉着。瘢痕凸出或凹陷过重的部位，磨削的效果差，可在周围已经磨平后再沿皮肤皱纹线切除较大瘢痕，缝合，术后几乎无痕迹。其较浅的部分用磨削术去除，则效果较好。一般情况下，磨削一次后待 2～3 个月，皮肤完全恢复后再行第二次磨削，有的患者需要磨削 3～4 次，才能收到较好效果。

二、鼻背部瘢痕的修复

深度烧伤后鼻部出现瘢痕增生、挛缩，外形破坏；鼻翼内缘外翻，鼻孔朝天，严重者出现鼻前庭黏膜外露。如没有组织明显缺损，采用瘢痕切除松解后皮片移植修复，效果确实可靠。皮片采用全厚皮或厚中厚皮片，手术切除瘢痕时，须包括鼻根部、鼻翼部与鼻尖部连同部分正常皮肤一并切去，形成一个比较规整、左右对称的创面，在松解瘢痕时应充分纠正鼻翼内缘外翻，鼻尖部应切至鼻小柱部分成为"V"形，鼻两侧鼻颊沟、鼻根部横切口，如内眦或其他部位有挛缩时应充分松解且不应使切口线弯曲。瘢痕组织切除时，须仔细顺皮下组织层剥离，注意防止洞穿黏膜到鼻腔内，亦不得伤及鼻软骨。缝合时，先固定鼻根、鼻尖与鼻侧翼，使皮片能均匀对称，然后再继续细致地将皮片缝合固定于创缘，创缘留长线备打包包扎用。创面覆盖一层凡士林纱布，再用5～6层纱布打包包扎。两鼻孔内用橡皮指套填塞后，再用牙印模或金属夹板固定之。利用皮瓣、皮管修复广泛鼻部瘢痕时，目前主张选择额部扩张后的皮瓣转移修复、皮片打包包扎、绷带固定。鼻孔前庭用油纱布填塞，以确保鼻翼创面与皮片贴合，至少填塞5 d后才能取出。

三、鼻翼缺损的修复

鼻部深度烧伤后，常出现不同程度的鼻翼缺损，轻者鼻翼缩小，失去圆润外形并伴有鼻黏膜轻度外翻；中度者鼻翼游离缘缺损达 1/2，黏膜外翻，鼻孔朝向前方；严重者鼻下端大部缺失，包括鼻尖、鼻翼与鼻小柱的缺失。轻、中度的鼻翼缺损可采用全厚皮片移植、鼻唇沟皮瓣或游离耳郭复合组织移植修复。在残留的鼻翼瘢痕上距鼻翼缘瘢痕与黏膜交界 $0.3\sim0.5$ cm 处做一弧形切口，切开瘢痕，在皮下层将切口下缘的瘢痕向下分离方向鼻孔成为鼻前庭衬里和鼻孔缘，分离时必须掌握好层次，过深或太浅均可造成向下、向内翻的瘢痕血液循环不良。形成的创面根据血液循环状况的好坏和面积的大小，可采用全厚皮片、鼻唇沟皮瓣及耳郭复合组织移植。若创面面积小，血液供应又好可采用耳郭复合组织移植；若血液供应较差，皮片移植难以成活应考虑采用鼻唇沟皮瓣修复。如创面面积较大，血液供应较好，可采用全厚皮片移植修复。

（一）鼻翼缺损的复合组织移植

鼻翼全层缺损，原则上要求修复衬里、软骨支架和被覆组织3层结构。耳郭也是3层结构，其与鼻翼的组织结构相似，成活后，在颜色、质地、厚度及外形等方面均与鼻翼相匹配。手术能一期完成，治疗时间短，患者痛苦小。因此，游离耳郭复合组织移植是临床上修复鼻翼全层缺损的最佳手术方法。但受组织移植块成活的限制，复合组织块移植宽度不得超过 1 cm，否则，难以成活，影响手术效果。因此，游离耳复合组织移植只适用于轻、中度鼻翼缺损的治疗。耳轮和耳轮脚的厚度及弯曲度与鼻翼相似，适用于鼻翼缺损的修复。鼻翼外下方的缺损，以从对侧耳郭后上缘切取为宜；鼻翼前方缺损，从同侧耳郭后上缘切取为好；耳轮尾部较宽厚，软骨有一定硬度和韧性，皮肤颜色、组织厚度接近鼻小柱，适用于鼻翼鼻小柱缺损修复。瘢痕较少的鼻翼缺损，采用单纯耳郭复合组织块移植，而瘢痕较多的鼻翼缺损，采用带有真皮下血管网的耳复合组织块在修复鼻翼缺损的同时，也修复鼻翼的瘢痕，可取得更佳的效果（图 13-7）。

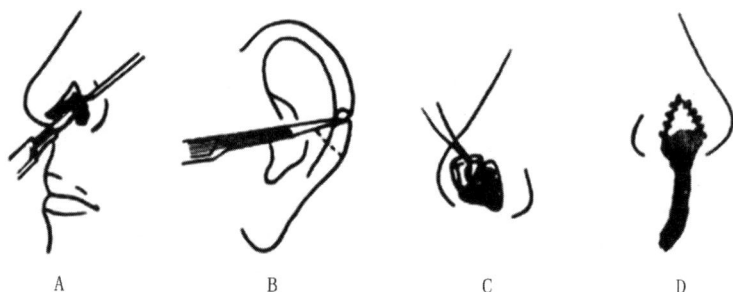

图 13-7　耳郭复合组织瓣游离移植整复鼻翼缺损
A. 修剪鼻翼缺损；B. 切取耳郭复合组织；
C. 移植修复鼻翼缺损；D. 修复后

（二）手术方法和注意事项

局部麻醉成功后，完全切除鼻翼缺损边缘的瘢痕组织，露出健康的组织及软骨。根据鼻翼缺损的大小，用纱布或 X 线片取模确定耳郭复合组织的大小。如果患者鼻翼表面有较多的瘢痕组织，可将其一并切除，所取的模型应包括真皮下血管网皮片的大小。根据模型，用美蓝在耳郭上标记后切取组织块；将切取的组织块放置在鼻翼缺损区，先缝合鼻翼衬里层，再缝合鼻翼外侧皮肤，软骨不需要缝合。手术后，向鼻腔内填塞碘仿纱条要适度，以对鼻翼形成支撑为宜，不要填塞过紧；否则，会影响鼻翼血液供应，也可能造成切口裂开。注意观察耳郭组织块的血液供应。一般手术后，耳郭组织块先水肿变紫，然后变红，逐渐过渡到正常颜色。

四、鼻尖、鼻下端缺损畸形的修复

鼻下端为鼻部形态的特征，包括鼻翼、鼻小柱和鼻尖。鼻下端缺损为严重的颜面部烧伤畸形，需要采用全鼻再造手术进行修复，常用的方法有前额皮瓣、上臂内侧皮管修复法。

目前多采用扩张器前额皮瓣法。除正常皮肤外，额部Ⅱ度烧伤愈合的成熟瘢痕也可采用此方法进行鼻再造。手术应注意以下几个方面：

（1）植入的扩张器要够大（200 mL），扩张的时间要够长

（2个月以上）。

（2）扩张器植入的层次应在额肌以下，使皮瓣内包含有眶上动脉或滑车上动脉，以保证皮瓣的血液供应。

（3）皮瓣的设计有多种形式，应根据患者鼻部的瘢痕和周围情况灵活选择。额侧皮瓣，靠一侧滑车上动脉和鼻背动脉供血，皮瓣旋转达180°，蒂部扭转较大；额侧皮瓣，以一侧滑车上动脉为蒂，适合于发际较低者。术前应用血管多普勒探查血管血流情况及走向，确定皮瓣蒂的位置。

（4）皮瓣外形设计，远端为三叶状，中叶宽2 cm，用于鼻小柱及鼻尖塑形，两侧叶相距6～7.5 cm，用于两侧鼻翼的塑形。近端形态、宽窄根据术中鼻根部创面大小决定。采用扩张器皮瓣在术后皮瓣有20%～40%的缩小，因此，应考虑到鼻部今后的缩小量。

（5）鼻衬里，可利用外翻的黏膜复位，将鼻根部的瘢痕性皮肤向下翻转与鼻再造皮瓣内翻作为衬里。

（6）术后放置负压引流，引流管由额部达鼻背，鼻背覆盖塑形纱布，适当加压包扎，鼻孔放置支撑通气橡皮管，注意观察皮瓣血液循环情况。

（7）鼻孔支撑管应放置6个月以上，防止鼻孔挛缩，术后1年半到2年，鼻部外形才基本稳定，如外形有不满意的部位叫进行修整。

五、鼻孔缩窄的整复

轻度狭窄表现为鼻孔缘瘢痕蹼遮住部分鼻孔，重度可出现鼻孔环状挛缩，仅存留一小气孔，严重影响呼吸。根据不同临床表现采用不同的修复方法。

1. "Z"成形术

适用于轻度鼻孔缩窄。在鼻孔边缘蹼状瘢痕内上方鼻尖部、内下方鼻小柱基部内侧和外下方鼻翼外脚，以蹼状瘢痕边缘为长轴，设计"Z"形皮瓣，切开、交错、缝合即可扩大鼻孔。

2. 鼻唇沟皮瓣

适用于鼻孔底部与鼻孔外侧壁瘢痕导致的鼻孔狭窄。根据狭窄侧鼻孔与正常鼻孔大小的差距，确定鼻唇沟皮瓣的大小，以鼻翼沟为中心轴线，设计一不等"Z"形皮瓣，将鼻翼外脚三角瓣与鼻唇沟瓣交错，即可扩大鼻孔。

3. 皮片移植法

适用于鼻孔严重狭窄，鼻前庭有广泛瘢痕者。手术先松解、切除鼻孔内与周围瘢痕直达梨状窝，达到呼吸通畅。取薄中厚皮片，将皮片与鼻孔外创缘缝合，后将皮片塞于鼻腔内，覆盖鼻浅创面，用油纱布将鼻腔填满，使皮片与创面紧贴，术后 6 d，用外裹油纱布的通气橡胶管替换填塞的油纱布，术后 9 d 拆线。放置鼻孔扩张橡胶管半年以上，可预防鼻孔再次挛缩。

六、全鼻缺损再造

鼻位于颜面部中央的突出部位，其下端的鼻尖和鼻翼易遭受创伤或烧伤，造成鼻部分缺损或鼻部瘢痕挛缩畸形。鼻下端较大缺损或全鼻缺损严重影响美观，需要通过全鼻再造来修复。

（一）鼻部缺损的分类

1. 轻度鼻缺损畸形

常见于以下几种情况：鼻部深Ⅱ度烧伤、创面愈合后，鼻翼和鼻尖部挛缩变形，鼻下端缺损小于0.5 cm，鼻翼软骨边缘仅少许缺损；外伤引起的鼻下端缺失，如鼻尖与鼻小柱大部分缺损或鼻翼缺失。

2. 中度鼻缺损畸形

常见于鼻下部分分外伤或感染造成的鼻尖和鼻翼缺失。其特点是鼻的梨状孔上缘基本正常、鼻中隔外露。鼻翼一侧或两侧缺失，残留的鼻翼与鼻小柱因瘢痕挛缩明显上提。该类鼻缺损临床最常见，除需要再造鼻衬里外，还需要做鼻延长。

3. 严重鼻缺损畸形

系指鼻部毁损性损伤，如鼻Ⅲ度烧伤，创面愈合后严重畸形。

（二）常用的修复方法

鼻部结构包括皮肤软组织覆盖、软骨和鼻骨支架与黏膜衬里3个部分。因此，全鼻再造就是重建上述3种结构，完整的全鼻再造可分解为衬里再造、鼻支架再造和外覆盖再造。根据外覆盖的制作方法不同，将全鼻再造分为不同方法。根据鼻外覆盖的形成部位不同，分为额部皮瓣法、前臂皮瓣法和皮管法。其中额部皮瓣在皮肤的色泽、质地、血液供应，以及外形方面较其他皮瓣有明显优势，为首选。

额部皮瓣是所有前额皮瓣的总称，根据皮瓣轴型血管的不同，分为以滑车动脉为主的前额正中皮瓣、以眶上动脉为主的额部皮瓣和以颞浅动脉为主的额斜皮瓣。其中以滑车动脉为主的前额正中皮瓣，因血液供应可靠、容易旋转，只需要一次手术就可以完成鼻外覆盖的修复，是额部皮瓣全鼻再造的首选。其他皮瓣主要用于前额正中有瘢痕的患者，由于鼻再造时皮瓣的旋转幅度大，为保证手术成功，往往需要先行皮瓣延迟手术。根据鼻外覆盖的制作不同，额瓣法全鼻再造术分为额部正中皮瓣全鼻再造术和额部扩张皮瓣全鼻再造术。额部正中皮瓣全鼻再造术是将额部正中皮瓣易位反转，形成鼻外覆盖，皮瓣供区通过皮片移植来修复，优点是治疗时间短，再造鼻不回缩；缺点是额部供区不美观。额部扩张皮瓣全鼻再造术是通过埋置扩张器，待额部获得足够多余组织后，再形成鼻外覆盖。皮瓣供区直接拉拢缝合。该法除了具有传统额部皮瓣的优点外，额部供区可以直接缝合而不需要植皮，对额部外观影响不大。另外，额部皮瓣经过扩张，组织结构明显变薄，有利于鼻下端（鼻尖、鼻翼、鼻小柱）的塑形。但该法要求有良好的组织支撑，否则皮瓣易收缩，引起再造鼻的变形。

1. 额部正中皮瓣全鼻再造术

主要适用于额部发际较高的患者。

（1）手术前设计。

轻度鼻缺损的衬里设计：由于鼻翼外侧脚和鼻小柱残基仍存

在，鼻长度在正常范围内，故设计时，不需要考虑鼻定位和鼻延长问题，可根据鼻尖与鼻翼缺损的大小，以鼻残端部为蒂设计局部皮瓣，将皮瓣翻转，形成鼻衬里。

中度鼻缺损的衬里设计：①单侧鼻翼缺失，根据健侧确定鼻翼外侧角，使两边对称。②双侧鼻翼均缺失，自鼻中嵴向两侧做一水平线，自双眼内眦向下做垂线，垂线与水平线相交点为患者新的鼻翼点。另外，设计时应考虑松解瘢痕后，残存的鼻翼复位后的位置变化。

手术后鼻外形是否美观，很大程度上取决于鼻翼外侧角的外形。因此，残存的鼻翼应尽量保存，缺损侧在鼻翼点处沿标准的鼻翼缘设计弧形线。标记梨状孔的正中点边缘为鼻延长的切口线。沿双侧鼻面沟向上画线，经过内眦的内侧向上，与通过鼻黄金点的水平线相交设计为以梨状孔边缘为蒂的鼻背部舌状皮瓣，然后自鼻黄金点沿正中画线向下至梨状的正中点，形成两个舌状瓣，翻转后交错缝合固定鼻尖形成两侧鼻翼的衬里，夹层埋植支架，有时还考虑用皮管做全鼻再造。

（2）手术操作：以中度鼻缺损的衬里制作为例。沿梨状孔边缘 ABC 线切开至鼻腔，将切口下鼻组织整个下移。使残存的鼻翼及鼻小柱复位。沿 OB 线切开皮肤至鼻背部肌肉，沿 AOC 线切开皮瓣至骨膜。在骨膜上游离皮瓣至梨状孔缘约 2 mm，将皮瓣翻向下面。覆盖鼻下移形成的洞穿性损伤。将 OB 线两边的皮肤分别与鼻中隔黏膜缝合以封闭鼻中隔缺损，沿鼻翼缘切开皮肤至鼻软骨，在鼻翼软骨的表面游离皮瓣至鼻缺损的边缘，形成蒂在内侧的局部皮瓣，将残存的鼻小柱自鼻嵴处切开，向上游离，形成蒂在鼻小柱残端的皮瓣，然后反转，形成鼻小柱的衬里。将鼻背部形成的几个皮瓣缝合形成鼻衬里、外覆盖的再造。

额部三叶皮瓣的设计（图 13-8）：三叶瓣是目前临床上最常采用的额部皮瓣设计法，其中二叶分别形成患者的两个鼻翼，中间一叶形成鼻尖部及鼻小柱，三叶柄形成鼻背，三叶的长度是鼻黄金点至唇红缘的距离，二叶间的距离为 6～7.5 cm，每叶宽度为

2.5～3.0 cm，三叶的柄宽根据模拟的实际鼻高度用软尺测量。将设计的三叶瓣放置在额部正中，使瓣尽量靠近发际，柄放置在额部正中，距眉毛0.5～1 cm处，如果柄端距眉毛少于0.5 cm，应将二叶瓣的瓣稍偏离正中，偏离方向同额瓣旋转的方向。用2%利多卡因行局部浸润麻醉。麻醉后，按设计线切开皮肤和额肌，在额肌与骨膜之间游离皮瓣。在柄端与眉毛之间逐渐切断额肌在皮肤下游离，切断额肌时，不要损伤滑车上动脉，将皮瓣反转180°，观看皮瓣是否与衬里缝合无张力。如皮瓣蒂部张力过大，应继续游离蒂部，以加长蒂部。

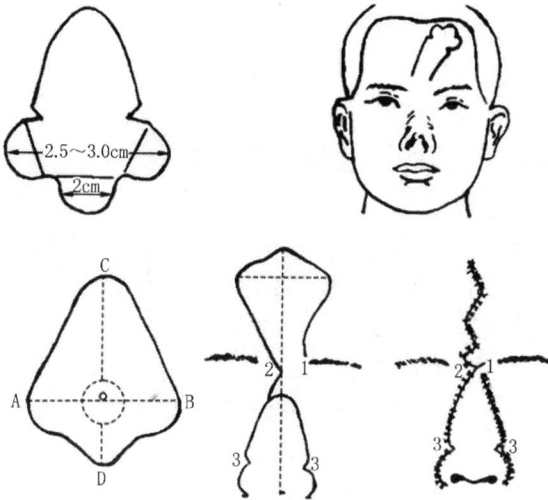

图 13-8 额部三叶皮瓣的设计

鼻支架的制作：根据鼻下部软骨缺损的情况，用"L"形硅胶雕刻合适的假体，以对鼻尖构成支撑。假体雕刻完成后，将其与鼻衬里缝合固定，特别注意与鼻骨骨膜的（梨状孔处）的固定，在此处固定牢固，可防止鼻成形后假体下移。

先将三叶瓣中叶的中点与鼻小柱的中点对位缝合，然后将另外两叶与鼻翼沟中点对位缝合，再缝合两侧鼻翼外侧角。缝合时，不是将外覆盖与鼻翼衬里简单的对位缝合，而是在缝合鼻翼沟中点时，应使外覆盖在缝合鼻翼外侧角时有一定的张力，这样才能形成鼻翼外侧角的形态。定点缝合完成后，依次缝合切口。在鼻翼沟的上缘横向贯穿缝合一针，内收鼻翼上端，向鼻孔内塞入碘仿纱条，对鼻孔塑形。取上臂内侧全厚皮片，将其缝合于额部供区，打包加压包扎。打包时，不要让蒂部受压，用油纱布覆盖蒂部创面外露后注意观察鼻外覆盖血液供应，及时处理引起血液供应障碍的原因。术后 3 周开始蒂部训练，开始每天训练 2～3 次，每次阻断 15 min。以后逐渐增加训练次数和加长训练时间，待阻断蒂部，鼻外覆盖血液供应无障碍时，断开蒂部，修整鼻根部。

2. 额部扩张皮瓣全鼻再造术

主要适用于额部发际较低的患者。分为 2 期，第 1 期为额部扩张器的埋置与皮瓣扩张，第 2 期为全鼻再造。

（1）额部扩张器的埋置与皮瓣扩张。

手术设计：切口一般选择额部正中上方发际内，长度约 4 cm；扩张器一般选用容量 170 mL 长方形立体扩张囊，该种扩张器完成扩张后，获得纵行和横行的皮肤面积大；用紫药水标记皮瓣游离范围，向下至眉弓，两侧至通过左、右眉弓中点的垂线。

手术操作：获得纵行和横行的右眉弓中点的垂线。按手术前设计的切开皮肤及帽状腱膜，在帽状腱膜、额肌与骨膜之间游离皮瓣，同向下至眉上 0.5 cm，两侧至眉峰的上方；皮瓣游离完成后置入扩张器，将注射壶埋入切口七方的发际内；通过注射壶向扩张器内注入 20 mL 生理盐水，看注水是否通畅；在直视下缝合切口，以免损伤扩张器，切口处放置一橡皮引流条。扩张器取出：当扩张完成后就可以进行鼻再造手术，但由于扩张皮瓣存在收缩，故最好在注液扩张完成后 3 个月以上再行二期手术。

（2）全鼻再造。

手术设计：确定皮瓣主要血管的走行，在暗环境中通过电筒透光试验，观察并标记滑车上血管、眶上血管的走行及交通支，作为设计皮瓣方位及真皮下组织蒂的依据。因取出扩张囊后皮肤回缩 15%～20%，应将三叶瓣设计的较大。常用的三叶瓣参数如下：宽度为 7.0～7.6 cm，由鼻根黄金点至鼻尖长为5.0～5.5 cm，由鼻尖点至小柱基点长为 2.5～3.0 cm。以鼻尖点为圆心，直径 2.5 cm 范围内组织专供形成半球形鼻尖。一般情况下宽度为7.5～7.6 cm三叶瓣即能造出国人中等大新鼻（临床上最常选用）。

　　手术操作：根据设计，剪裁三叶瓣膜片，在扩张区皮肤按三叶瓣标记出切口线。鼻衬里再造和支架的雕刻同普通额部皮瓣法。衬里再造后，按设计线切开，取出扩张囊。将皮瓣旋转 180°，覆盖鼻背部创面，具体操作同额部皮瓣全鼻再造术。